刘伟胜治疗肿瘤临证录

主　审　刘伟胜

主　编　李柳宁

副主编　柴小姝　张力文　何春霞　韩守威

编　委（按姓氏笔画排序）

韦海林	邓　宏	田万鹏	白建平
伍耀衡	任晓琳	刘　宇	刘　柏
刘　鹏	刘宇龙	刘晓臻	杜秀婷
李　勇	李宛璎	张海波	陈　海
陈卫军	陈志坚	陈春永	陈奕祺
招远祺	周　红	赵越洋	钟　毅
洪宏喜	蔡佩玲		

人民卫生出版社

图书在版编目（CIP）数据

刘伟胜治疗肿瘤临证录 / 李柳宁主编 . —北京：人民卫生出版社，2019

ISBN 978-7-117-28564-3

Ⅰ.①刘… Ⅱ.①李… Ⅲ.①肿瘤 - 中医临床 - 经验 - 中国 - 现代 Ⅳ.①R273

中国版本图书馆 CIP 数据核字（2019）第 103039 号

| 人卫智网 | www.ipmph.com | 医学教育、学术、考试、健康，购书智慧智能综合服务平台 |
| 人卫官网 | www.pmph.com | 人卫官方资讯发布平台 |

刘伟胜治疗肿瘤临证录

主　　编：李柳宁
出版发行：人民卫生出版社（中继线 010-59780011）
地　　址：北京市朝阳区潘家园南里 19 号
邮　　编：100021
E - mail：pmph @ pmph.com
购书热线：010-59787592　010-59787584　010-65264830
印　　刷：保定市中画美凯印刷有限公司
经　　销：新华书店
开　　本：710×1000　1/16　印张：16
字　　数：305 千字
版　　次：2019 年 7 月第 1 版　2019 年 7 月第 1 版第 1 次印刷
标准书号：ISBN 978-7-117-28564-3
定　　价：48.00 元

打击盗版举报电话：010-59787491　E-mail：WQ @ pmph.com
（凡属印装质量问题请与本社市场营销中心联系退换）

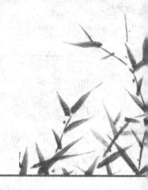

刘　序

　　中医药作为中国传统文化的重要组成部分，经历了数千年的历史变革，具有系统的理论指导和丰富的临证经验。中医学重视整体观念、个体化治疗，阴阳五行、脏腑经络、辨证论治等是中医学的理论基础。中医药治疗肿瘤有着悠久的历史，中医药治疗肿瘤从整体出发，治病求本，审证求因，综合分析，提出理法方药。在近几十年的肿瘤防治中，提出了扶正培本、清热解毒、活血化瘀、软坚散结、以毒攻毒等法，充分发挥了肿瘤防治中的中医药特色和优势，提高治愈率，减少复发转移，尤其在减轻症状、提高肿瘤患者生存质量方面起到了积极的作用。

　　中医学的生命在于临床。为追求临床疗效的不断提高，历代杏林医家无不遵循精研古籍、勤求古训、躬身临床，在实践中创新的道路。对现代中医临床人才的培养，应在研读先贤医话典籍，总结名老中医学术思想、辨治思路以及处方用药规律和特色的同时，重视运用现代科学诊疗技术和方法，在临床实践中思考，将转化医学、循证医学与个体精确医疗的理念贯穿于整个临床诊疗过程中。尤其对于恶性肿瘤的治疗，应体现中西医结合，辨病与辨证相结合，整体与局部相结合，扶正与祛邪相结合，调节阴阳平衡的治疗思路，达到"带瘤生存"的目的。

　　我早年求学岐黄，毕业于广州中医药大学，一面从事临床工作，一面勤于研修古籍，并与中西医同道经常进行交流，于临证之间，察病患之神，问病患之疾，于医林之中，拜师交友，博采众长，获益良多。寻寻觅觅，至今漫漫 50 余载。中西医结合防治肿瘤取得了较大的进展，被国内外广大医务工作者和患者所接受，并成为常用的治疗方法，是肿瘤综合治疗的有效手段之一。现我的学生整理出若干个人于肿瘤临证辨治之见解及治验医案，集成一册，定名为《刘伟胜治疗肿瘤临证录》。望此书为中医肿瘤临床医者提供临证思路启迪。

医道深邃，其术洋洋，愚见犹如沧海拾贝。望能抛砖引玉，愿与诸君共进，不足之处，恳望同行指正。

戊戌十二月

刘伟胜

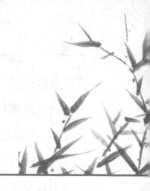

前　言

　　刘伟胜,广东省名中医,全国老中医药专家指导老师,广州中医药大学教授,博士研究生导师,广东省中医院主任医师,肿瘤科主任导师,肿瘤科学术带头人。徜徉于杏林50余载,刘伟胜教授带领肿瘤科医生成功开展肺癌、肝癌等专科建设工作,并指导开展以中医药为主,具有中医特色的各种抗癌新疗法,填补了广东省中医院在治疗研究上的空白,总结出一套以中西医结合治疗肺癌、肝癌、肠癌、鼻咽癌等肿瘤病的理论和治疗方法。他注重中西医结合,融会新知,不断创新理论,多个经验方经过临床实践及验证,明显提高了临床疗效,丰富了中医肿瘤学内涵。刘伟胜教授医术高超,医德高尚,深受广大患者的爱戴及信任,名声远扬海内外,被广大患者称为"肿瘤大家",也是饮誉全国的中医肿瘤专家。

　　广东省中医院作为岭南岐黄重地,为"南粤杏林第一家",名家荟萃,先贤齐聚,学术思想百花齐放,百家争鸣。刘伟胜教授与广东省中医院一路同行,潜心临证,深耕杏苑,将中医经典理论与临床经验相结合,知常达变,屡起沉疴,经过他双手治疗的患者数以千万计。他没有轰轰烈烈的壮举,有的只是平平常常的付出,他没有豪言壮语,有的只是留在患者心中的点点滴滴。他几十年如一日,牺牲自己的一切,维护患者利益,无声无息诠释医生的博爱和奉献。刘伟胜教授常说,医务工作是一种救死扶伤的高尚职业,这个职业要求做人诚实、正直、忠厚、谨慎、兢兢业业、任劳任怨,对患者富有同情心,对自己不计较得失,首先是愿意为患者"做好事",而不能只盯着报酬。当我们在病房、门诊看到八十高龄的刘伟胜教授的身影时,有人说:"你那么辛苦干什么? 值得吗?"他却说:"解除患者的痛苦是我的职责,能拾回患者失去的幸福,圆患者的幸福梦,再苦再累也值得，患者的健康就是医生最大的幸福。"

刘伟胜教授一心学医，矢志岐黄，以苦难磨练心志，用坎坷砥砺人生；他传承衣钵，培育栋梁，春播桃李三千圃，秋来硕果满神州；他勤学钻研，独创体系，心怀慈悲济苍生，名声斐赫传四海；他冰壑玉壶，看淡功名，以天下百姓的幸福安康为最高荣誉的勋章。不能忘怀的是岁月给他留下的道道细纹与根根银丝，莫道桑榆晚，红霞正满天，今天我们还能看到他奋战在临床一线的身影，感受他年过古稀，但仍老骥伏枥、壮心不已的热忱。我们更加期待岐黄后学们能够以他为楷模，去体会他的医德、医道、医魂，让杏林大医成为照亮人生道路的明灯，引领着一批又一批的岐黄后人去开启中医药事业更为灿烂的愿景之门。

《刘伟胜治疗肿瘤临证录》一书，内容翔实，体例新颖，对有效病案的分析总结精辟，对读者临床思路的启迪有极大的帮助。全书充分体现了刘伟胜教授丰富的肿瘤病临床经验及由此凝炼而成的学术思想。刘伟胜教授所取得的学术成就，与他对疾病的深入剖析，对疾病的传变转归的全面认识，施药于未病预防和对已病防变的中医哲学思想密不可分。

参与本书编写的编委，均为刘伟胜教授的学生和弟子，不少已是中医系统肿瘤专科的主任、教授、学科带头人，大家将刘伟胜教授丰富的临床诊疗经验进行归纳总结，系统深入挖掘刘伟胜教授治疗肿瘤的学术思想，再以临床医案为切入点，通过"以案说理"的形式将刘伟胜教授治疗肿瘤的思辨过程和理论特点展示出来，从而提供诊治同类病证的思路与方法，达到触类旁通、启迪临床思维的目的。笔者衷心地希望本书能对广大中医及中西医结合肿瘤学者大有裨益，为医林增添光彩。

李柳宁

2018 年 12 月 28 日

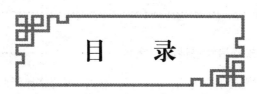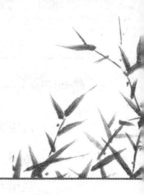

目　录

上篇　学术思想和特色经验

下篇 临证医案

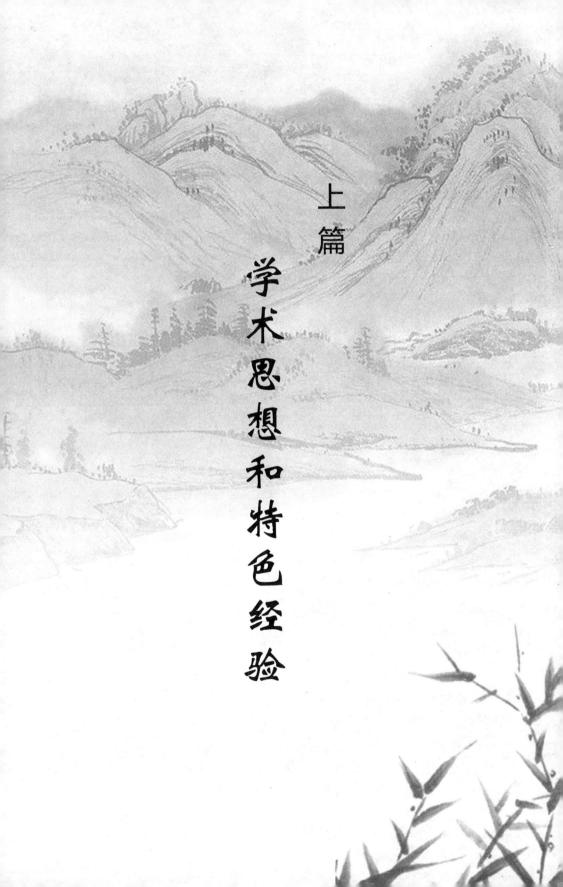

上篇

学术思想和特色经验

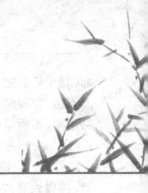

学术思想

一、内外合邪、癌毒致病的肿瘤发病观

刘伟胜教授基于长年的临床实践提出恶性肿瘤属于一类全身性疾病，其临床表现和病因病机尤其复杂。根据历代医家对肿瘤病因的认识，结合自己的临床实践，一般将肿瘤的病因概括为"内因"和"外因"。内因包括精神因素和脏腑因素，外因有外邪因素和饮食因素等。在强调外因的同时，尤重内因。认为恶性肿瘤的发生乃多因所致、日久而成，即先天禀赋不足和脏腑虚弱（机体抗癌力低下）、外邪侵袭、饮食内伤、情志失调等内外因素综合作用的结果。如《素问·评热病论》云："邪之所凑，其气必虚。"《灵枢·百病始生》所说："壮人无积，虚则有之。"《医宗必读》载："积之成也，正气不足而后邪气踞之。"《景岳全书》："凡脾肾不足及虚弱失调之人，多有积聚之病。盖脾虚则中焦不运，肾虚则下焦不化，正气不行则邪滞得以居之。"《外证医案汇编》有云："正虚则成岩。"即脾肾亏虚，复因感邪，致脾胃运化失司，痰湿内生，气机阻滞，瘀血内蓄，痰湿瘀日久形成积、块。指出积为内外合邪致病，内因正虚即人体抗癌力低下乃各种肿瘤发生发展的重要因素。

正是由于各种内外病因的相互作用，导致多种病理因素，诸如气滞、血瘀、痰凝、湿浊、湿热、热毒等胶结难解，正不胜邪（机体抗癌力低下），暗结"恶肉"，变生"癥积"，化生"癌毒"。如《仁斋直指附遗方论》指出："癌者，上高下深，岩穴之状……颗颗累垂，毒根深藏，穿孔透里。"癌毒是导致恶性肿瘤发生和发展的根本病因之一，既不同于一般的六淫邪气，亦不同于一般的内生五邪及气滞、血瘀、痰凝诸邪，而是由各种致病因素长期刺激、综合作用而产生的一类特殊毒邪。癌毒是区别于其他中医内科疾病的根本特征，它的盛衰进退是恶性肿瘤的基本矛盾或矛盾的主要方面。癌毒不断侵袭和转移，流注肝而成肝积，流注于肺而成肺积，流注于骨而成骨岩，流注经络而成痰核，不断损耗正气，导致虚实夹杂的晚期肿瘤病证。如《诸病源候论》记载："积聚者……腑脏虚弱，受于风邪，搏于腑脏之气所为也……积者阴气，五脏所生，如终不离其部……积聚如久而不愈，牢固结成肿块，则又名曰癥……人即柴瘦，腹转大，遂致死……。"即癌毒盘踞，不断掠夺人体气血津液以自养，导致五脏六腑失去气血津液濡润，以致正气亏虚；正虚又易使恶性肿瘤迅速生长、扩散、转移，从而形成恶性循环。

总之，刘伟胜教授对恶性肿瘤的中医病因病机归纳为：多因素影响，内外合邪，因虚致癌，癌毒致病，因病致虚，虚实夹杂。即肿瘤的发病与人体抗癌力强弱、致病邪气的性质密切相关。其中，脏腑失调、正气虚弱是癌毒致病的内因；痰积、湿聚、瘀滞为发病的重要病理因素，内外合邪、癌毒内生是肿瘤发生的驱动因素；"余毒未清""余毒旁窜"是肿瘤术后复发转移的关键病机。

（白建平　李柳宁）

二、正气亏虚，痰瘀毒内结理论

刘伟胜教授认为，重视对疾病的辨证论治，认为只有抓住病机之所在，才能对症下药，才能有效地解除患者痛苦，缓解病情，肿瘤的病机错综复杂，主要表现为正虚邪实、气滞血瘀、痰湿凝聚、毒热内结、脏腑失调，其中以正虚邪实为主，分述如下：

1. **正虚邪实**　肿瘤的发生与人体正气有密切关系，《素问·评热病论》谓："邪之所凑，其气必虚。"意即肿瘤和其他疾病一样是在正气虚弱的情况下才会发生，正如《素问遗篇·刺法论》所谓："正气存内，邪不可干"，也即若正气虚弱，不能抵御邪气，则疾病丛生。《外证医案汇编·乳岩附论》也认为"正虚则成岩"。邪指病邪，邪实既指感受邪气，又指体内邪气过盛，无论六淫外感，七情内伤，还是饮食劳伤，皆可导致机体脏腑功能失调，阴阳失和，气血紊乱，或为痰凝或为血瘀，而瘀血、痰浊又反过来成为致病因素。如果在正虚的条件下，内外邪毒作用，毒邪留滞，而成肿块，导致肿瘤。《圣济总录》论瘤："瘤之为义，留滞而不无能为力，气血流行，不失其常，则形体和平，无或余赘，乃郁结壅塞，则乘虚投隙，瘤所生也。"肿瘤常发生在中老年人中，这往往是因为年老体衰，正气虚弱之故，年龄愈大，肾气愈衰，肾藏精功能减退，机体脏腑功能容易失调，防御功能降低，免疫功能减弱，导致正气内虚，邪毒内结，发生肿瘤。《景岳全书·积聚》曰："脾肾不足及虚弱失调之人，多有积聚之病。"故脏腑功能衰弱，阴阳气血亏虚，则使其本虚；而肿块的存在（或残留癌细胞的存在）及其浸润压迫等有形实邪为标实，故本虚标实是肿瘤的基本病理基础。因此，恶性肿瘤大多有肺气不足、脾虚气亏或肾虚等症，其细胞免疫功能较正常人低，通过中药益肺健脾补肾，均能提高机体的细胞免疫功能和调节内分泌失调状态，使正气得以恢复,抗癌能力得到增强,有利于病体的康复。故采用扶正与祛邪相结合,调补先后天功能,增强和调动机体的抗癌能力,这和当今西医热门的免疫治疗理论不谋而合,成为当前恶性肿瘤治疗中发展起来的一种最常用的方法,对预防和治疗肿瘤、带瘤延年有十分重要的意义。

2. **痰湿凝聚** 痰湿均属水湿为患,凡感受外邪,情志过极,饮食不节、劳倦过度等皆使脏腑功能失调,水液代谢障碍,以致水津停滞而成。痰既是病理产物,又是致病因素。《丹溪心法·痰》说:"痰之为物,随气升降,无处不到。"痰随气机升降流行,内而脏腑,外至筋骨皮肉,形成多种病证,因此有"百病皆由痰作祟"之说。如《金匮要略·血痹虚劳病》说:"人年五六十……马刀侠瘿者,皆为劳得之。"是指人体年事已高,肾精亏虚,阴虚阳弱,虚火上炎,与痰相搏成瘰疬之病。《外科正宗·瘰疬说·第十九》云:"痰疬者,饮食冷热不调,饥饱喜怒不常,多致脾气不能传运,遂成痰结。"总之,痰湿为患,多因外感邪气,内伤七情,脏腑功能失调,脾不健运,难运水津,聚湿生痰,肺不敷布,停痰留饮,水湿不化,津液不布,升降失常,气塞不通,血壅不流,津液凝涩,渗着不去,凝结成痰,痰湿凝聚,着于脏腑形成阴毒,结于体表则为瘰疬、瘿瘤。临床上把体表或皮下不痛不痒,经久不消的肿物,均按痰核施治,多以消痰散结、化痰通络法来治疗;现代研究证明,许多有化痰散结的中药,均有抗肿瘤活性作用,如半夏、山慈菇、瓜蒌、浙贝、夏枯草等。可见,痰湿凝聚是肿瘤形成过程中不可忽视的病理。在治疗上,不应忘记应用化痰散结,祛瘀解毒的方法治疗肿瘤。

3. **气滞血瘀** 气血是人体组成的基本物质,也是脏腑经络等组织器官进行生理活动的物质基础,气为血之帅,血为气之母,两者互为依赖,也是人体不可缺少的物质基础。《难经·八难》说:"气者,人之根本也。""人之生,全赖此气"(《类经·摄生类》),气的功用为推动、温煦、防御、固摄、气化等。而气的升降出入运动是人体生命活动的根本。血的作用主要是营养和滋润全身,是人体精神活动的主要物质基础,气血之间互相依存、相互制约,《难经·二十二难》说:"气主煦之,血主濡之"即指此意。而气血失调常表现为气滞血瘀。气郁不舒,血行不畅,导致气滞血瘀,瘀结日久,必成癥瘕积聚。古籍中针对不同部位的恶性肿瘤也各有论述。《古今医统》认为:"凡食下有碍,觉屈曲而下,微作痛,必有死血",指出了食道癌的病理是瘀血作祟。《医林改错》也指出"肚腹结块,必有形之血"。乳腺癌的发病多与肝脾有关,由于郁怒伤肝,肝气不舒,思虑伤脾,脾失健运,痰瘀内生,痰气互结,气滞血瘀而成。《医宗金鉴·外科心法要诀》认为"乳房结块坚硬,……由肝脾两经气郁结滞而成……轻成乳痰,重成乳岩",故在乳腺肿瘤初期多以疏肝理气为治,随着结块的坚硬长大,常配以活血化瘀之药。积聚是由气郁与痰瘀凝结,久则气血壅滞更甚,脾失健运,肾失开合,逐渐形成肿胀,所以《医门法律·脾病论》说:"胀病亦不外水裹,气结、血瘀",故在治疗上,常予扶正中药,配合理气活血药。凡是肿瘤形见肿块伴有疼痛,多因气滞血瘀所致,故参合调理气机,活血化瘀的方法,是治疗癌病不可忽略的主要法则之一。

4. 毒热内结 中医文献认为肿瘤的形成是由情志抑郁,郁而生火,郁火挟痰血凝结而成。《灵枢·痈疽》说:"大热不止,热盛肉腐,肉腐则为脓,故名曰痈。"《杂病源流犀烛·口齿唇舌病源流》记载了有关"疮菌"的病理:"舌生芒刺,皆由热结之故,或因劳心火盛,而生疮菌。"《医宗金鉴·外科心法要诀·舌部》论舌疳,"此证由心脾毒火所致,其症最恶……"。临床上多见肿瘤患者呈热郁火毒之证,尤其是吸烟患者,因烟为热毒,长期熏灼,肺癌、食道癌等均为毒热内结所致,又如邪热鸱张,呈实热证候,表示肿瘤正在进展,属于病进之象。如系病久体虚,瘀毒内陷,病情由阳转阴,成为阴毒之邪,则形成阴疮恶疽,翻花溃烂,胬肉高突,渗流血水。治实热阳证火毒之邪应投大剂清热解毒、滋阴降火之品,而对阴毒之邪,则需温补托里、扶正祛邪以调和气血,祛除阴毒之邪。

5. 脏腑失调 脏腑是指五脏六腑。脏与腑存在着功能上的区别,如《素问·五脏别论》说:"所谓五脏者,藏精气而不泻也,……六腑者,传化物而不藏",脏腑之间,通过经络的联系,互为表里,分属阴阳,共同协调地完成各项生理功能;若脏腑失调,则引起气血紊乱,或先天脏腑禀赋不足,皆为肿瘤发生的内在因素。如《难经·五十五难》说:"故积者,五脏所生;聚者,六腑所成也。"肯定积聚的产生是因脏腑功能失调所致。《诸病源候论·卷十九·积聚候》指出:"积聚者,由阴阳不和,脏腑虚弱,受于风邪,搏于脏腑之气所为也。"将积聚的产生归之于脏腑虚弱,阴阳不和,感受外邪,外内合邪所致。《疡科心得集·辨瘰疬瘿瘤论》说:"瘿瘤者,非阴阳正气所结肿,乃五脏瘀血浊气痰滞而成。"指出了五脏功能失调,导致瘀血浊气痰滞内生,毒邪凝滞,变生肿块,而为瘿瘤。从以上论述可知:脏腑之间密切相关,一脏有病,常它脏受累,终至正气亏虚,邪气亢盛,因此将正气虚学说,应用于防癌及扶正培本,调整脏腑功能,重建机体新的阴阳平衡,对于治疗肿瘤具有十分重要的意义。

肿瘤患者在临床症情复杂、变化多端,在疾病的发生发展过程中,每个患者病情又不尽相同,即使是同一患者,在疾病的各个阶段,情况也在不断地变化,所以上述各种病理机制并不是孤立的或单纯的,常常是互相关联和复合在一起的。如一方面有正虚,脏腑功能失调或气虚血亏,同时又表现为热毒壅盛,有的有气虚合并血瘀,有的为气滞合并痰凝,大多数患者都表现虚实夹杂,故必须根据中医理论以辨证,"审证求因"抓住每个患者临床病理表现特点,根据患者的具体情况给予治疗,才能取得疗效。

（柴小姝 李柳宁）

三、运用个体化原则辨治恶性肿瘤

（一）诊治肿瘤的整体观

中医学提倡"天人合一"和"心身统一"，即人与自然、社会及机体内部各脏腑器官之间均是和谐、平衡的整体或系统。整体观是指导中医临床思维的重要哲学观之一，中医学认为人体是一个以五脏为中心的有机整体，各脏腑组织之间是互相联系、互相影响、互相促进的。这种整体性表现在生理、病理以及诊断治疗等方面，临床上就是根据这种联系和影响来指导辨证论治。人体与自然界是密切相关的，是对立统一的整体。如《灵枢·邪客》说"人与天地相应"，一旦气候环境条件的变化超过人体的适应能力，或者由于人体的调节功能失常，不能对外界变化做出适应的反应时，就会发生疾病。此观念与当代"生物-心理-社会"的医学发展模式和"整合医学"理念相吻合。刘伟胜教授在临床上强调肿瘤是一种全身性疾病的局部表现，其发生发展是内、外多种因素综合作用的结果；临证须从患者整体状况来看局部病变，做到有机的统一，注意审察每一患者的个体差异，衡量治人、治瘤、治证的主次轻重、先后缓急，避免只看瘤体，不顾整体的片面性，这样才能发挥整体观念、辨证论治的优势，突显中医抗癌的治疗理念。

（二）病证结合的辨治观

一种具体的病往往有特定的病因、病机和症状，因而显示其特异性，并反映在病因作用和正虚邪盛的条件下，体内出现一定发展规律的邪正交争、阴阳失调的全部演变过程。辨病论治是根据不同疾病的各自特征，尤其是运用现代医学检测手段如肿瘤标志物，CT、MRI、PET/CT等影像资料，脱落细胞学或组织病理，基因检测等明确分子病理诊断、TNM分期，了解其转归、预后，此是治疗的前提和基础。因此，辨病论治可以把握疾病的基本矛盾变化，有利于从疾病的全局考虑其治疗方法，而且还能采用某些特异性治法和方药，进行特异性治疗。

各种疾病发展过程的不同阶段可以形成不同的证，或由于患者的年龄、体质、饮食习惯等个体差异，以及地理、气候、环境等因素的影响，而使某种疾病即使在同一阶段，也可表现为不同类型，形成不同的证。辨证特点为：其一，病程的阶段性：证是疾病发展到一定阶段的病理概括，则肿瘤有早、中、晚期之异。初期：攻邪为主，把握"攻""消""散"；中期：攻补兼施，"屡攻屡补，以平为期"；末期：扶正培本为主。其二，局部与整体的关系：肿瘤病变多在局部表现为实证，而整体机能状况多体现为虚证；其三，多因素的病因：正虚（脏腑、气血、阴阳）、邪实（痰饮、水湿、气滞、血瘀、热毒）；其四，个体化差异：因时、因地、因人的不同，而加以辨证。即辨证论治又是个体化诊治的反映；其五，整体性地认识疾病：证是一个时空多维概念，包括病位、病因、病性、病程，体现出对病理的整体认识，这就要求医生在临床上树立整体观念，完整地认识疾病，进而指导诊治。

辨病与辨证结合运用，既识病，又辨证，则既可把握疾病的发展规律，注意不同疾病的不同特点，又能考虑到患者的个体差异，并注意到不同疾病在某些阶段所表现的共同证候。因此，辨病论治和辨证论治二者不可相互割裂，也不可相互代替，二者相结合是目前中医临床最常用的诊治疾病的方法。辨证则根据不同证型，如肺癌常见证型为气滞血瘀、痰瘀互结、阴虚毒热、气阴两虚的不同施治。其又有同病异证、异病同证之不同，前者为因疾病的不同阶段性而表现为不同证；后者指不同的病有相同的证，可以用同样的方法施治。

辨病与辨证，合理论治。中医治疗肿瘤模式为辨病与辨证，辨病即选择经现代药理研究证实具有抗癌或抑癌活性的清热、解毒、利湿、理气、化瘀单味药，中药注射液，口服成药以治疗。辨证是指根据疾病不同阶段包括围手术期、围化疗期、围放疗期在内的证型变化特点，辨证施治。尽管中医毒副作用较小，但在临床上具体应用抗癌药物时恐伤正气，因手术、化疗、放疗属于中医祛邪治法，在抑杀肿瘤细胞的同时，对机体正气亦有损伤。故在围手术期、围化疗期、围放疗期，中医治疗不再辨病以祛邪，而是以辨证为主；而在手术、化放疗后的中医维持治疗，因恐病复而治以扶正抗癌，以辨病结合辨证治疗。

（三）扶正祛邪、攻补兼施的治疗原则

由于恶性肿瘤病机特点为本虚标实，脏腑失调、正气虚弱是癌毒致病的内因；痰积、湿聚、瘀滞为发病的重要病理因素，内外合邪、癌毒内生是肿瘤发生的驱动因素；"余毒未清""余毒旁窜"是肿瘤术后复发转移的关键病机。故"治实当顾虚，补虚勿忘实"，扶正祛邪、攻补兼施为基本治疗原则。

扶正补虚，正胜邪却：扶正以调理脏腑阴阳、气血，以补脾肾为主，脾为后天之本，气血化生之源；肾为先天之本，内藏元阴元阳，故脾化生有源，则肾有所藏，人体正气足，抗病力强。健脾益气如黄芪、党参、白术，补肾阳如补骨脂、巴戟天、续断，滋阴如熟地、枸杞、桑椹、女贞子，养血如阿胶、当归、大枣等。因为就诊患者大多为中晚期，病情虚实夹杂，脾胃多亦受损，难受峻补，故扶正培

本宜缓补而少峻补；因受肿瘤本身的局部作用，或放疗、化疗的毒副反应及手术治疗的影响，肿瘤患者脾胃功能易受影响。若脾胃健运，气血生化有源，则正气足，预后较佳。故在临床立法时或先调脾胃，然后施以扶正祛邪；或在祛邪时，不忘保护脾胃；在具体遣方用药时要考虑药物的性味之不同，补气补阳不能过于温燥而损伤津液，滋阴养血勿过于滋腻而妨碍脾胃，祛邪药不能一概气味厚重、攻伐而伤正。

癌毒蛰伏，搜剔逐邪：因肿瘤毒陷邪深，非攻不克，故以毒攻毒。有毒之品，性峻力猛；又虫药善搜剔逐瘀，如叶桂云："络病日深，则非峻攻可效，须用虫蚁之类辛咸之品，以搜剔络邪，每取虫蚁迅速，飞走诸灵，俾飞者升，走者降，血无凝著，气可宣通，与攻积除坚，徒入脏腑者有间。"即"辄仗蠕动之物，松透病根"。用药如蜣螂、蜂房、山甲、地龙、土鳖虫、全蝎等，以此搜剔络脉，松透病根。在临床运用时，因属于逐瘀攻邪峻药，且有毒副作用，故在手术、放疗、化疗后，正虚较甚，此时不宜攻毒，待正气稍复后再用；用量范围要注意，如蜈蚣2~4条，全蝎6~12g；应注意配伍，因此类药物与扶正健脾补肾等之品同用，故长时间使用后经临床验证无副作用。

1. **攻毒散结，辨病抑瘤**　辨病用药即选择经现代药理研究证实具有抗癌或抑癌活性的清热、解毒、利湿、理气、化瘀等单味药物，以及中药注射液或口服成药以治疗。单味药包括清热解毒类药物如白花蛇舌草、半枝莲、半边莲、苦参、蚤休、石上柏、冬凌草等，活血化瘀类药物如急性子、莪术、三棱、穿山甲、桃仁等，以毒攻毒类药物如蟾皮、蜈蚣、蜂房、全蝎、土鳖虫等；化痰散结类药物主要针对甲状腺癌、乳癌、卵巢癌、肺癌等，用药如半夏、黄药子、天南星、山慈菇、夏枯草、牡蛎、穿山甲、昆布、海藻、猫爪草等；利水渗湿类药物以化湿健脾或渗泄水湿为主要功能，针对癌性胸水或腹水，用药如薏苡仁、猪苓、茯苓等；扶正固本类药物如人参、黄芪、党参、灵芝、冬虫夏草等。现代研究表明中药抗肿瘤作用机制包括促进肿瘤细胞凋亡、提高机体免疫功能、抑制肿瘤血管增长、逆转肿瘤细胞多药耐药性、抗癌抗突变等方面。抗癌中成药包括口服药如平消胶囊、安康欣胶囊、金龙胶囊、紫龙金片等，静脉制剂如榄香烯注射液、康莱特注射液、艾迪注射液、华蟾素注射液、鸦胆子油乳注射液等。通过搜剔逐邪，再辨病以抗癌毒，以达"邪去正安"。

2. **重视对有毒中药的应用**　刘伟胜教授认为恶性肿瘤的病理因素包括气滞、血瘀、痰凝、湿聚、毒结、正虚。其中，毒结为肿瘤发生、转移的重要原因，因此，攻毒祛邪为常用治法之一，选用蜈蚣、全蝎、蜂房、斑蝥、守宫等有毒药物。在临床需注意有毒中药对机体的不良反应，做到趋利避害，攻邪不伤正。

3. **合理应用有毒中药抗肿瘤**　《素问·五常政大论》："大毒治病，十去其六；常毒治病，十去其七；小毒治病，十去其八；无毒治病，十去其九。"亦即必须权衡所感病邪之轻重、深浅，并根据药性的峻猛程度，即大毒、常毒、小毒、无毒之分，决定方药的轻重、大小。攻邪不可过剂，应留有余地。药物只是在病邪炽盛时用以顿挫其势的一种手段，一旦病邪已衰，即当停止用药。特别是作用猛烈的药物，使用时更宜恰到好处，以除病而不伤正为度。具体应注意以下几个方面：药物有寒热温凉四气之异，辛、甘、酸、苦、咸五味之别，脏腑归经的不同，而不同毒性药物的毒副反应亦有区别，因此，需充分发挥中医辨证论治的优势，扶正与祛邪兼顾，以祛邪而不伤正；抗癌中药一般用量大，用药时间长，而且有许多抗癌中药的有效量与中毒量非常接近，故宜注意抗癌中药的剂量；应结合现代医学，根据患者的合并病，把握用药禁忌，如露蜂房对于肾功不全的患者不适宜，肝脏疾患的患者慎用黄药子等；中药有丸、散、膏、汤等多种剂型，如雄黄的主要成分为硫化砷一经加热容易分解成有毒的成分，故内服宜丸剂。因不同的药物在不同的剂型中可能毒性加重，故需正确使用相应的剂型；一般药物生用毒副反应较大，经过不同的炮制方法后毒性则降低，亦需考虑药物的不同炮制方法对毒性的影响；在用药时间方面，宜中病即止；同时，在用药物攻邪的同时，还应结合食疗，随五脏所宜而进食谷肉果菜等食品，以扶助正气，尽去余病。这样，就能最大限度地保存正气，消除病邪，收到良好的疗效。

4. 化痰、祛湿、逐瘀散结 痰、湿、瘀病理因素与肿瘤发病存在密切的相关性，痰湿病理因素易患肿瘤；痰瘀可相互转化，二者亦常胶结难解致病情变化。

痰湿病理因素易患肿瘤：痰湿形成的病理机制主要是由于津液代谢障碍，脾胃运化不健，精微物质运行输布障碍与转化失调，导致痰饮湿浊蕴结体内，既是病理产物，同时又是致病因素。痰湿体质的病机要素主要是痰饮邪气为患，而痰浊结聚同时也是肿瘤的重要病机之一。朱丹溪《局方发挥》论曰："自气成积，自积成痰。"现代研究认为痰湿体质具有诸多代谢性紊乱疾病的高度易罹性，研究显示痰湿体质的多种易患疾病又都与肿瘤具有高度的相关性。如肥胖与代谢综合征是痰湿体质的高发病症，然而同时也是肿瘤的重要危险因素，如肥胖与绝经后妇女的乳腺癌、结肠直肠癌、子宫内膜癌、肾细胞癌、食管腺癌等具有明确的相关性。糖尿病也是痰湿体质人群的高发病种，研究显示糖尿病与多种恶性肿瘤存在着高度的相关性，如肝癌、结肠癌、直肠癌、胃癌、胰腺癌等。另外肿瘤所具有周身转移的特点，也与痰饮的流动特性有关，《杂病源流犀烛》论痰饮"其为物则流动不测，故其为害，上致巅顶，下至涌泉，随气升降，周身内外皆到，五脏六腑俱有"。

痰瘀相互转化、胶结：痰是人体津液代谢异常的病理产物，瘀血乃血、津液运行失常的病理产物。无论血瘀或津停均可导致气之升降出入异常；而气阻又可致血瘀或津"积"。痰性黏滞，壅塞血脉，使脉络瘀阻，气血不畅，由痰致瘀，而致痰瘀同病。痰瘀交结有形成积聚、癥瘕的病理特点。津液停留而成痰浊，血行被遏而成瘀血，痰浊瘀血彼此互为影响，层层相因，凝聚成块，日益增大，形成癥瘕、肿块、结节等。如《金匮钩玄》说："气不能作块，成聚块乃有形之物，痰与食积死血。"痰邪为病，阻碍气机，血不得生，又不得畅，脉络滞，或胶结为瘕积。张景岳云："而痰涎皆本气血，若伤其正，则脏腑病，津液败，而气血即成痰涎。"王肯堂云："痰积即久，如沟渠遏淹，久则倒流逆上，瘀浊臭秽无所不有……"痰瘀可以互化，痰可致瘀，瘀可生痰。《血证论》："血积既久，变能化为痰水。"可见痰瘀在积聚形成中的重要作用。而痰瘀形成日久，可致痰瘀互结而肿瘤形成。即《丹溪心法·痰十三》所言："痰挟瘀血，遂成窠囊。"诸多因素常相兼夹，然而因痰有留着、质性黏滞的特性。故其病程长，病情缠绵，所以中医有"顽痰怪证""痰饮变生诸证"之说。痰瘀亦常相互胶结难解，使得肿瘤的治疗颇为棘手，此外又因为痰饮流动不测的特点而传变转移。在临床上亦需审证求因，辨证施治。因此，在临床肿瘤治疗中，祛邪除外攻毒抑瘤外，还需化痰、祛湿、逐瘀散结。

（四）重视对肿瘤患者的情志治疗

情志与发病：《灵枢·百病始生》曰："若内伤于忧怒，则气上逆，气上逆则六俞不通，温气不行，凝血蕴里而不散，津液涩渗，著而不去，而积皆成矣。"又如《金匮翼·积聚统论》曰："凡忧思郁怒，久不得解者，多成此疾。"以上皆说明情志因素在积的生成过程中是一种重要因素。积多为情志不畅，脏腑失和，气机阻滞，脉络受阻，血行不畅，气滞血瘀，日积月累而成。由于现代医学模式为"生物 - 心理 - 社会"医学模式，不良的心理因素亦为致病原因。如 Shekelle 和 Persky 等学者早就提供了重要的资料证明了抑郁心态与癌症发病率密切联系。侯颖等学者对肿瘤患者心理健康状态与 T 淋巴亚群关系的研究发现：抑郁与 CD8+ 呈正相关。叶琴琴等关于癌症患者抑郁状态的研究表明：抑郁状态对肿瘤的全程包括发生、发展、死亡和转归均有不容忽视的影响，对肿瘤患者的治疗和康复意义重大。江泽琴等学者研究指出：大量的资料显示恶劣的不良情绪可降低机体的免疫功能，从而减弱免疫系统识别、消灭癌细胞的作用；相反，良好的心理情绪，可以提高和平衡机体的免疫功能，不但可以防止恶性肿瘤的发生，同时还可以使已经出现的肿瘤处于自限状态，最终被机体免疫功能所消灭。

刘伟胜教授亦重视调摄情志在肿瘤治疗中的作用，认为在对恶性肿瘤患者的诊治过程中，除手术、化疗、放疗、分子靶向治疗、中药等常规疗法外，情志治疗是一种重要的疗法。刘伟胜教授认为因心主神，肝主疏泄，故肿瘤患病主要与心、肝功能失调相关,而肝郁太过克脾土,常病及中焦脾胃。肿瘤患者尤其是消化系统如肝、胆、胰肿瘤患者常表现为郁闷不畅,胁肋胀痛,腹胀,上腹痛,呃逆,恶心,呕吐,纳差,腹泻或便秘等。临床常以四逆散加减,药用柴胡、白芍、枳壳、陈皮、法半夏、川朴等疏肝和胃;若伴口苦、烦躁、脉弦者,可加丹皮、栀子清肝泻火。如为眩晕耳鸣、头目胀痛、面红目赤、急躁易怒、心悸健忘、失眠多梦等肝阳上亢者,以天麻钩藤饮加减。如为胆怯易惊、头眩心悸、心烦不眠、夜多呓梦,或呕恶呃逆、眩晕、癫痫、苔白腻、脉弦滑等胆郁痰扰证,可以温胆汤加减。如为健忘失眠、盗汗、体倦食少、面色萎黄、舌淡、苔薄白、脉细弱等心脾两虚者,以归脾汤加减。

重视心理疏导:在对肿瘤患者的诊治中,除以中药调摄机体的情志外,非药物的心理疏导亦很重要。如对患者予以疏导,加以解释,耐心说理以消除患者的疑虑,安慰患者,并鼓励其以正确的态度对待疾病,对待人生,树立战胜疾病的勇气和信心,充分调动患者自身的潜能抗肿瘤。引导患者养成良好的生活习惯,如坚持练气功、太极拳以调息、形、意。帮助其培养兴趣爱好,积极参加集体活动,适量运动,充实生活,转移患者对于自身疾病的过度关注和焦虑。同时,发挥其家庭成员的作用,嘱患者家属给以更多的关心,营造一个轻松融洽的氛围。如此,情志恬淡,阴阳调和,真气从之,精神内守,增强机体免疫力以祛病延年。

（五）"杂合以治"中医综合疗法治疗肿瘤

由于临床大部分肿瘤被诊断时已为中晚期,属于复杂性、难治性疾病,具有易进展、侵袭性强、转移、预后差、死亡率高等特点,临床需中西医结合方法治疗。中医亦包含内治与外治、药物与非药物疗法等疗法,尤其是对于不愿意接受手术、化放疗,或年届高龄,或 PS 评分状况较差,或伴重要脏器功能损伤的患者,可以单纯中医药治疗。刘伟胜教授结合古代医家理论,如《素问·异法方宜论》:"故圣人杂合以治,各得其所宜,故治所以异而病皆愈者,得病之情,知治之大体也。"《素问·脏气法时论》:"毒药攻邪,五谷为养,五果为助,五畜为益,五菜为充,气味合而服之,以补精益气。"《素问·五常政大论》:"大毒治病,十去其六,常毒治病,十去其七,小毒治病,十去其八,无毒治病,十去其九,谷肉果菜。食养尽之,无使过之,伤其正也。"在长期中医药抗癌实践中十分强调整合中医药综合治疗,发挥中医综合治疗优势,主张"杂合以治"。即根据不同的肿瘤或肿瘤的不同阶段的临床特点,运用中医整体观和辨证观,有计划地、合理地运用中医药各种治疗手段(如辨证中药汤药、中成药内服、中药注射(包括动、静脉给药)、中药外治(外敷、外洗、中药熏蒸等)、非药物治疗(针灸、推拿、情志疏导法），主张攻补适宜、内外兼治，注重心身同治和药食同治，调整患者脏腑功能、气血阴阳的失衡的状态，缓解症状，提高生存质量，最大限度的延长生存期。

（六）根据中医"治未病"理论，未病先防，既病防变

恶性肿瘤复发与转移归属于中医"病复""传舍"等理论范畴。如《灵枢·百病始生》云："虚邪之中人也……，留而不去，则传舍于络脉……，传舍于肠胃之外，募原之间。留著于脉，稽留而不去，息而成积。""治未病"是中医学理论体系的重要组成部分，包括"未病先防""已病早治"和"既病防变"。其中"既病防变"突出了根据疾病的现状、发展规律和发展趋势，早期、有预见性地合理治疗，防止疾病的发展和传变。如《素问·阴阳应象大论》所谓"善治者治皮毛，其次治肌肤，其次治筋脉，其次治六腑，其次治五脏"。张仲景据五脏生克乘侮的规律，在《金匮要略》中指出："见肝之病，知肝传脾，当先实脾。"

刘伟胜教授认为在"未病先防"方面，根据《素问·上古天真论》"虚邪贼风，避之有时"，避烟毒、六淫外邪，防肺癌的发生；改变不良饮食习惯（饮食不规律、饮食过快过饱、暴饮暴食等）、饮食不洁、喜食烟熏和煎炸烤食物、常食用变质霉变食物、长期高盐饮食及腌制烟熏食品（如腌鱼、咸菜）、酗酒；积极治疗慢性萎缩性胃炎、慢性胃溃疡、胃息肉、幽门螺杆菌感染，预防消化道肿瘤的发生；勿食用霉变食物、长期饮酒、饮用污染水，积极治疗乙肝、肝硬化，防止肝癌的发生。在"既病防变"方面，如肿瘤根治术后、化放疗后以中医扶正培本以先安未受邪之地，搜剔逐邪、攻毒抑瘤防治复发、转移。

（七）把握中西医结合的切入点，优势互补

大部分实体肿瘤的治疗目的包括早中期及晚期可切除病灶（如肠癌肝转移）的患者防止术后复发与转移，晚期不能手术切除者延缓病情发展，延长生存期。针对围手术、化疗，或放疗期与相应治疗后所表现的病理特点为切入点，实现中西医优势互补。

围手术期，防治术后并发症：恶性肿瘤术后常伴并发症，如肠癌术后常伴便秘、肠梗阻、肠粘连合并症，往往会延迟术后愈合及后续的治疗，西医没有较好的方法，在围手术期可充分发挥中医特色以减轻术后并发症。因为肠癌术后可出现脾胃失调、气血亏虚、气滞血瘀的病理，结合"六腑以降为和，以通为用"的特点治疗，以减轻或消除结直肠癌手术后并发症，促进术后身体状况的恢复，为根治术后的辅助化疗或放疗创造条件。

围化放疗期,减毒增效:化疗药物常伴毒副反应,除肠癌常用化疗方案所致的消化道反应、血液毒性外,还有如奥沙利铂的周围神经毒性,伊立替康所致的急性胆碱能综合征、迟发性腹泻等特殊表现。由于化疗药物在用药期间易致脾胃运化、升降失调,化疗后易损及脾肾,致气血亏耗的特点,根据脾胃为中焦升降之枢,"脾胃为后天之本,气血生化之源""肾主骨生髓"的生理特点,在化疗的不同时期给予相应的治疗,化疗前以健脾和胃中药预防消化道反应,如恶心、呕吐用香砂六君子汤加减;化疗间期配合健脾补肾的中药防治化疗药物骨髓抑制,用药如黄芪、党参、补骨脂、骨碎补、菟丝子等;化疗后攻补兼施,能使虚弱的机体尽快恢复,防止病情变化。针对特殊毒副作用,如奥沙利铂所致周围神经毒性遇冷则加重的病理表现,以温阳益气通络防治相关化疗药物所致的周围神经毒性。

放疗属于局部治疗,包括根治性、姑息性放疗,如头颈部肿瘤、小细胞肺癌,盆腔肿瘤如直肠癌、宫颈癌等妇科肿瘤,放疗所致毒副反应包括急性、慢性副反应。如直肠癌局部放疗后常出现放射性肠炎、放射性膀胱炎、骨髓抑制等毒副反应,急性副反应表现为食欲下降、恶心呕吐、腹痛、腹泻、便血,晚期肠道放射性损伤主要表现为肠壁纤维化和血管不同程度的阻塞,肠管局限性狭窄,临床表现为慢性腹泻等。放疗所致的急性副作用类似于中医热毒表现,在放疗期间临床表现为脾胃不和、湿热下注肠络及膀胱,中医治以健脾和胃、清热利湿以减轻放疗毒副反应,提高放疗通过率。放疗后易出现虚实并存,治以补脾益肾、益气养血、利湿化瘀。

手术、化放疗后,防治复发与转移:肿瘤术后、化放疗后复发与转移归属于中医"病复""传舍"等范畴。由于癌毒不断侵蚀、暗损正气,手术、化疗、放疗等各种治疗亦耗伤机体的免疫功能;又因尽管根治性术后或化放疗后,亦可能癌毒蛰伏,成为日后病复之因。故正虚、癌毒为"病复""传舍"的主要病因,故须治以扶正培本、攻毒抑瘤。如由于大肠癌根治术及辅助化放疗后耗伤气血,机体脾肾更虚,术后癌毒未尽是转移发生的关键因素,残存之余毒不断耗散正气,正虚则其抗癌毒的能力下降,导致癌毒扩散。尽管手术切除病灶,但湿瘀病理因素尚存,湿瘀是癌毒扩散和转移的适宜土壤与环境,"稽留而不去,息而成积也"。由于大肠与肺存在经脉络属,与肝存在相克关系,又"肺朝百脉""肝藏血",故癌毒易出现肺肝转移。鉴于大肠癌手术及化放疗后存在脾肾亏虚、癌毒蛰伏、湿瘀内蕴的特点,为防治复发与转移,根据中医"治未病"的学术思想,既病防变,分别治以补脾益肾扶正、搜剔逐邪抗癌、祛湿化瘀使癌毒无所稽留。同时,先安未受邪之肝、肺二脏,防患于未然。因中医药具有疗效较好、价廉、副作用小的特点,可以长期用于维持治疗防治肠癌术后复发与转移。

晚期肿瘤，带瘤生存：由于晚期肿瘤常合并肝、肺多发转移，对于肿瘤体积较大、病变部位多且患者一般状况较好者，因手术不可全切，在化疗，或化疗加分子靶向药物全身治疗的基础上，选择血管介入栓塞、非血管介入射频消融、放射性粒子植入等微创减瘤后，配合中药整体调整，扶正减毒，做到了"祛邪不伤正，养正不助邪"，在一定程度上控制病情发展，以期带瘤生存。

（白建平　李柳宁）

四、基于"人瘤共存"的理念治疗晚期恶性肿瘤

当前恶性肿瘤的西医治疗方式主要有手术、放疗、化疗，靶向、免疫疗法等。然而，针对晚期恶性肿瘤患者这一特殊群体，西医仍认为有效的治疗方法无外乎以上几种，现实中对于体力状况评分不佳或不能耐受放化疗的患者只能够放任自流。刘伟胜教授却认为，"围追堵截、攻伐杀戮"并不能彻底根治恶性肿瘤，尤其是晚期恶性肿瘤。正所谓"正气存内，邪不可干"，提高机体自身正气，"人瘤共存"才是治疗晚期恶性肿瘤的大法。

（一）整体观念和天人合一

在中医对恶性肿瘤的理解方面，刘伟胜教授特别强调整体观念和天人合一。中医基础理论从一开始就提出人体是一个有机的整体，中医的基本理论就是整体观念，即具有统一性和完整性。这种理解包括：人体本身具有统一性、完整性，构成人体的各个组成部分之间在结构上不可分割，在功能上相互协调、互为补充，在病理上则相互影响。人与自然界的也是一个整体，整体观念强调人体内外环境的整体和谐、协调统一，不仅人体内部环境具有统一性，人与外界环境也具有统一性。这种外界环境即人类赖以存在的自然和社会环境和人类也是统一的。系统论提出：生命系统包括细胞、器官、生物体、群体、组织、社区、社会，以及超国家系统 8 个层次，从小到细胞大到整个宇宙环境中，不断变化的物质流、能量流和信息流，调节无数的变量而维系着整个生物、社会、宇宙的存在。天人关系不仅是中国古代哲学的基本问题，也是中医学的基本思想。中国古代哲学认为，天的含义大体有三：一是指自然之天，二是指主宰之天，三是指义理之天；人的含义大体有二：一是指现实中认知的主体或实践主体，二是指价值意义上的理想人格。天人关系实质上包括了人与自然、社会的关系。中国古代哲学气一元论认为：天人一气，整个宇宙都统一于气。天和人有着物质的统一性，有着共同的规律。中医学根据朴素的唯物主义"天人合一"说，用医学、天文学、

气象学等自然科学材料,论证并丰富了天人合一说,提出了"人与天地相参"的天人一体观,强调"善言天者,必有验于人",把人的需要和对人的研究放在天人关系理论的中心地位。以这种思想为基础理论,肿瘤与人的关系也就不难理解了,肿瘤是人体的一部分,是不循常道的部分组织发生变化,或气或血,或脏或腑,或因正气不足或是外邪侵犯,总之,人与周围环境的不和谐导致了人体内环境的失常,从而导致肿瘤疾病的发生。同样,治疗肿瘤也不可只管部分的瘤而不见整体的人。

(二)异病同治和同病异治

近期,肿瘤的西医治疗提出了精准治疗的必要性,精准到某一基因突变的治疗。这就导致了不同部位的肿瘤因为同一基因的突变其治疗的靶向药物也是一样的,而同一部位的肿瘤由于病理类型不同或基因突变不同,导致治疗方法或靶向药物也不同。这时西医专家恍然大悟:这不就是中医的异病同治和同病异治吗?是的,按照中医治病的法则,并不是着眼于病的异同,而是着眼于病机的区别。异病可以同治,既不决定于病因,也不决定于病证,关键在于辨识不同疾病有无共同的病机。异病同治指不同的疾病,在其发展过程中,由于出现了相同的病机,因而采用同一方法治疗的法则。异病同治则是指不同的疾病,在其发展过程中,由于出现了相同的证候,因而可以采用同一方法治疗。

中医学辨证地看待病和证的关系,既重视同一种病可以包括几种不同的证,又重视不同的病在其发展过程中可以出现同一种证,因此在临床治疗时,在辨证论治原则指导下,采取同病异治,或异病同治的方法来处理。同病异治是指同一种疾病,由于发病的时间、地点,以及患者机体的反应性不同,或处于不同的发展阶段,所表现的证候不同,因而治法也不一样。

因此,刘伟胜教授强调中医治病主要不是着眼于病的异同,而是着眼于证的异同。相同的证可用相同治法,不同的证就必须用不同治法,即"证同治亦同,证异治亦异"。根据同病异治、异病同治的原理,感冒病各个不同的证候,必须采用不同的治疗方法。肿瘤的治疗也是如此,同一种肿瘤分为不同的病理类型,不同的病理类型的生物学特性不同,发展和预后不同,治疗方法也不同。随着精准医学的发展,还分出了肿瘤发生的分子通路和靶点基因突变的治疗,不同的基因突变类型疗效和预后都不同。不同部位的恶性肿瘤突变的基因相同也可以采取相同的基因治疗方法,这也是异病同治的具体表现。中医的辨证用药治疗肿瘤更是如此。

（三）辨证论治的博大精深

辨证论治是中医的精髓,是指导临床诊治疾病的基本法则,"异病同治"就是在此原则指导下产生的。异病可以同治主要是因为不同疾病在其自身发展过程中出现了病位相同、病因同源、病机吻合时,便可采用相同的治法。"异病同治"作为中医最基本的治疗原则之一,在临床实践中,对于提高临床疗效具有十分重要的指导意义。临床上从不可拘泥于某一方只能治某种病,而是着眼于"证"的异同,遵循"证同治亦同,证异治亦异"。中医临床认识和治疗疾病,既辨病又辨证,但主要不是着眼于"病"的异同,而是将重点放在"证"的区别上,通过辨证而进一步认识疾病。恶性肿瘤的治疗亦是如此,辨证论治贯穿于人体的全身、疾病发展的全程,而辨病治疗、对症治疗亦不可或缺。只有通过精准的辨证,施治才能成为有效的途径。

（四）人瘤共存的理念

恶性肿瘤的发生是人体阴阳盛衰的具体表现。基于整体观念,恶性肿瘤与人体也属于同一个整体,并不能见瘤治瘤,不考虑全身状况及其他基础疾病。所以,比如 PS 评分差的患者,合并有冠心病、COPD 等严重基础病的患者更加要谨慎采用西医强有力的杀瘤方式,以免伤及正气。虽然手术、放疗、化疗,靶向和免疫疗法目前是治疗恶性肿瘤的主要方式,针对晚期恶性肿瘤患者,西医认为有效的治疗方法也无外乎以上几种,对于体力状况评分不佳的患者只能够放任自流。刘伟胜教授一直认为,"围追堵截、攻伐杀戮"并不能彻底根治恶性肿瘤,尤其是晚期恶性肿瘤。正所谓"正气存内,邪不可干",要用中医的哲学指导临床,以提高机体自身正气为主,以求"人瘤共存",这才是治疗晚期恶性肿瘤的最佳的选择。

（柴小姝 李柳宁）

五、治疗恶性肿瘤的中医七法

结合中晚期肿瘤患者的病因病机,主要表现为正虚邪实、气滞血瘀、痰湿凝聚、毒热内结、脏腑失调,其中以正虚邪实为主。针对病因病机,刘伟胜教授临床治疗恶性肿瘤疾病的具体方法共有七法,现归纳如下:

（一）扶正培本法

经曰："正气存内，邪不可干""邪之所凑，其气必虚"。故扶正培本法源于内经"虚则补之"。在肿瘤患者中，绝大多数患者属本虚标实之候，故治之大法，当以扶正培本、抗癌祛邪为务。通常而言，肿瘤早期尚小，机体正气尚盛，多属正盛邪轻之候，治当以攻为主，或兼以扶正，或先攻后补，即祛邪以扶正之法；肿瘤中期正气受损，但尚能与邪抗争，治以攻补兼施；晚期肿瘤多正气衰弱，正虚邪盛，治以扶正为主，或兼以祛邪，或先补后攻，即扶正以祛邪。

扶正培本治法包括补气养血，健脾益胃，补肾益精等，本法在肿瘤防治中应用广泛，效果较好，目的在于增强机体抗病、防病及适应能力。本法作用是多方面的，包括：①抑癌抗癌；②提高机体免疫力；③提高临床疗效，延长生命，提高生存质量；④提高手术效果；⑤减轻放、化疗的毒副反应；⑥治疗癌前病变；⑦促进骨髓造血细胞的增殖。在临床常用的中药有：人参、党参、黄芪、黄精、白术、山药、熟地、天冬、麦冬、沙参、龟板、鳖甲、女贞子、附子、肉桂、鹿茸、淫羊藿、锁阳、肉苁蓉、补骨脂、巴戟天等。

（二）理气活血法

肿瘤的发病原因多与气滞血瘀有关，气机不畅，则津、液、血运行代谢障碍，积而成块而成肿瘤，肿瘤多有形，历代医家多认为积症、石瘕、痞癖及肚腹结块等皆与瘀相关。现代医学认为，某些肿瘤的形成与局部外伤瘀血有关。如骨肉瘤多有外伤史，多产妇宫颈撕裂伤，易患宫颈癌等，癌细胞周围有大量纤维蛋白堆聚和血小板凝集，这与瘀血理论相符合，故肿瘤之实质多有瘀血，常见有肿块、刺痛、唇舌青紫、舌下静脉曲张、肌肤甲错、脉涩等瘀血症，所以活血化瘀法是肿瘤防治的重要大法之一。

活血化瘀抗肿瘤的作用可概括为：①活血化瘀可以增强手术、放疗、化疗、免疫治疗的疗效：活血化瘀药主要是改善微循环，促进炎症吸收，从而减轻病理损害，促进增生或变性的结缔组织复原。肿瘤术后在扶正基础上配合活血化瘀，可以促进创口提前愈合，减少手术后遗症，降低手术过程中瘤细胞转移和种植的机会。放疗同时配合活血化瘀可改善癌病周围组织及瘤体的微循环，增加血液的灌注量，改善癌细胞的缺氧状况，从而提高放疗的效果。在化疗和免疫治疗的同时，在扶正培本的基础上佐以活血化瘀，有利于抗癌药物、免疫制剂及机体淋巴细胞作用于瘤体，从而提高疗效。②调整机体的免疫能力：活血化瘀药物对机体的免疫功能有双向调节作用，既有免疫抑制作用，又有免疫增强作用,活血化瘀为主的方剂能显著增强实验动物巨噬细胞百分率,如当归补血汤等可增强网状内皮系统的吞噬作用和非特异免疫功能。③预防放射纤维化,减少副反应:通过活血化瘀药物对前列腺素的影响观察表明此类药物有抗炎效应,从而抑制结缔组织增生,包括胶原纤维的生成合成。④杀灭肿瘤细胞:活血化瘀药物中具有灭癌抑癌作用的药物,如莪术不仅对癌细胞有直接抑制和破坏作用,而且能提高机体的免疫力,使肿瘤消退。

在肿瘤防治中,在病程的某些发展阶段使用理气活血法能收到较好的效果,用药过程中要适当掌握此类药物的用量,切记不可太过,以免损伤正气。常用的理气药有:柴胡、木香、陈皮、青皮、枳壳、枳实、砂仁、沉香、苏梗、厚朴、川楝子、延胡索等。常用的活血化瘀药物有:丹参、五灵脂、桃仁、红花、赤芍、三棱、莪术、乳香、没药、蒲黄、水蛭、穿山甲、土鳖虫、当归尾、泽兰、虎杖、全蝎、王不留行、蜈蚣等。

(三)清热解毒法

恶性肿瘤的中晚期阶段,患者常有发热、肿块增大、局部灼热、疼痛、口渴、便秘、舌红苔黄、脉数等症,均属于邪热瘀毒证候,当以清热解毒法治疗。清热解毒药可控制和消除肿瘤及其周围组织的炎症和水肿,起到一定程度的控制肿瘤发展作用,同时清热解毒药又具有较强的抗癌活性,为肿瘤防治的常用药物。

清热解毒药的抗肿瘤药理作用有以下方面:①直接抑制肿瘤的作用:经抗癌活性筛选,清热解毒药的抗癌活性最强,如白花蛇舌草、山豆根、半枝莲、穿心莲、青黛、龙葵均有不同程度的抑瘤作用。如鸦胆子油能渗入 EAC 瘤细胞中,从而干扰 DNA 生物合成,作用强度随剂量增加而加强。②调节机体免疫功能:许多清热解毒的药物如白花蛇舌草、山豆根、穿心莲、黄连等能促进淋巴细胞转化,激发和增强淋巴细胞的细胞毒作用,增强或调整巨噬细胞的吞噬作用,提高骨髓造血功能。③抗炎作用:清热解毒药如白头翁、鱼腥草、穿心莲、大青叶等均有一定的抑菌杀菌作用,并能对抗多种微生物毒素及其他毒素,抑制炎性渗出和增生,从而控制和消除肿块及其周围的炎症和水肿,缓解症状。④调节内分泌功能:清热解毒药能增强肾上腺皮质的功能。⑤阻断致癌和反突变作用:某些清热解毒药对小鼠胃鳞癌前病变及癌变有明显抑制作用,如夏枯草、山豆根等。

清热解毒法是防治肿瘤的常用治法,但属于攻邪治法范围,在辨证时应分清邪正盛衰,如辨证准确,使用清热解毒之品如白花蛇舌草、半枝莲等,常可收到很好的效果。常用的清热解毒药物有:白花蛇舌草、半枝莲、半边莲、蒲公英、败酱草、野菊花、金银花、板蓝根、苦参、黄芩、黄柏、山豆根、七叶一枝花、黄药子、紫花地丁、连翘等。

（四）软坚散结法

肿瘤多为有形之肿块，中医肿瘤之命名如乳岩、肾岩、石疽、石瘕等说明其有坚硬之意，经曰："坚者削之""结者散之"，软坚散结法即为治疗肿瘤有形之物治本之法。软坚散结法虽较少单独运用于肿瘤治疗，但在肿瘤治疗的全过程中经常使用软坚散结药物，故软坚散结法又是治疗肿瘤的常用治法之一。

软坚散结药物抗肿瘤的作用机制为直接杀伤癌细胞，据报道，土鳖虫对抑制肝癌、胃癌、急性淋巴细胞白血病有一定疗效；软坚散结法常在扶正培本和攻逐邪气时兼顾使用，可增强治疗肿瘤效果。常用软坚散结药物有：鳖甲、莪术、地龙、牡蛎、土鳖虫、瓜蒌、海藻、昆布、山慈菇、浙贝、猫爪草等。

（五）以毒攻毒法

肿瘤的发生与脏腑功能失调、癌毒内侵有关，正如汉代华佗《中藏经·卷中·论痈疽疮肿》谓："痈疽疮肿之所作也，皆五脏六腑蓄毒不流则生矣。"宋代《仁斋直指方》谓："癌者上高下深，岩穴之状，颗颗累重，毒根深藏。"说明肿瘤乃"瘤恶之疾，邪毒深结，非攻不克，故常用有毒之品，借其性峻力猛以攻邪"，即肿瘤常用的"以毒攻毒法"。某些具有毒性的药物，大多具有抗癌抑癌的功效，在正气尚未衰竭而能耐攻的情况下，可借其毒性以抗癌。由于肿瘤患者正气多已受损，其治不能一味猛烈攻伐，因此以毒攻毒应适可而止，要根据病者的体质状况和耐攻能力，把握用量、用法及用药时间。本法多在扶正培本的基础上佐以毒攻毒，或在肿瘤的某一阶段使用，在许多有效抗癌方中常不乏以毒攻毒之品。刘伟胜教授认为以毒攻毒法是中医治疗恶性肿瘤的重要方法，常可取得事半功倍的效果。

常用的以毒攻毒药物有：斑蝥、蜂房、全蝎、水蛭、蜣螂、蟾蜍、土鳖虫、守宫、生半夏、生南星、马钱子、巴豆、洋金花、生附子、芫花、大戟、雄黄、砒石、轻粉等。不同的肿瘤，其病邪也各不相同，如肺癌多以痰瘀毒邪为主，治宜蠲痰活血解毒，多用全蝎、蜈蚣、半枝莲、三棱。

以毒攻毒法药物的应用时机：以毒攻毒的药物均属于逐瘀攻邪峻药，且有毒副作用，而肿瘤患者正气多已受损，其治不能一味猛烈攻伐，因此以毒攻毒应用应适可而止，要根据病者的体质状况和耐受能力，把握用量、用法及用药时间。在临床运用时，对于手术、放疗、化疗后患者，正虚较甚，不宜攻毒，需待正气稍复后再用。

以毒攻毒法当重视药物配伍：本法多在扶正培本的基础上，佐以毒攻毒之品。本法多与扶正健脾补肾之品同用，故长时间使用后经临床验证无副作用。

（六）化痰祛湿法

痰、湿两者为人体患病之病因之一，又是人体的病理产物。大多数肿瘤都是由痰湿凝聚所致。痰又分为有形之痰与无形之痰：有形之痰视之可见，如肺结核引起颈淋巴结结核破溃则流稀的脓液；无形之痰，有痰湿为病的症状而无痰之实质，无处不到，流注在体内脏腑或体表形成各种各样痰证。湿有内外之分，外湿是外在湿邪侵袭人体所致，内湿多由脾失健运，水湿停滞而生，久成湿毒，浸淫生疮，肿物包块流脓流水，经久不愈，或致浮肿、胸腹水等。故某些肿瘤发展到某些阶段，治疗当以化湿化痰为主。化痰祛湿法为肿瘤常用治法之一，根据证之夹杂轻重，又常与理气、清热、软坚、通络、健脾、利水等法相结合而用。常用的化痰祛湿药物有：瓜蒌、半夏、山慈菇、象贝母、生苡仁、苍术、猪苓、泽泻、茯苓、藿香、佩兰、秦艽等。

（七）养阴清热法

热毒是肿瘤的致病原因之一。肿瘤生长迅速易引起阻塞，导致引流不畅，（如中央型肺癌引起支气管管腔阻塞）引发阻塞性炎症。肿瘤膨胀性生长易引起局部供血不良，导致中央坏死发热，常见不规律发热及高热。发热易损伤阴液，所以阴虚内热为肿瘤常见的病因病理之一，故养阴清热法亦是肿瘤防治常用方法之一，对肿瘤的放化疗引起的毒副作用有较好的效果。

养阴清热法治疗肿瘤的作用机制是多方面的：①能提高机体体液和细胞免疫作用；②养阴清热药可以治疗化疗引起的白细胞减少，实验表明，女贞子、山茱萸等对环磷酰胺所致的白细胞减少有提升作用；③养阴清热药能减轻放疗引起的口干、厌食、烦躁不安，以及放疗局部灼热症状。

常用的养阴清热药有太子参、麦冬、生地、玉竹、沙参、知母、桑椹、贝母等。

（柴小姝　李柳宁）

六、善用"对药"治疗恶性肿瘤

对药，乃中医药辨证论治之精华，其味少而精，力专而雄，既相辅相成，亦可相佐为制,引达病所。临证应用恰当,可致效力倍增。刘伟胜教授立扶正祛邪为总纲,注重四诊合参以"辨病、辨证、对症"为要,以扶正培本、理气活血、清热解毒、软坚散结、以毒攻毒、化痰祛湿、养阴清热为七大法则,指导对药在恶性肿瘤中的临证应用。

(一)扶正培本——续断合补骨脂

续断味苦辛,性微温,主归肝肾两经。有补肝肾,强筋骨,调血脉之功。主治如《神农本草经》云:"主伤寒,补不足,金疮,痈疡,折跌,续筋骨,妇人乳难,久服益气力"。《本草汇言》亦云:"补续血脉之药也……久服常服,能益气力,有补伤生血之效,补而不滞,行而不泄。"补骨脂味辛苦,性温,归肾、心包、脾、胃、肺经,具补肾助阳,纳气平喘,温脾止泻之功。《本草经疏》言其:"能暖水脏,阴中生阳,壮火益土之要药也。其主五劳七伤,盖缘劳伤之病,多起于脾肾两虚。"两药相伍,性味相投,同归肾经,既可达益气健脾生血,亦能补肾生髓而强健筋骨之功,共奏扶正培本之力,是为恶性肿瘤最常用对药之一。

本对药思想源自《黄帝内经》"虚则补之"之理。刘伟胜教授将之应用于肿瘤各期,取其早期则主在祛邪,晚期则重在扶正,贯穿整个治疗过程,尤其是化疗后及骨转移的晚期肺癌患者,相关临床研究显示其具有促进骨髓造血细胞增殖,增强机体免疫,延缓复发转移的临证良效。常用剂量:两药各15~20g。此外,刘伟胜教授尚常用红参或西洋参合鹿茸根据比例(常用1∶2)单煎浓取汁,用于放化疗后Ⅱ度及以上的骨髓抑制患者每获良效。

(二)理气活血——桃仁合莪术

桃仁出自《本草经集注》,其味苦甘,性平,归心、肝、大肠、肺、脾经。功在破血行瘀,主癥瘕、瘀血肿痛之证。《本经逢原》云:"桃仁为血瘀血闭之专药。"临证中入桃核承气汤、抵当汤治在少腹,合鳖甲煎丸治在胁下,行大黄牡丹汤治在大肠,伍桂枝茯苓丸治在癥瘕,入下瘀血汤治在脐下,《千金》苇茎汤治胸中甲错,不一而足。始载于《雷公炮炙论》的莪术味辛而苦,性温,归肝脾二经。功在行气破血,消积止痛,主治癥瘕瘤痞块之证。桃仁重在活血,通行上下诸经络,而莪术力在逐瘀,并可行气破血,二者相配,相须相使,使气血得畅,血瘀肿块自消。常用于肝、肺、食管癌等实体瘤。

理气活血与肿瘤多气滞血瘀病机密切相关。刘伟胜教授认为活血抗肿瘤可以改善微循环,增加血液的灌注量,从而改善癌细胞的缺氧状态,具有提高放化疗效果、预防放疗纤维化、促进术口的愈合乃至通过自身机体免疫机制直接或间接杀伤肿瘤的作用。但此类药物行气太过则可耗气，活血破瘀过强则致伤血，正如《药性通考》所言："莪术乃攻坚之药，可为佐使，而不可久用。"二者常用剂量：桃仁10~15g，莪术15~20g。人以气为本，小周天气机如环无端之行则百病难侵，临证上木香合延胡索用之于气滞血瘀证型的癌性痛证亦为刘伟胜教授所喜好。

（三）清热解毒——半枝莲合白花蛇舌草

半枝莲味辛苦，性寒，主归肺、肝、肾经。具有清热解毒、散瘀止血、利尿消肿之功。主热毒痈肿，咽喉疼痛，肺痈，肠痈，瘰疬，腹水及癌症等病证。现代中药药理研究证实半枝莲主要活性成分黄酮类、多糖和挥发性物质，具有抗氧化、抗病原微生物、增强免疫、抗肿瘤等多种药理活性。白花蛇舌草味苦甘，性寒，主归心、肝、脾、大肠经。具有清热解毒、利湿之功。主肺热喘咳，咽喉肿痛、肠痈、疖肿疮疡、湿热黄疸、癌肿等病证。药理研究结果显示萜类，尤其是环烯醚萜类成分为白花蛇舌草的主要有效成分，具有抗癌、抗氧化和抗炎等作用。二者配合为对药，其清热解毒、利水消肿、消痈散结之力倍彰。

刘伟胜教授常将二者联合使用于肺癌、消化系统癌症、乳腺癌等恶性肿瘤治疗中，尤其是临证表现为发热、局部肿块、灼热疼痛、水肿、口渴、便秘、舌红苔黄，脉滑数等一派邪热瘀毒之实证。常用量：两药各15~30g。取类比象，刘伟胜教授也常取蒲公英与败酱草为伍，顺势祛邪下行应用于下消化道肿瘤等，不一而足。

（四）软坚散结——猫爪草合山慈菇

猫爪草味甘辛，性温或平，主归肝肺两经。功可消肿解毒，化痰散结。主瘰疬、痰核、肺结核等有形之证。药理学研究表明其提取物能通过上调基因的转录水平增强大鼠细胞免疫力；同时，其具有良好的抗肿瘤活性，特别是在乳腺癌、非小细胞肺癌、肝癌等方面取得良好效果。山慈菇始载于唐代《本草拾遗》，其味甘而微辛，性寒，有小毒，归肝、胃、肺经。功可清热解毒，消肿散结，主治痈疽恶疮，瘰疬结核，咽痛喉痹，蛇虫咬伤。《本草正义》言："山慈菇能散坚消结，化痰解毒，其力颇峻。"刘伟胜教授常将二者相偕，一温一寒，加之同具辛散之力，阳热与阴结皆可散之，同归手太阴肺与足厥阴肝经，相须为用可宣上畅中行下之气机，而致软坚散结之力益彰。

刘伟胜教授根据《黄帝内经》"结者散之""坚者削之"的原则，在消法的立论指导下，猫爪草常与山慈菇为对，扶正培本和攻邪同用，必要时配合鳖甲与牡蛎，以增强软坚散结抗肿瘤的效果。常用量：猫爪草15~30g，山慈菇15~30g。

（五）以毒攻毒——全蝎合蜈蚣

全蝎其味辛，性平，有毒，主归肝经。具有祛风止痉，通络止痛，攻毒散结之功。主惊风，抽搐痉挛，风湿顽痹，痈肿疮毒，瘰疬痰核等证。蜈蚣味辛，性温，有毒，主归肝经。功效同全蝎。适用于惊风，癫痫，痉挛抽搐，中风口㖞，破伤风，疮疡，瘰疬等症。两者同为虫类药物，在性味归经主治功用相似，为息风、镇痉、止痛、散结之要药。所异者，全蝎偏于辛平，蜈蚣偏于辛温。有药理学实验研究表明，蜈蚣与全蝎有效提取物有促进细胞凋亡，改变细胞DNA周期，抑制或上调相关癌基因表达，控制肿瘤新生血管生成等作用。临证用此二味药物配伍取其以毒攻毒之义，对于治疗肺癌、消化、血液及妇科恶性肿瘤等均有抑制作用。

正如《中藏经·论痈疽癌肿》所云："痈疽痰肿之所作也，皆五脏六腑蓄毒不流则生矣。"刘伟胜教授借全蝎、蜈蚣二者猛烈之性，攻窜之力，以祛久留之瘀毒之邪。但由于肿瘤患者大多正气已受损，治疗中使用全蝎、蜈蚣二者时，应衰其大半而止，所以刘伟胜教授根据辨病辨证了解患者正气强弱，分阶段使用，避免攻伐太过，故常辅以健脾补肾之品，预防毒副反应。临证用于各类实体瘤及于化疗后四肢麻痹、神经压迫、癌痛等各类并发症。水煎剂常用量：全蝎5~10g，全蝎1~2条。此外，斑蝥配土鳖虫也是刘伟胜教授善用虫类的另一对药。

（六）化痰祛湿——苇茎合冬瓜仁

苇茎味甘，性寒，主归经心肺经。长于清热解毒，止咳排脓。主肺痈吐脓，肺热咳嗽，痈疽病证。冬瓜仁味甘，性微寒，归肺大肠经。可清肺化痰，消痈排脓，利湿。治疗痰热咳嗽，肺痈，肠痈，白浊，水肿等病证。两者性味皆为甘寒，主入肺经，正如《本经逢原》云："苇茎中空，专于利窍，善治肺痈，吐脓血臭痰。"《本草述钩元》有："瓜仁主腹内结聚，破溃脓血，凡肠胃内壅，最为要药。"二者合用，一者清肺利湿以清除痰浊，一者排脓消痈能散停滞之实邪，共奏祛有形与无形痰湿之功。

痰湿在恶性肿瘤中既是病因也是病理产物，刘伟胜教授认为内外湿邪停滞，久则成湿毒，浸淫生疮，形成包块肿物。根据辨证，常与理气、清热、软坚、通络、健脾、利水等法相结合使用。二者配伍常用于肺癌症见咯吐浓涎痰、相关癌性水肿以及胸腹腔积液等病证。痰湿胜者兼与法半夏配制南星，常用量：苇茎 15~20g，冬瓜仁 15~30g。

（七）养阴清热——麦冬合五味子

《神农本草经》云："麦门冬，味甘性平，主心腹，结气伤中伤饱，胃络脉绝，羸瘦短气，久服轻身，不老不饥。"可知其入手太阴肺、足阳明胃经，有清金润燥，解渴除烦，凉肺热而止咳，降心火而安悸之效。在《伤寒论》《金匮要略》中如麦门冬汤、炙甘草汤、薯蓣丸等方药中广泛使用。五味子味酸而甘，性温，归肺、心、肾经。有收敛固涩，益气生津，宁心安神之效。主咳嗽虚喘，尿频遗尿，久泻不止，自汗盗汗，津伤口渴，心悸失眠之证。正如《本草纲目》所云："五味子，入补药熟用，入嗽药生用。"五味子酸咸入肝而补肾，辛苦入心而补肺，甘入中宫益脾胃。"其可补上、中、下三焦之用。两者相须相使，在养阴清肺、宁心安神方面相得益彰，适用于治晚期肺癌虚喘证以及放疗后的引起的口干、咽燥、厌食、烦躁不安、局部灼热、夜间潮热等病证。

刘伟胜教授认为中晚期肿瘤患者，尤其是肺癌、鼻咽癌患者，内有热毒之邪耗气伤阴，久之真阴亏虚、元气大伤，气阴两伤者常用麦冬配五味子，麦冬甘寒，养阴清热、润肺生津，五味子酸温，敛肺止汗、生津止渴，二者合用养阴生津，甘酸化阴，以清润肺金，常与沙参、党参、黄芪配用取生脉散之意。对于证属肝肾阴虚者，刘伟胜教授常选择女贞子合旱莲草，即取二至丸以清上补下，这与现代研究其具有增强体液与细胞免疫功能相符。常用剂量：麦冬 15~20g，五味子 5~10g。

【验案】

覃某，男，68 岁，病案号 006×××7。

患者于 2009 年 3 月在南方某三甲医院行左下肺癌根治术，术后病理诊断为：乳头状腺癌，术后分期为 T2aN0M0 Ib 期。术后行 NP 方案（长春瑞滨＋顺铂）辅助化疗 1 周期，后因出现严重恶心、呕吐等胃肠道反应，3 度骨髓抑制，伴全身疲倦、乏力、纳眠差等不适症状，且合并心律失常。遂停止化疗后，选择中医药治疗而至刘伟胜教授处就诊。

初诊：2009 年 4 月 20 日。刻诊患者症见：精神疲乏力、语声低微，间有咯吐白黏痰，纳呆，眠欠佳，舌红苔薄白，舌下脉络轻度迂曲，脉沉缓。中医诊断为肺癌，证属脾肾两虚，痰瘀互结，治以健脾补肾，祛瘀解毒为法。药用：太子参 20g，山药 20g，茯苓 20g，半枝莲 20g，白花蛇舌草 20g，全蝎 6g，蜈蚣 2 条，女贞子15g，桑椹18g，川断18g，补骨脂15g，炙甘草6g。

二诊：2010年2月15日。持续服用上方后精神明显好转，但近来咳嗽、痰黄黏量多，无胸痛、气促等症，体重增加，胃纳较前改善，眠欠佳，舌红苔少，脉沉略细。于前方基础上酌加麦冬15g，五味子6g，全蝎12g，法夏15g，鱼腥草25g，春砂仁8g（后下）以养阴清肺，祛痰止咳，全蝎用量增倍，以加强抗癌之力。

三诊：2011年5月2日。患者近期易感冒，痰多，无头痛，睡眠可，纳一般，多汗，小便调，无胸痛，舌红苔微黄，脉沉缓。处以紫菀15g，款冬花15g，北杏15g，鱼腥草20g，桔梗15g，杷叶15g，法夏15g，党参20g，白术15g，川断15g，破故纸15g，甘草6g，全蝎10g，蜈蚣1条，半枝莲20g，白花蛇舌草20g以加强益气扶正，降气止咳之力。

四诊：2013年12月5日。患者间有咳嗽咯痰、色白而稀少，胃纳一般，偶有嗳气，大便调，夜尿偏多，舌暗红，苔白夹黄，脉弦细。末次（2013年11月15日）复查胸部增强CT提示：左肺癌根治术后改变，未见明显复发及局部转移征象，轻度肺气肿。处以太子参20g，麦冬15g，五味子10g，山药20g，猫爪草20g，白花蛇舌草20g，半枝莲20g，鱼腥草20g，女贞子20g，续断15g，补骨脂15g，全蝎10g，蜈蚣2条，春砂仁（后下）10g，麦芽30g，炙甘草10g。在继续以扶正培本、软坚攻毒散结、兼以养阴为治则随证加减。末次随访至2014年3月16日，患者生活能自理，无明显特殊不适症状。

按语：刘伟胜教授认为肺癌的发病应从整体着眼，外因六淫、内因情志所伤、饮食劳倦等致正气虚损，脏腑功能失调，邪毒侵肺，肺气愤郁，津液失于输布，聚津成痰，痰凝气滞，痰瘀毒结于肺脏，日久形成肺积。刘伟胜教授尤其强调正虚在发病中的作用，正如《景岳全书·积聚》曰："脾肾不足及虚弱失调之人，多有积聚之病。"明·李中梓《医宗必读》也认为"积之成也，正气不足，而后邪气踞之。"其发病与肺、脾、肾三脏密切相关。《杂病源流犀烛·积聚癥瘕痃癖痞源流》云："邪积胸中，阻塞气道，气不宣通，为痰为食为血，皆得与正相搏，邪既胜，正不得而制之，遂结成形而有块。"可见肺癌又是一个全身属虚，局部属实的疾病。故刘伟胜教授在肺癌的辨治中，将扶正培本法贯彻于整个治疗过程中，常以续断、补骨脂同用，对于提高机体抗肿瘤及预防复发、转移有重要意义。配伍使用虫类药物全蝎、蜈蚣，具有活血化瘀、破坚攻积、解毒消肿等作用；根据辨证酌情选用白花蛇舌草、半枝莲等具有清热解毒抗肿瘤作用的中草药，可导瘀毒之邪从下而行；但考虑虫类有毒及清热解毒药多苦寒之性，久服易伤脾胃，故常加入健脾胃药如春砂仁、谷麦芽等。

本案例为一肺癌术后老年患者，以正气虚损为主，刘伟胜教授在治疗上扶正与祛邪灵活掌握，时刻不忘辨病与辨证相结合，处方中益气扶正、消瘀散结、祛除癌毒等诸药合用，补而不滞，清而不伐，攻补同用，标本兼治，既提高机体免疫功能，也达到了抑制肺癌生长和转移的目的。

（刘　鹏　韩守威　李柳宁）

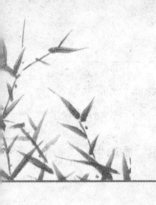

医论医话

一、分清虚实辨治癌性发热

癌性发热是中晚期癌症患者临床上较常见的症状之一，目前西医治疗主要采用解热镇痛药和皮质类固醇激素，但用药后会引起一定的消化道副反应、出汗等，严重者会引起消化道出血，而大部分癌症患者食欲欠佳，往往不能忍受药物的副作用。中医药在这方面有一定的优势，通过辨证治疗癌性发热疗效好，副作用小。

刘伟胜教授认为癌症患者本身由于恶性肿瘤引起气血脏腑虚损或阴阳失调，导致痰瘀湿毒、蕴久化热；或因化、放疗后，火热毒邪积聚，耗气伤阴，元气亏损所致发热。病因病机虽然复杂，但概括而言，为人体气血阴阳不足，脏腑功能失调，加之热、毒、痰、瘀相互为病，不同时期可表现为实证、虚证或虚实夹杂证。临床诊治时应首辨虚实，虚则补，实则清，辨证论治。

刘伟胜教授认为对癌性发热的辨证论治，须谨守病机，分清标本，明晰虚实，辨别热毒痰瘀，或攻邪为主，或标本兼治，或扶正为主兼以祛邪。临床主要分虚实两个证型来辨证治疗：

（一）虚证

1. **气虚发热**　证候特点：证见身热，热势或高或低，时高时低，多于劳累后发作明显，伴头晕倦怠、气短懒言，食少便溏，甚则心悸，自汗出，易感冒，舌淡胖，边有深齿印，脉沉细无力。治法：甘温除热。代表方剂：补中益气汤加减。常用药物：黄芪15g，党参15g，白术10g，炙甘草15g，当归10g，陈皮6g，升麻6g，柴胡12g，生姜10g，大枣6枚。

2. **血虚发热**　证候特点：症见面色苍白或萎黄，眼睑及口唇苍白，爪甲淡白，头晕目眩，心悸健忘，失眠多梦，手足发麻，舌质淡，苔薄白，脉沉细无力。

治法：清热养血。代表方剂：一阴煎加减。常用药物：生地 15g，熟地 15g，白芍 10g，麦冬 15g，黄精 15g，知母 10g，地骨皮 10g，牛膝 10g，炙甘草 10g。

3. **阴虚发热**　证候特点：证见发热缠绵不断，以低热多见，午后至夜间加重，手足心热，伴有口干咽燥，烦渴欲饮，骨蒸盗汗，痰少质黏，尿少色黄，舌质红或有裂纹，舌苔少甚至光剥无苔，或见苔燥无津，脉细数或虚数无力。治法：滋阴清热。代表方剂：青蒿鳖甲汤。常用药物：青蒿 6g，鳖甲 15g，生地 12g，知母 6g，丹皮 9g。

4. **阳虚发热**　证候特点：症见发热肢冷，面赤如妆，口渴不欲饮或喜热饮，倦怠乏力，精神萎靡，小便清长，大便溏薄，舌淡、苔白润，脉沉迟无力或虚大。治法：温里回阳，甚则回阳救逆。代表方剂：四逆汤、白通汤加减。常用药物：附子、干姜、细辛、葱白等，阴阳格拒者可应用白通汤加猪胆汁或银柴胡从阴引阳，直达病所。

（二）实证

1. **热毒炽盛**　证候特点：多见于疾病早期，正气未衰，证见高热不退，体温多在 38.5℃以上，伴有面赤汗出，烦躁不安，口干舌燥，神昏谵语，便秘尿黄，舌红，苔黄，脉数。治法：清热解毒。代表方剂：五味消毒饮加减。常用药物：金银花 15g，蒲公英 10g，紫花地丁 20g，紫背天葵 20g，野菊花 15g 等。

2. **湿热蕴结**　证候特点：证见身热不扬，汗出不退，伴有头重身困，胸脘痞闷，口苦咽干，大便黏滞不爽，小便短赤，舌红，苔黄腻，脉滑数。治法：清热化湿。代表方剂：三仁汤、甘露消毒饮或茵陈蒿汤加减治疗。常用药物：杏仁 10g，滑石 15g，白通草 10g，白蔻仁 10g，竹叶 10g，厚朴 10g，生薏仁 15g，法半夏 10g，黄芩 10g，茵陈 20g，藿香 15g，连翘 15g，石菖蒲 15g，大黄 5g 等。

3. **毒瘀互结型**　证候特点：午后或夜间发热，伴有口干不欲饮，体内有固定肿块，按之不移，面色黯黑，舌质紫黯或有瘀点、瘀斑，脉弦细或细涩。治法：活血化瘀。代表方剂：血府逐瘀汤、膈下逐瘀汤或身痛逐瘀汤加减。常用药物：当归 10g，生地 10g，桃仁 12g，红花 9g，枳壳、赤芍各 6g，柴胡 10g，甘草 5g，桔梗 10g，川芎 15g，牛膝 15g 等。

4. **肝气郁结**　证候特点：低热或潮热，热势随情绪波动而起伏，伴有心烦易怒，胸胁胀闷，喜叹息，口苦咽干，舌红，苔黄，脉弦或弦数。治法：疏肝清热。代表方剂：丹栀逍遥散或小柴胡汤加减。常用药物：柴胡、白芍、牡丹皮、栀子、夏枯草、白术、当归、黄芩、党参、炙甘草、法半夏、生姜、大枣等。

（三）典型病例

王某，女，53岁，住院患者。

卵巢癌术后化疗后9月余，反复低热10余天。患者于2008年3月自觉下腹坠胀，遂到广州某中医院门诊行B超检查发现"卵巢包块"。转至广州某医院住院治疗，行相关检查（具体不详），诊断为"左卵巢浆液性乳头状囊腺癌Ⅲc期"，于2008年4月在广州某医院行"卵巢癌肿瘤细胞减灭术"。术后病理：（左侧）卵巢浆液性乳头状囊腺癌，子宫、左右宫旁、（右侧）附件、大网膜未见癌组织浸润，（腹膜）见癌结节形成。术后先后行6次化疗（紫杉醇210mg+卡铂450mg），过程顺利，术后化疗后恢复良好。术后未再复查癌标及CT等。2008年10月28日B超（南方医院）：1. 子宫及双附件缺如；2. 盆腔未见明显异常。10余天前患者无诱因下出现反复发热，体温最高达38.5℃，午后较明显，微咳无痰，无咯血，无盗汗，口微干，无头晕头痛，无胸闷心悸，无腹痛腹泻，无尿频尿痛，遂于2009年1月8日至我院急诊就诊，收入我区留观。入观后予完善相关检查，治疗上予静脉滴注灯盏花素注射液、丹红注射液活血化瘀通络止痛；参麦注射液益气养阴，血必净注射液化瘀解毒，头孢哌酮他唑巴坦抗感染，口服华法林抗凝。中医以"急则治标"为则，以"清热化痰"为法，予痰热清清热化痰。经治疗后现患者病情稍好转，2009年1月14日为求进一步系统治疗收入我科。

入院症见：神清，精神稍疲倦，低热，37.8℃，无恶寒，无咳嗽咳痰，无盗汗，无咯血，无胸闷心悸，无恶心呕吐，偶有腹胀，无腹痛，右下肢浮肿，纳稍差，眠可，大便日一行，质稍烂，色淡黄，小便正常。发病至今无明显消瘦。舌淡暗，苔薄黄微腻，脉弦细。

处方：青蒿15g，醋鳖甲20g（先煎），知母15g，生地10g，丹皮15g，太子参20g，茯苓20g，白术15g，半枝莲15g，白花蛇舌草15g，田七粉3g，甘草10g。用药后热势下降。

按语：刘伟胜教授查房后指示：缘患者平素急躁易怒，七情失调，久而伤肝；肝疏泄失职，则气血失畅，滞涩不行，血凝为积，气滞为聚，故形成积聚之症；积聚内生，久耗精血，则脾胃亦虚；脾失运化，升降失常，则痰浊内生，形成纳差之症，肝郁日久，则郁而化热，发于肌表；邪热内伏，热自阴来，则日晡发热；故本病缘于肝郁脾虚，久成积聚，现阴阳失调，湿瘀热结，而成此证；舌淡暗，边有齿痕，苔薄黄微腻，脉弦细皆为肝郁脾虚，湿瘀热结之征。治疗上，应以"健脾祛湿，清热活血"为法，可以青蒿鳖甲汤加减养阴透热，活血解毒，以青蒿退热，兼引热出阳，鳖甲养血，兼引药入阴，知母、生地养阴退热，参、苓、术、草益气健脾祛湿，丹皮、田七活血化瘀，白花蛇舌草、半枝莲清热解毒。本患者

为肿瘤发热，西医应用退热药副作用大，热退后旋即再热，应用中药有独特的优势。刘伟胜教授治疗发热经常辨证用药，有清热解毒，有养阴清热，有甘温除热，均要辨证应用，方可显效。

（柴小姝　李柳宁）

二、辨治肝癌思路

在肝癌的中医辨证治疗中，刘伟胜教授认为该病多因感受肝炎邪毒、七情内伤或饮食劳倦，致脏腑气血亏虚，肝郁脾虚，气滞、血瘀、湿热、痰毒交织，发而为病。其病位在肝，同时与脾、肾二脏密切相关。对于肝癌的治疗，刘伟胜教授主张采用中西医结合综合序贯治疗，强调中医药的全程运用以增效解毒。治疗上强调辨证、辨病、对症相结合；重视木土关系，尤重视实脾法的运用；强调疏理肝气，调畅情志；善用毒药攻毒散结，以改善患者生活质量，延长患者生存时间，实现"带瘤生存"。

原发性肝癌（以下简称肝癌）是指发生于肝细胞与肝内胆管上皮细胞的恶性病变。据统计，当前我国肝癌发病率居世界第1位。我国癌症死因肝癌居第2位，全球癌症杀手肝癌居第3位。肝癌临床常见的症状包括肝区疼痛、纳差、消瘦、乏力，以及不明原因的发热、腹胀、腹泻、黄疸等。目前对于肝癌的治疗主要包括手术切除、微创介入治疗、分子靶向治疗及中医药治疗等。由于早期肝癌多无明显症状体征，大多数患者不能及时就诊确诊，一旦出现典型临床表现时，已多属于中晚期，此时常伴有肝功能受损及肿瘤转移，患者已无手术及微创介入治疗的机会，而分子靶向治疗又因价格昂贵及疗效不确切使一部分患者望而却步。在肝癌的治疗中，尤其是对于中晚期肝癌，中医药占有十分重要的位置，其优势主要表现在减轻患者症状、改善患者生活质量、延长患者生存时间等方面。

（一）肝癌的中医病因病机

肝癌属于祖国医学"积聚""癥瘕""黄疸""臌胀""胁痛"等范畴。古书中又有"肥气""痞气""积气"之称。《金匮要略》云："积者，脏病也，终不移；聚者，腑病也，发作有时。"《诸病源候论》曰："其病不动者，名为癥；若病虽有结瘕而可推移者，名为瘕。"《四圣心源》云："积聚者，气血之凝滞也。"刘伟胜教授认为该病多因感受肝炎邪毒、七情内伤或饮食劳倦，致脏腑气血亏虚，肝郁脾虚，气滞、血瘀、湿热、痰毒交织，发而为病。感受肝炎邪毒是导致该病发生的最常见原因，而肝气郁结是该病最基本的病机。肝癌初期以肝失疏泄，气机郁结为主；中期以木郁土虚,肝脾同病为主;晚期则脏腑精气衰败,气阴两虚,肝脾肾同病。其病位在肝,同时与脾、肾二脏密切相关。

(二)刘伟胜教授辨治肝癌的思路

1. **强调疏理肝气,调畅情志,补益肝体** 肝体阴而用阳。"体阴"是指肝藏血的功能,而"用阳"是指肝主疏泄的功能。肝藏血而以疏泄为用,肝气调达,气机通畅,五脏乃和,六腑则安。若肝炎邪毒内侵、饮食劳倦或七情内伤,致肝气郁结,疏泄无权,则脏腑经络失调,气机不畅,日久肝郁脾虚,气滞血瘀,湿、热、气、血、毒、虚结聚成块,形成肝癌。刘伟胜教授认为肝癌的发生首先责之于木气疏泄失常,即肝气郁结。因此,刘伟胜教授在临证辨证时,强调疏理肝气,调畅情志,多用柴胡、郁金、枳实、川楝子等疏肝理气之品;处方多以柴胡疏肝散、逍遥丸、四逆散等加减。也特别注重对患者进行心理疏导,善于聆听患者心声,调畅其情志,缓解其心理压力。同时,刘伟胜教授认为肝气郁结日久,必将引起肝体亏虚,方中常配伍当归、鸡血藤、白芍、熟地黄等补益肝体的中药。柴胡配白芍、当归配川楝子是刘伟胜教授治疗肝癌常用的药对,主要针对肝体阴用阳的特性,疏肝柔肝,养肝补血,取气血同治之意。

2. **重视木土关系,强调治未病** 在五行中,木土相克;五脏中,肝属木,脾属土。肝癌患者出现纳差、腹胀、消瘦、乏力等症状常常是因为木气太过,制约脾土所致,即所谓的"木克土"。汉代张仲景在《金匮要略》中曾提到"见肝之病,知肝传脾,当先实脾"。对于肝癌的患者,刘伟胜教授特别注重保护患者脾胃中焦之气,临证多配伍党参、黄芪、茯苓、砂仁、焦三仙等益气健脾之品以固护中焦脾胃,特别是对于那些尚未出现"土虚"症状的患者,刘伟胜教授尤其强调实脾法的运用,提倡将治未病的思想融入治疗中,提前干预,防患于未然。《黄帝内经》中曾指出:"万物土中生,万物土中长,有胃气则生,无胃气则死。"脾胃不仅是人体后天之本,气血生化之源,同时对于药物的吸收和功效的发挥也起着举足轻重的作用,并且大多数具有抗肿瘤作用的中药及化放疗药物都具有衰败中土等副作用,因此,刘伟胜教授主张将实脾法运用贯穿于肝癌整个病程的始终,无论何种证型,皆应酌情配伍补益脾胃的中药。另外,刘伟胜教授还强调补肾药物的使用,时常配伍补骨脂、淫羊藿、菟丝子、枸杞子、桑椹、狗脊等补肾之品以滋先天而养后天。

3. **活血化瘀,善用毒药攻毒散结** 气滞是肝癌形成的首要因素,而瘀毒是肝癌形成的重要原因。刘伟胜教授认为治疗肝癌理应配伍活血化瘀、攻毒散结之品,并且癌毒邪深,非草木之品所能及,非一般之品所能消,非攻不克,临证时应酌情配伍具有性峻力猛、搜风拔毒特性的虫类药物以毒攻毒,攻毒散结。

对于脾胃功能尚可、体力状态尚佳的患者，刘伟胜教授喜用莪术、赤芍、川芎等药物活血化瘀，同时配伍全蝎、蜈蚣等虫类药攻毒散结、破瘀行血、搜风拔毒。全蝎、蜈蚣是刘伟胜教授以毒攻毒、攻毒散结最常用的药对，其常用的虫类药还有乌梢蛇、水蛭、土鳖虫、僵蚕、地龙等。

4. **辨病、辨证、对症相结合，注重改善生活质量，实现"带瘤生存"** 刘伟胜教授从事肿瘤临床工作 50 余年，对于肿瘤的中医治疗，提倡辨病、辨证、对症相结合，以改善患者生活质量，增强患者生活及生存的信心。对于肝癌的患者，刘伟胜教授常常在辨证论治的基础上，选用一些具有一定抗癌作用的中草药进行辨病治疗，常用的药物包括八月札、半枝莲、白花蛇舌草、红豆杉、石见穿、望江南、石上柏、山慈菇等。在辨病治疗中药的基础上，根据患者所具有的症状，刘伟胜教授也会酌情给予相应的药物。当患者合并黄疸、肝功能异常时，刘伟胜教授常于方中酌加绵茵陈、田基黄、溪黄草、岗稔根等药物利胆退黄，加枸杞子、五味子等药物护肝降酶。若患者出现腹水、腹胀明显，刘伟胜教授根据辨证的不同，采用疏肝利水、活血利水、温阳利水、养阴利水等不同的方法利水消肿，缓解不适症状，常用药物包括大腹皮、白术、茯苓、猪苓、泽兰、熟附子等。倘若患者肝区疼痛，刘伟胜教授则随症运用延胡索、乌药、制川乌、乳香、郁金等行气止痛中药。此外，对于肿瘤中晚期患者，刘伟胜教授提倡"带瘤生存"，反对一味地攻伐，以免攻伐太过伤及本气，影响患者的生活质量，刘伟胜教授认为在用药使瘤体稳定或缓慢进展的情况下，有质量的生存即是王道。

5. **提倡中西医结合综合序贯治疗，中药全程运用以发挥增效解毒的作用** 对于肝癌的治疗，刘伟胜教授主张中西医结合综合序贯治疗，现代医学治疗手段如手术切除、微创介入、分子靶向治疗等，只要患者具有适应证，同时排除禁忌症，加之经济条件允许，均建议患者采用，而中医药治疗应贯穿运用于肝癌患者治疗的全程，对早中期肝癌患者可发挥增效解毒的作用，晚期患者则应以中医药治疗为主。刘伟胜教授认为，一个合格的肿瘤科医生，应做到根据患者疾病所处的阶段及经济状况，给予患者最合适的治疗方案，在不影响治疗效果的前提下最大限度地减轻患者经济负担。

早期能手术切除的患者，建议患者及时手术，术后中药调理促进恢复及预防肿瘤复发与转移；中期具有相应适应证的患者，建议肝动脉栓塞化疗局部控制肿瘤，防止肿瘤进展。

如患者栓塞化疗术后出现口干口苦、恶心呕吐等栓塞后综合征表现，刘伟胜教授认为辨证多属湿热阻滞，常用三仁汤及甘露消毒丹加减以改善症状；对于患者栓塞化疗术后出现白细胞、红细胞、血小板减少等骨髓抑制现象，刘伟胜教授则认为辨证多属于脾肾两虚，气血两亏，自拟"参茸生血方"健脾补肾，大补气血（组成：红参 10g，鹿茸 3g）。

对于使用索拉菲尼、艾坦等分子靶向治疗药物控制肿瘤的患者,刘伟胜教授主张口服中药以增强患者对靶疗药物的耐受性,同时缓解靶疗药物副反应。如若患者服药过程中出现口干、便秘、失眠、多梦等症状,刘伟胜教授认为这类症状多因靶疗药物燥热伤阴所致;对于这部分患者,临证时应注意固护其阴液,适当配伍滋阴药物,常用的药物有熟地黄、生地黄、太子参、龟板等。如若患者服药过程中出现皮疹,刘伟胜教授则认为多因靶疗药物伤及营卫,同时兼夹血虚、血热,临床上多采用桂枝汤调和营卫,四物汤补益气血,同时酌加紫草、荆芥、防风、地肤子等清热凉血。若患者服药过程中出现腹泻,刘伟胜教授认为辨证多属脾虚湿盛,临床上常予参苓白术散加减。

而对于晚期肝癌患者,刘伟胜教授则认为应以中医药治疗为主,以减轻患者痛苦,延长患者生存时间,减轻患者经济压力。另外,刘伟胜教授也经常使用槐耳颗粒、平消胶囊、艾迪注射液、康艾注射液、榄香烯注射液等中成药以扶正抑瘤,提高患者生活质量。

(三)病案举例

李某,男,79岁,2015年5月出现腹胀,2015年9月外院腹部CT提示肝左叶巨块型肝癌,以左外叶为主,侵犯门静脉左支及肝左静脉,AFP 1000ng/ml,外院西医对症治疗。既往无肝炎病史,平素性格急躁易怒。

初诊(2015年11月9日):现患者腹胀痛,腹部可触及包块,质硬,压痛明显。口干口苦,纳一般,眠差;大便秘结,每2~3天大便1次,夜尿3~4次;舌瘀红苔黄腻,脉弦。西医诊断:肝恶性肿瘤(肝左叶巨块型肝癌);中医诊断:肝癌(肝郁脾虚,湿瘀互结)。治法:疏肝健脾,化湿祛瘀抑瘤。处方以柴胡疏肝散加减:柴胡15g,白芍15g,郁金20g,川楝子15g,枳实10g,党参30g,茯苓20g,黄芪20g,白术15g,桑椹20g,女贞子20g,莪术10g,全蝎10g,蜈蚣2条,八月札20g,猫爪草20g,红豆杉1袋,酒大黄10g(后下),酸枣仁15g,益智仁30g,炙甘草10g,水煎内服,共14剂。同时配合注射用胸腺五肽肌内注射提高患者免疫力,康艾注射液静脉滴注扶正抑瘤,口服华蟾素片(每次3片,每天3次),并嘱其调情志,畅起居。

二诊(2015年11月23日):现患者仍腹胀,腹部可触及包块,质硬,压痛明显。服用上方后口干口苦稍缓解,眠稍改善,纳差,大便通畅,每日1次,大便通畅后自觉腹痛减轻,夜尿2次;舌瘀红苔黄腻,脉弦。外院肝功能检查提示:ALT 90U/L, AST 87U/L, TBIL 34μmol/L。处方:柴胡疏肝散加减:柴胡20g,白芍15g,郁金20g,川楝子15g,枳实10g,党参30g,茯苓30g,黄芪30g,白术30g,炒麦芽30g,桑椹20g,女贞子20g,莪术10g,全蝎5g,蜈蚣1条,八月札20g,猫爪草20g,红豆杉1袋,绵茵陈15g,五味子15g,枸杞子15g,田基黄15g,炙甘草

10g，水煎内服，共 21 剂，同时配合注射用胸腺五肽肌注提高患者免疫力，康艾注射液静滴扶正抑瘤，口服槐耳颗粒，嘱其调情志，畅起居。

三诊（2015 年 12 月 14 日）：现患者腹胀，腹部可触及包块，质硬，压痛明显，口干口苦已无，胃口变好，眠可，二便调。色暗红苔黄微腻，脉弦。外院复查肝功能提示：ALT 75U/L，AST 65U/L，TBIL 21μmol/L。处方：柴胡疏肝散加减：柴胡 20g，白芍 15g，郁金 20g，川楝子 15g，枳实 10g，党参 30g，茯苓 30g，黄芪 30g，白术 30g，桑椹 20g，女贞子 20g，莪术 10g，全蝎 5g，蜈蚣 1 条，八月札 20g，猫爪草 20g，红豆杉 1 袋，绵茵陈 15g，五味子 15g，枸杞子 15g，田基黄 15g，炙甘草 10g，共 21 剂，水煎内服，同时配合注射用胸腺五肽肌注提高患者免疫力，康艾注射液静滴扶正抑瘤，口服槐耳颗粒，嘱其调情志，畅起居。

此后一直以柴胡疏肝散为底方，随症加减。至 2016 年 1 月 4 日复查肝功能提示：ALT 65U/L，AST 47U/L，TBIL 16.5μmol/L；2016 年 5 月 4 日复查肝功能提示：ALT 45U/L，AST 39U/L，TBIL 15.5μmol/L。末次随访至 2017 年 7 月 6 日，此时患者大量腹水，伴全身黄染。

按语：该患者为肝巨块型肝癌，确诊时已侵犯门静脉左支及肝左静脉，属于中晚期，已无手术及微创介入指征。患者已年近 80 岁，家人因经济原因亦不考虑靶向治疗，选择中医药调治。仔细询问病史，患者平素急躁易怒，本病的发生与其性情密切相关，故予柴胡、白芍、川楝子等药物以疏肝理气，同时予四君子汤以实脾，全蝎与蜈蚣配伍攻毒散结，八月札、猫爪草、红豆杉等药物抗肿瘤，再对症采用酒大黄通腑泻浊，酸枣仁改善睡眠，益智仁固精缩尿。纵观全方，辨证、辨病、对症相结合，疏肝健脾，攻毒散结，同时配合注射用胸腺五肽肌内注射提高患者免疫力，中西医结合治疗。二诊时，患者大便改善，但胃纳变差，同时出现肝功能异常，故适当减少抗肿瘤药物的剂量并增加健运脾胃的中药，再酌以五味子、枸杞子等护肝降酶，绵茵陈、田基黄利胆退黄，患者大便已通，故去通腑药物酒大黄。三诊时患者胃纳改善，转氨酶、胆红素较前下降，此后继续延用此方随症加减。

原发性肝癌病程短，恶化快，有"癌中之王"之称，大部分晚期肝癌患者生存期仅 3~6 个月。该患者末次就诊时间为 2017 年 7 月 6 日，此时距第一次就诊已 20 个月余，全程以中医药治疗为主，生存时间明显延长，治疗早期生活质量完全未受影响，晚期生活质量有所下降。末次就诊时患者已经出现大量腹水，伴全身黄染、肝功能严重受损，疾病进展，这是疾病发展的必然过程。客观来讲，疾病虽然进展，但其进展时间明显延缓，并且整个治疗过程中，其治疗费用与西医住院治疗相比显著降低，患者的生活质量明显提高。由此可见，中医药治疗在延缓肝癌患者病情进展，提高患者生活质量等方面具有十分重要的意义。

（刘 宇　邓 宏）

三、大肠癌诊治体悟

大肠癌为消化道常见的恶性肿瘤,由于早期临床症状不明显,诊断率较低,大部分患者就诊时已属中晚期,手术根治率低,需配合化疗、放疗,甚至生物治疗,尽管这些治疗方法的进步使肠癌患者的预后有了改善,但疗效仍不理想。

(一)全面认识病因,动态分析病机

大肠癌的发病原因包括先天禀赋不足;恣食肥腻膏粱、醇酒厚味;或误食不洁、霉变食物;忧思劳累等。刘伟胜教授根据《医宗必读》"积之成也,正气不足,而后邪气居之"和《景岳全书》"凡脾肾不足,及虚弱失调之人,多有积聚之病。盖脾虚则中焦不运,肾虚则下焦不化,正气不行则邪滞得以居之"的论述,重视内虚尤其脾肾亏虚在肠癌发病中的作用,即脾肾不足,复因感邪,致脾胃运化失司,湿浊内生,流注大肠,气机阻滞,瘀血内蓄,湿瘀日久,形成积块而发为肠癌。湿瘀为基本病理因素,癌毒成为一种致病因素,正虚邪盛,癌毒侵肝犯肺而为转移。故本病是因虚致癌,因癌而益虚,此亦是不同于其他内科疾病的病因病机特点。手术、放疗、化疗虽然为祛邪的治疗方法,但也可因伤正及其副作用而影响病情变化,如术后伤正、术后留瘀;化疗时致脾胃升降之枢失调而为恶心、呕吐、腹泻;化疗后骨髓抑制表现为气血亏虚、伤精耗髓等;直肠癌放疗后腹泻起初表现为湿热留蓄,后为脾肾亏虚。有鉴于此,刘伟胜教授认为,大肠癌发病除外常见的内外因并重视内虚外,还需了解特殊癌毒,如现代医学手术、化疗、放疗对病因病机的影响,如此全面认识病因,动态分析病机,以便更好地指导临床。

(二)辨病辨证结合,明标本虚实

刘伟胜教授主张结合现代医学辨病与中医学辨证论治治疗大肠癌。辨病是指运用现代医学检测手段如 CT、肠镜等明确病理学诊断、TNM 分期,了解其转归、预后,是治疗的前提和基础;辨证是中医学的治疗特色,辨别大肠癌的部位、寒热、虚实。辨病与辨证结合,根据现代医学研究进展了解病情转归及预后,以病统证,即在病情发展不同阶段表现为不同证型。脾虚湿毒瘀阻是大肠癌最主要的发病机理,湿热、瘀滞、癌毒是病之标;脾虚、肾亏是病之本。其病位在肠,与脾、胃、肝、肾关系密切。即大肠癌早期偏气滞、湿热、血瘀,晚期多偏脾肾阳虚、肝肾阴虚、气血亏虚。

在辨证论治的同时,还须辨病用药,即选择经现代药理研究证实具有抗癌或抑癌活性的中药,如具有清热、解毒、利湿、理气、化瘀作用的白花蛇舌草、半枝莲、莪术、全蝎、蜈蚣、黄药子等;抗癌中药注射液,如气滞血瘀用榄香烯注射液,脾虚湿阻用康莱特注射液,毒热蕴结华蟾素注射液,或鸦胆子油乳注射液;配合口服抗癌中成药,如解毒化瘀散结用增生平、平消胶囊,肠癌肝转移用肝复乐、金克(槐耳颗粒)冲剂、金龙胶囊等。

(三)把握六腑生理特点,因势利导

在具体辨治大肠癌时,刘伟胜教授认为,应把握六腑生理特点,即六腑的共同生理特点是受盛和传化水谷。《素问·五脏别论》说:"所谓五脏者,藏精气而不泻也,故满而不能实;六腑者,传化物而不藏,故实而不能满也。"即六腑为泻而不藏,因此形成了六腑以通为补,以降为和的特点。因肠道恶性肿瘤滞碍腑道的通畅,阻滞气血、水湿的运行而表现为胀、痛、呕、闭等症。因此,治疗大肠癌需根据"六腑以通为用""泻而不藏"之生理特点,或峻下、或缓通腑中湿邪、瘀血、浊毒等病理产物;对于因湿瘀毒所致泄泻频作、泻而不爽,伴有里急后重、腹胀、腹痛等症,治以"通因通用",不能以止敛而闭门留寇,即达不止泻而泻止的目的。如此因势利导,使邪有出路。

(四)中药保留灌肠,直达病所

针对直肠癌、乙状结肠癌患者,刘伟胜教授认为,可以增加或改变给药途径,保留灌肠。一为口服或静脉滴注整体调节中药,局部灌以祛邪解毒中药,直接作用于病变部位,更好地发挥药物的治疗作用;另一方面,对于一些出现梗阻而呕吐严重、晚期肿瘤因纳差及长期卧床致肠蠕动减弱、不能耐受口服药物者,可经灌注药物,调整患者全身气血阴阳失衡状态,抑制肿瘤的生长。如口服药物配合灌肠,可用鸦胆子油乳剂肛滴,或配伍解毒消癥药如白花蛇舌草、半枝莲、莪术、蜈蚣、全蝎、枯矾、血竭等水煎后保留灌肠;对于各种原因所致不能口服或不便口服者,灌肠方药可据辨证分型加减。

(五)综合治疗,优势互补

由于大肠癌被确诊时大部分为中晚期,失去了手术根治机会,需要综合治

疗。如何构建方案，以发挥中西医优势，提高临床疗效？刘伟胜教授认为，由于手术、放化疗为祛邪治法，容易伤正，而中医药侧重整体调整，固护正气。在现代医学方面应遵循循证医学研究最新成果，根据分期、分型，确定相应的治疗方案。如此发挥辨病与辨证论治的优势，即根据中西医治疗方法的特点，各取所长，优势互补以构建中西医结合治疗方案。在围手术期，以中药、针灸、热敷和保留灌肠调整患者机体状态，更好地耐受手术，防止术后粘连、炎症引起的肠梗阻及复发、转移，争取术后尽快康复。

另外，中医辨证综合治疗可配合化疗、放疗，以减毒增效。中医药能扶正培本，提高免疫功能，对化疗起到减毒增效的作用，有利于化疗的顺利进行。因化疗导致的胃肠功能紊乱、白细胞下降、肝功能受损、神经毒性等毒副反应使相当一部分人中止或放弃化疗。化疗前以健脾和胃中药预防消化道反应，如恶心、呕吐者用香砂六君子汤加减治疗；化疗间期配合健脾补肾的中药防治化疗药物骨髓抑制，用药如黄芪、党参、补骨脂、骨碎补、菟丝子等。化疗后攻补兼施，能使虚弱的机体尽快恢复，防止病情变化。在放疗期间同时应用中医药治疗，多辅以清热利湿，放疗后注意补脾益肾兼化瘀以减轻放疗副反应，提高生存质量，防止复发与转移。

（六）病案举例

患者，女，50岁，1996年9月3日初诊。患者素喜食腌卤制品。因"反复便血半年"，于1996年8月20日在某医院确诊为直肠腺癌，随即行直肠腺癌根治术，术后分为Ⅱ期，2周后就诊。诊见：术口时隐痛、轻压痛。下腹胀，口苦，口干，纳差，乏力，大便数天未排，舌红、苔黄浊干，脉弦。中医辨证考虑术后湿瘀阻滞化热，兼气阴虚。治宜化湿祛瘀清热，理气通便。处方：黄芩、桃仁各12g，蒲公英20g，赤芍、厚朴、枳壳各15g，大黄（后下）、甘草各6g。每天1剂，水煎服。服药1剂后大便通，腹胀痛缓解，续方去大黄。继服4剂后，口干减，无口苦，纳增，仍乏力，舌苔薄白，再增以益气养阴之药。处方：党参、太子参各30g，沙参、蒲公英、赤芍各15g，木香、枳壳各12g，桃仁10g，甘草6g，如法煎服。3周后行辅助化疗（具体方案不详），化疗中出现呕吐，经对症用药后缓解。化疗3天后复诊见：恶心欲呕，腹微胀，纳差，乏力，口微苦，无腹痛，腹泻，舌红、苔白厚，脉弦滑。证属脾虚湿蕴，胃失和降。治以化湿理气，和胃健脾。处方：藿香、茯苓各15g，厚朴、木香、陈皮、法半夏各12g，白豆蔻（后下）、砂仁（后下）各10g，谷芽、麦芽各30g，甘草6g。如法煎服。服药4剂后症状明显缓解，舌淡、苔薄白，饮食知味，仍乏力。查血常规：白细胞 $3.5 \times 10^9/L$。遂调整治法以健脾补肾为主。处方：党参30g，茯苓、白术、补骨脂、骨碎补各15g，木香12g，砂仁(后下)6g。每天1剂,水煎服。配合人参3g,鹿茸1g,研末,以上汤剂冲服。服药5剂,复查白细胞升至正常,继以中药巩固。共行化疗3疗程,未行放疗。化疗期间继续配合中药治疗,第2疗程后未再出现白细胞下降,且过程顺利。3疗程化疗后患者纳稍减,乏力,舌淡、苔薄白,脉弦滑。继以健脾化湿开胃之剂后,调整治法以健脾补肾,化湿祛瘀。处方:黄芪20g,党参、白花蛇舌草各30g,白术、茯苓、补骨脂、半枝莲、法半夏、莪术各15g,守宫8g,甘草6g。每天1剂,水煎服。其后随症加减并调整用药:补肾用续断、淫羊藿、菟丝子、枸杞子、女贞子;攻毒用全蝎、蜈蚣;化湿用白豆蔻、布渣叶、佩兰;理气用八月札、厚朴等。同时,嘱患者饮食清淡,调节情绪,劳逸适度。不间断用中药3年后,逐渐减少用药时间,近年在年度复查时才服用中药。患者定期复查肿瘤标志物、胸腹部CT,10余年未见肿瘤复发与转移,生活正常。

(白建平　邓　宏　张海波　李柳宁)

四、辨证治疗脑瘤经验浅谈

脑瘤为颅内肿瘤的总称,目前颅内肿瘤的手术根治性低,预后不佳,容易复发,疗效差强人意。在脑瘤的中医辨证治疗中,刘伟胜教授认为该病多因内伤七情、脾肾亏虚、风痰瘀三邪交织,发而为病。其病位在脑,同时还与脾、肾、肝三脏相关。治疗在辨证的基础上,以扶正祛邪为核心,强调补益脾肾、以毒攻毒,肿瘤急症上巧用"以下治上"之法,另配合饮食精神调摄,以改善患者生存质量。

脑瘤包括由原发性脑瘤和其他部位转移至颅内的继发性脑瘤。脑肿瘤在全身肿瘤中约占1.5%,任何年龄均可发病,成人发病高峰为40岁左右,儿童为3~9岁。原发性脑肿瘤的发病率相对较低,在所有成年癌症患者中约占2%,脑转移癌约占颅内肿瘤的15%左右,其中肺癌脑转移发生率最高,为50%~67%。患者症状根据病理类型、肿瘤所在部位而有所差异,可表现为头痛、头晕、呕吐、运动感觉及精神障碍、肢体麻木、偏瘫,甚至昏迷等。在中医学文献中,类似于"头痛""头风""眩晕""厥逆""癫痫"及"中风"等病症。临床上治疗颅内肿瘤的西医方法首选手术,另外包括放疗、化疗、X刀、γ刀、免疫治疗等。生长在丘脑、脑干等难以手术部位的肿瘤常采用放疗、γ刀等治疗以短期内控制肿瘤生长。但生长在脑干部位的肿瘤经手术切除后易存在术后致残的风险。另外,因颅内血脑屏障的存在,药物较难直达颅内,为化疗疗效较差的病种之一。

（一）脑瘤发病的中医病因病机

1. 实者多责之风痰瘀　脑瘤病因病机不外乎虚实两类，实者多责之于风痰瘀。刘伟胜教授认为脑瘤的形成与肝脏密切相关。肝为刚脏，体阴而用阳，若肝阳过亢，阳化而风动，可上扰清窍。《丹溪心法》："凡人身上中下有块者多是痰，痰之为物，随气之升降，无处不到。"故痰湿内结，肝风内动，凝于颅内，脑瘤自生。《灵枢·百病始生》："凝血蕴里而不散，津液涩渗，著而不去，而积皆成矣。"痰湿之邪凝聚于脑，气机不利，颅内血液凝滞，瘀久则结，邪毒积聚，而成癌毒。风痰瘀三邪可互结上窜于脑，终成肿瘤。

2. 虚者责之先后天之精不足　脑瘤的形成与先后天之精相关。《灵枢·经脉》中云："人始生，先成精，精成而脑髓生。"人的生成，先成精，后由精生脑髓。肾为先天之本，主骨生髓；脑为精明之府，内藏脑髓。若患者禀赋不足，肾精亏虚，脑髓失养，脉络失荣而为脑瘤。脾为后天之本，脾气亏虚，化源不足，气血不能上营清窍，脑失所养，发而为病。脾肾两脏互助为用，若脾肾两虚，津液输布失常，痰浊内生，盘踞于脑络，久而成积。因此，先后天之精不足为肿瘤发病的原因之一。

3. 与情志因素关系密切　人的情志因素与肿瘤的发生发展和预后关系密切。中医藏相学说将脑的生理病理统归于心并分属于五脏，认为心是"五脏六腑之大主，精神之所舍也"，而神分为"魂、魄、意、志、神"。其中"心藏神，主喜；肝藏魂，主怒；脾藏意，主思；肺藏魄，主悲；肾藏志，主恐"。因此，脑的病变与情志密切相关。《灵枢·百病始生》曰："内伤于忧怒，则气上逆，气上逆则六输不通，温气不行，凝血蕴里而不散，津液涩渗，著而不去，而积皆成也。"忧和怒最易造成气机阻滞、瘀血内生，从而成为诱发肿瘤发病的最重要的两种情志因素。

（二）治疗脑瘤之学术思想

1. 扶正祛邪，攻补兼施为治疗之根本　脑瘤为本虚标实之病，当以"扶正固本"为根本大法，而补肾健脾为最主要法则之一。治疗中，当注意"补虚勿忘实，治实当固虚"。肾精不足，则脑髓不满，脑的记忆、运动、感知、思维等功能失常，因此刘伟胜教授在脑瘤的治疗中着重先天之本的培补，用药上喜用补骨脂、续断、淫羊藿、菟丝子、枸杞子、女贞子等。另外，刘伟胜教授认为脾胃为后天之本，气血生化之源，尤其注重保护胃气。抑瘤解毒之品均易损伤脾胃，因此，时时固护脾胃乃接受更好治疗的保障，正如《医宗必读·肾为先天本脾为后天本论》云："胃气一败，则百药难施。"此外，刘伟胜教授认为在治疗上应根据标本之缓急，在辨证的基础上调整祛邪与扶正之轻重。

2. 注重通下泻上，调畅气机　脑肿瘤常诱发瘤周水肿，可使颅内压增高，重则形成脑疝，危及生命，乃肿瘤急症之一。刘伟胜教授认为脑瘤所致脑水肿乃因邪实留滞脑络，气化失司，水液不行而渗于脉外形成水肿。治疗上坚持"上病下治""通下而泻上"。刘伟胜教授创新性地结合中医基础理论及西医病理生理学，利用大承气汤泻下逐水，糟粕排出，浊气亦降，遂不能冲扰神明。水分从肠管大量排出，亦达到脱水之效，从而发挥降低颅内压的作用。下焦不通，上中二焦均易阻塞，只有三焦疏通，上下通畅，气机条达，才能达到清气上升、浊气下降，从而实现气血阴阳平衡。另外，刘伟胜教授常予20%甘露醇250ml+地塞米松5mg快速静脉滴注联合易通过血脑屏障的鸦胆子油乳胶囊口服或鸦胆子油乳注射液静脉滴注，以快速减轻渗出及水肿，多数患者症状可在短期内得到缓解。

3. 以毒攻毒，喜用虫药　《辍耕录》云："骨咄犀，蛇角也，其性至毒，而能解毒，盖以毒攻毒也。"刘伟胜教授认为癌为痼恶之疾，致病猛烈，毒陷根深，非攻难克，故临证常用有毒之品，借其毒烈猛性以攻癌毒，即"以毒攻毒"之法。其中，刘伟胜教授善用虫类药物以攻癌毒。虫类药为血肉有情之品，能深入脉络，味辛通络，善剔络邪，性峻力猛而专，非一般草木之所及，多具有消肿散结、息风止痉、镇静止痛之功，可以增强疗效。刘伟胜教授喜用全蝎、蜈蚣、地龙、僵蚕、水蛭等。全蝎合蜈蚣为刘伟胜教授常用药对。现代药理研究表明，该类中药可诱导肿瘤细胞凋亡、抑制血管生成等作用，具有良好的体内外抗肿瘤活性。但虫药易攻伐胃气，故在临床用药中常配合补益脾胃、濡养胃气之品，以免一味猛投，徒耗正气，适得其反。

4. 善用息风化痰之品　"风为百病之长""百病皆由痰作祟"，脑为奇恒之腑，位居巅顶，非风不能达也。风和痰证常见于神经系统疾病。刘伟胜教授在脑瘤的治疗中常配合平肝息风化痰之品，如天麻、钩藤、代赭石、鳖甲等。另外常配合使用矿物和动物类药物以涤痰通络开窍，如蝉蜕、珍珠母、瓦楞子、海蛤壳、牡蛎、牛黄等。同时，脑瘤病位在上，在临证用药中，常使用引经类药物以引药上行，如桔梗、辛夷花、柴胡、川芎等。

5. 强调饮食调摄　刘伟胜教授强调饮食调摄不仅能提高患者的生活质量，还对其治疗起重要辅助作用。不少脑瘤患者既往接受过手术、放疗及化疗，常常会出现相关副反应。在饮食上，除了清淡饮食及保证足够的营养摄入以外，刘伟胜教授还自拟食疗方"生血方"及"放疗方"。化疗后期患者常出现疲乏、腰膝酸软、食欲欠佳等症状，伴白细胞、红细胞、血红蛋白及相关免疫指标的下降，刘伟胜教授认为因化疗耗血伤津，导致机体脾肾不足、气血亏虚，遂拟"生血方"。"生血方"以鹿茸 3g、红参 10g 炖服，用以大补元气，补肾填精生髓。放疗的辐射损伤易耗气伤津，造成人体气阴两虚、津液损伤，患者常表现为口干口苦、咽痛、口腔溃疡、吞咽困难等阴虚内热之象，刘伟胜教授遂拟"放疗方"以改善症状。放疗方含绿豆、粳米、鱼腥草、臭草各 50g，用以清热滋阴、解毒消肿。刘伟胜教授坚持"药食同源"，认为运用食疗可以大大增强患者继续接受治疗的信心。

（三）病案举隅

案1 覃某，男，64 岁。2015 年 4 月 16 日初诊。

2015 年 2 月于广州某医院确诊为左侧额叶少突星形细胞瘤（Ⅱ级），于 2015 年 3 月 24 日在该院行手术切除。术后未行任何诊治。既往吸烟史 40 余年，10 支 / 日。刻诊：神疲，呼吸困难，双下肢乏力，行走困难，言语欠清，伴头晕头痛，偶有恶心呕吐，胃纳差，眠可，大小便失禁。舌红、苔薄黄，脉弦。查体：全身浅表淋巴结未扪及肿大，左下肢肌力Ⅲ级，右下肢肌力正常，余无异常体征。辨证为肝阳上亢、肝风内扰。治以平肝潜阳，息风止痉为法。予以天麻钩藤饮合大承气汤加减。处方：钩藤 20g，天麻 15g，川芎 15g，全蝎 10g，蜈蚣 3 条，僵蚕 20g，白芷 15g，半枝莲 20g，白花蛇舌草 20g，补骨脂 15g，淫羊藿 15g，茯苓 15g，甘草 10g，红豆杉 1 袋，大黄 10g（后下），芒硝 10g（冲服）。水煎服，每日 1 剂，共 7 剂。同时配合服用中成药鸦胆子油乳胶囊。嘱患者泻下次数会增多，若泻下次数多于 5 次 / 日，去方中芒硝。

二诊（2015 年 4 月 30 日）：双下肢乏力较前稍有改善，偶可站立，恶心呕吐较前减轻，言语欠清同前，纳差，时有大小便失禁。查体：双下肢肌力 3 级。舌红、苔薄黄，脉弦细。四诊合参，辨证为肝阳上亢、肝风内扰。守方续服。

三诊（2015 年 7 月 30 日）：患者可扶行，右下肢水肿，无恶心呕吐，言语较前流利，纳眠一般。查体：右下肢水肿，皮色、肤温正常。查右下肢动静脉彩超提示右下肢动脉未见异常，右下肢静脉血栓形成。舌暗红、苔白腻，脉沉弦。在上方基础上加莪术 15g。水煎服，每日 1 剂，共 7 剂。

四诊（2015 年 8 月 14 日）：患者步态正常，右下肢水肿减轻，并于外院行溶栓治疗。查体同前。舌暗红、苔白腻，脉沉弦。上方加桃仁 15g，丹参 15g。水煎服，每日 1 剂，共 7 剂。

五诊（2015 年 10 月 9 日）：患者步态正常，右下肢水肿消退，余基本同前。上方去大黄、芒硝。

此后根据症状，在此方基础上辨证加减服药至今。

按语：患者为星形细胞瘤术后患者，首次就诊时，在缺乏相关影像学检查的情况下，刘伟胜教授结合患者症状及体征，考虑患者以脑水肿所致的颅高压及压迫症状为著。中医辨证为肝阳上亢、肝风内扰，治疗中坚持"急则治标，缓则治本"的基本原则，以"平肝潜阳，息风止痉"为法，首以攻邪，改善水肿所致的头晕、行走不稳等症状，待患者颅高压症状缓解后，处方去大承气汤，加强补益脾肾、活血化瘀。中医药治疗术后、放化疗后脑水肿有一定的优势，现代医学对于脑水肿一般以对症脱水治疗为主，常症状反复，效果欠佳。从本病案的治疗可以看出，刘伟胜教授在控制脑瘤的基础上加大承气汤用量加强泻下之力，着重改善水肿，待患者肿瘤急症缓解后，再注重抗肿瘤治疗，重视提高患者生存质量。

案2　梁某，男，61岁。2015年7月10日初诊。

患者于2015年4月因咳嗽、咳痰及气促于广州某医院就诊，行PET-CT提示左肺中央型肺癌，右侧枕叶结节状高代谢灶，考虑脑转移。2015年5月10日于该院行肺部病灶切除，术后病理：（左下肺）低分化腺癌。2015年6月患者出现头晕头痛，于该院行头颅CT示：右胼胝体压部后方至半卵圆中心、右顶后叶异常密度灶较前增大，考虑肺癌脑转移。患者于2015年6月15日行脑部放疗。刻诊：行走无力，右侧明显，言语欠清，头痛，无头晕，无抽搐，气短，恶心，无呕吐，纳眠可，大便干结，小便调，舌红、苔白，脉弦滑。查体：全身浅表淋巴结未扪及肿大，右下肢肌张力减弱，右下肢肌力3级，左下肢肌力、肌张力正常。四诊合参辨证为风痰内扰，癌毒壅滞。治以平肝潜阳、抑瘤抗癌。处方：钩藤20g，天麻15g，川芎15g，全蝎10g，蜈蚣2条，僵蚕10g，大黄10g（后下），半枝莲20g，白花蛇舌草20g，甘草15g，补骨脂15g，淫羊藿15g，泽泻20g，芒硝10g（冲服），砂仁15g（后下），莪术15g。水煎服，每日1剂，共14剂。

二诊（2015年8月15日）：病情稳定，下肢仍乏力，头晕、恶心较前减轻，纳眠可，大便干结较前改善，小便调。舌红、苔白，脉弦滑。守方续服。

三诊（2015年9月3日）：患者精神可，下肢乏力较前改善，可扶行，言语较前流利，无头痛头晕，无恶心呕吐，出现咽喉疼痛。舌红、苔薄黄，脉弦滑。上方去大黄，加鱼腥草20g，玄参20g。

五诊（2015年10月15日）：咽喉不适缓解，病情稳定。在前方基础上去鱼腥草，加女贞子15g以补肾填精。

七诊（2015年12月23日）：双下肢乏力进一步减轻，可行走，牙龈肿痛，无头痛头晕，无恶心呕吐，无抽搐，纳眠可，二便调。查体：右下肢肌力4级，余无异常。处方：钩藤20g，天麻15g，川芎15g，全蝎10g，蜈蚣2条，僵蚕10g，半枝莲20g，白花蛇舌草20g，甘草15g，石膏20g（先煎），太子参20g，蝉蜕10g。

九诊（2016年1月15日）：复查头颅MR提示病灶稳定。患者双下肢乏力明显改善，言语流利，记忆力正常，无特殊不适，纳眠可，二便调。查体同前。处方：钩藤 20g, 天麻 15g, 川芎 15g, 全蝎 10g, 蜈蚣 2 条, 僵蚕 10g, 半枝莲 20g, 白花蛇舌草 20g, 茯苓 20g, 甘草 15g, 桑椹 15g, 续断 15g, 补骨脂 15g。配合口服安康欣胶囊。

此后患者在此方基础上随症加减，维持门诊中医药治疗。

按语：本例患者为肺癌脑转移，肺癌病灶经手术切除，但脑转移病灶却因颅内占位效应导致患者出现不适，影响生活质量。患者已行脑部放射治疗，但放疗后仍出现下肢乏力、恶心等症状，最后求治于中医。刘伟胜教授全程采用中医药治疗，以扶正祛邪为基本原则，临证变通。初期患者实证为主，在扶正抑瘤的同时加全蝎、蜈蚣、僵蚕等以毒攻毒、祛风通络，配合大黄、芒硝以通下泻上。并根据患者症状变化随症加减。后患者病情逐渐好转，脑水肿缓解，方剂中去大黄、芒硝，避免攻下太过。脑瘤患者放疗后，肾精不足、脑髓不满等情况更为严重，治疗当以"扶正固本"为法则，用药中当加强补肾健脾，着重先天之本的应用，加用桑椹、续断、补骨脂等药物，从而达到长期控制肿瘤之目的。

刘伟胜教授认为中医诊疗的精髓在于辨证论治，脑瘤为本虚标实的疾病，发病之根本因正气亏虚、邪毒盘踞于脑所致，治疗上当以扶正祛邪为本，佐以息风、祛痰、化瘀为法对症治疗。刘伟胜教授认为脑瘤应以综合治疗为主，根据病情及患者状态选择治疗方案，改善患者生活质量，减少痛苦，以期达到带瘤生存的目的。

（陈奕祺　李柳宁）

五、基于关联规则的刘伟胜教授治疗非小细胞肺癌的用药规律研究

（一）研究目的

通过收集广东省中医院肿瘤科门诊刘伟胜教授治疗非小细胞肺癌的病例，借助中医传承辅助平台（V2.5），运用频数分析及关联规则总结其治疗非小细胞肺癌的中医药治疗经验，以进一步加深对非小细胞肺癌的中医药治疗方面认识。

（二）研究对象

2015 年 1 月 1 日至 2017 年 1 月 1 日刘伟胜教授肿瘤科门诊就诊符合 NSCLC 诊断的患者，共 254 例，1909 诊次。

1. 西医诊断标准

①肺癌诊断标准:参照《中国常见恶性肿瘤诊治规范》第一分册(原发性肺癌)诊断标准,并经病理学确诊者;

②肺癌分期标准:根据国际肺癌研究协会(IASLC)2009 年第 7 版分期标准(IASLC2009);

③肺癌中医辨证分型标准:《中药新药临床研究指导原则》《刘伟胜从医 50 年临证集萃》。

2. 纳入标准

①广东省中医院 2015 年 1 月 1 日至 2017 年 1 月 1 日期间刘伟胜教授门诊诊治的 254 例确诊 NSCLC 患者;

②患者就诊卡号、姓名、性别、年龄、出生年月、职业、籍贯等基本信息完整;

③有完整的中医药治疗处方,就诊次数在 3 次以上;

④初诊病历有主诉、现病史、刻下症、诊断、治法及用药情况,复诊病历有体现治疗效果的描述;

⑤年龄在 18 岁以上。

3. 排除标准

①反复多次就诊患者,只取收集到的最近一次就诊资料,予剔除;

②由于各种原因导致部分病例资料缺失,如患者一般信息、处方缺少方药等情况,予剔除;

③妊娠或哺乳期妇女,或合并有严重心、肺等脏器损害,或精神、血液系统有严重损伤及感染者,予剔除;

④合并有其他需同时治疗的恶性肿瘤者,予剔除。

(三)研究方法

查询广东省中医院肿瘤科 2015 年 1 月 1 日至 2017 年 1 月 1 日刘伟胜教授门诊诊治的 NSCLC 患者的信息,依据诊断标准、纳入标准及排除标准,筛选出符合本课题研究的相关病例。通过运用中医传承辅助平台(V2.5)进行数据分析,挖掘具有临床意义的分析结果,总结刘伟胜教授治疗 NSCLC 的辨证用药规律及经验。

1. 病例及处方来源筛选 查询广东省中医院肿瘤科门诊 2015 年 1 月 1 日至 2017 年 1 月 1 日刘伟胜教授诊治的 NSCLC 患者的信息,依据诊断标准、纳入标准及排除标准,筛选出符合课题研究的病例。

2. 数据分析软件 运用有中国中医科学院中药研究所和中国科学院自动化所联合开发的软件"中医传承辅助系统(V2.5)"进行数据分析。

3. 病例及处方的录入　数据录入由本人负责,双人核查数据,按病历采集的数据项逐项录入中医传承辅助系统(V2.5),建立数据库。录入内容包括患者基本信息、主诉、现病史、既往史、个人史、过敏史、主要症状体征、中药治法、药物与剂量等。

4. 处方数据分析的过程　进入中医传承辅助系统(V2.5),点击"方剂分析"。

(1)提取数据:在"中医疾病"项中输入"肺癌","处方医师"项中输入"刘伟胜"。

(2)药物频次分析:点击"频次分析",提取病例中的药物频数导出,将统计结果导出 Excel 表格。

(3)用药规则分析:点击"组方规律",设置"支持度个数"及"置信度",再点击"用药模式",将药物组合导出 Excel 表格。再点击"规律分析",将规律结果导出 Excel 表格。最后点击"网络视化",可得相应网络视化图。

(4)新方组合:点击"新方分析",设置"相关度"及"惩罚系数",点击"聚类",再点击"提取组合",将相关新方组合导出 Excel 表格,最后点击"网络视化",得到网络视化图。

(四)结果

1. 一般资料　本研究所有病例均来自于 2015 年 1 月 1 日至 2017 年 1 月 1 日广东省中医院肿瘤科刘伟胜教授门诊患者,共 254 例患者,1909 诊次,经病理学或细胞学诊断均为非小细胞肺癌病例,男性 168 例,女性 86 例。

(1)年龄:年龄分布如表1,其中以 60 岁至 69 岁患者最多(35.04%),其次为 50 岁至 59 岁(25.59%)及 70 岁至 79 岁(20.08%)。

表1　NSCLC 患者年龄比例

年龄(岁)	例数(例)	百分比(%)
20~29	2	0.79
30~39	12	4.72
40~49	22	8.66
50~59	65	25.59
60~69	89	35.04
70~79	51	20.08
≥80	13	5.12
合计	254	100

（2）性别：性别分布见表2，其中以男性患者居多，占66.14%，女性患者占33.86%。

表2　NSCLC患者性别比例

性别	例数（例）	百分比（%）
男	168	66.14
女	86	33.86
合计	254	100

（3）病理类型：就诊患者的病理类型分布见表3，其中以腺癌居多（78.15%），其次为鳞癌（13.93%）。

表3　NSCLC患者病理类型比例

病例类型	例数（例）	百分比（%）
腺癌	198	78.15
鳞癌	35	13.93
黏液腺癌	6	2.4
淋巴上皮瘤样	5	2.19
腺鳞癌	4	1.56
大细胞癌	3	1.13
透明细胞癌	1	0.21
类癌	1	0.21
肺泡癌	1	0.21
合计	254	100

（4）分期：分期统计见表4，其中以Ⅳ期患者最多，占31.65%。由于门诊资料不完善，因此部分患者未记录分期。

表4　NSCLC患者分期比例

分期	Ⅰ期	Ⅱ期	Ⅲa期	Ⅲb期	Ⅳ期	分期不详
频数	40	24	23	25	80	62
百分比（%）	15.92	9.32	9.22	9.43	31.65	24.46

（5）吸烟史：既往吸烟在腺癌患者中占19.04%，鳞癌中占71.07%，其他病理类型中占9.89%，见表5。

表5　NSCLC 患者吸烟比例

病理	例数(例)	吸烟史(例)	百分比(%)
腺癌	198	38	19.04
鳞癌	35	25	71.07
其他	21	2	9.89
合计	254	65	100

（6）既往治疗状况：所纳入病例既往以接受手术（31.9%），化疗（31.3%）及纯中医药治疗（15.9%）为主，见表6。

表6　NSCLC 患者既往治疗比例

治疗状况	例数(例)	百分比(%)
手术	608	31.9
化疗	597	31.3
纯中医药	303	15.9
靶向治疗	158	8.3
放疗	86	4.5
化疗＋靶向治疗	76	3.9
放疗＋化疗	74	3.8
放疗＋靶向治疗	4	0.2
放疗、化疗＋靶向	3	0.2
合计	1909	100

2. **辨证分型统计**　辨证分型中以气虚痰湿型最为常见，占39.03%，见表7。

表7　NSCLC 患者辨证分型比例

辨证分型	例数(例)	百分比(%)
气虚痰湿	745	39.03
热毒炽盛	683	35.78
气阴两虚	246	12.89
气滞血瘀	196	10.27
阴虚内热	24	1.54
阳虚水犯	15	0.79
合计	1909	100

3. 症状频次统计 主要症状频次统计结果其中出现频次最高为咳嗽、咯痰、气促、胸痛、乏力,见表8,二便情况见表9,纳眠情况见表10。

4. 组方规律

(1)药物频次:根据软件中药的频次统计,共使用中药171味,频次前10味的中药分别为白花蛇舌草、半枝莲、全蝎、淫羊藿、女贞子、甘草、桃仁、红景天、蜈蚣、五味子,见表11。

表8 NSCLC患者症状比例

症状	例数(例)	百分比(%)
咳嗽	893	28.1
咯痰	607	19.1
气促	365	11.5
胸痛	274	8.6
乏力	245	7.7
疲倦	211	6.6
痰中带血	154	4.8
口干	151	4.7
头晕	147	4.6
胸闷	134	4.3
合计	3181	100

表9 二便情况频次与频率

项目		频次	百分比(%)
大便	大便调	1160	60.76
	大便稀烂	387	20.27
	大便干结	284	14.88
	泄泻	76	3.98
	大便量少	2	0.11
小便	小便调	1532	80.25
	夜尿频	180	9.43
	尿频尿急	65	3.41
	小便失禁	2	0.1
	小便黄	130	6.81

表10　纳眠情况频次与频率

	项目	频次	百分比（%）
饮食	纳可	1365	71.51
	纳呆	544	28.49
睡眠	眠可	1265	66.27
	眠差	644	33.73

表11　药物使用频次（前10位）

序号	药物	次数	序号	药物	次数
1	白花蛇舌草	1700	6	甘草	1391
2	半枝莲	1693	7	桃仁	1374
3	全蝎	1519	8	红景天	1294
4	淫羊藿	1447	9	蜈蚣	1289
5	女贞子	1432	10	五味子	1269

（2）药物性味归经：所收集药物中，四气统计见表12，以性温、寒、平药物为主，较少用到凉、热之品，温药主要有淫羊藿、女贞子、红景天等，寒药主要有白花蛇舌草、半枝莲、全蝎等，平药主要以甘草为主。五味统计见表13，以甘、苦、辛味药物出现频率最高，酸、涩、咸味药物较少使用，其中甘味药主要包括白花蛇舌草、桃仁、麦冬、淫羊藿、太子参等，苦味药物主要包括半枝莲、补骨脂、续断等，辛味药物主要包括全蝎、蜈蚣、鱼腥草、猫爪草等。归经统计见表14，以归肺经药物居多，其中以半枝莲为主，其次为肝、脾、肾经药物。

表12　药物四气分类

四气	温	寒	平	凉	热
频次	11 090	9858	9858	3103	132
比例（%）	32.58	28.96	28.96	9.12	0.38

表13　药物五味比例

五味	甘	苦	辛	酸	涩	咸
频率	19 378	15 326	13 107	2457	340	212
百分比（%）	38.13	30.16	25.79	4.83	0.67	0.42

表14 药物归经比例

归经	频次	百分比(%)	归经	频次	百分比(%)
肺	10906	22.1	大肠	3303	6.7
肝	10809	21.9	小肠	1797	3.6
脾	8290	16.8	胆	1012	2.1
肾	7653	15.5	心包	471	0.9
胃	6420	13.1	膀胱	228	0.5
心	5203	10.6	三焦	0	0

（3）关联规则分析

①整体用药的关联规则分析：利用中医传承辅助系统的"组方规律"功能分析录入处方的组方规律。设置支持度50%，置信度0.9（药物 A 出现时，B 出现的概率），得出两味药规则分析26组，两味药规则分析整理为表15，三味药规则分析见表16，网络展示图见图1。

表15 两味药规则分析

序号	规则	置信度
1	半枝莲→白花蛇舌草	0.985823981
2	蜈蚣→全蝎	0.984484096
3	白花蛇舌草→半枝莲	0.981764706
4	续断→补骨脂	0.974037601
5	苇茎→冬瓜仁	0.97045658
6	蜈蚣→半枝莲	0.961986036
7	甘草→白花蛇舌草	0.961897915
8	白花蛇舌草→半枝莲	0.956840391
9	全蝎→蜈蚣	0.955003879
10	麦冬→五味子	0.954876274
11	冬瓜仁→苇茎	0.953258723
12	女贞子→桑椹	0.952692868
13	莪术→桃仁	0.951283739
14	补骨脂→续断	0.94751977
15	薏苡仁→半枝莲	0.938925081
16	五味子→麦冬	0.924878837
17	麦冬→半枝莲	0.924071082

续表

序号	规则	置信度
18	薏苡仁→补骨脂	0.915185784
19	女贞子→半枝莲	0.913407821
20	五味子→半枝莲	0.913317573
21	苇茎→冬瓜仁	0.912264996
22	女贞子→白花蛇舌草	0.908519553
23	五味子→白花蛇舌草	0.907801418
24	桃仁→莪术	0.90778872
25	续断→补骨脂	0.902766136
26	桃仁→半枝莲	0.902285264

表16 三味药规则分析(前40位)

序号	规则	置信度
1	苇茎→白花蛇舌草,桃仁	0.900626679
2	淫羊藿,女贞子→白花蛇舌草	0.902262443
3	五味子→麦冬,半枝莲	0.902285264
4	薏苡仁,莪术→桃仁	0.905464007
5	苇茎→桃仁,冬瓜仁	0.905998209
6	白花蛇舌草,苇茎→全蝎	0.906826568
7	淫羊藿,女贞子→半枝莲	0.907692308
8	半枝莲,苇茎→全蝎	0.908088235
9	麦冬→女贞子,桑椹	0.908723748
10	白花蛇舌草,续断→补骨脂	0.916826004
11	续断,半枝莲→补骨脂	0.917142857
12	白花蛇舌草,五味子→麦冬	0.926215278
13	五味子,半枝莲→麦冬	0.926660915
14	白花蛇舌草,苇茎→桃仁	0.92804428
15	半枝莲,苇茎→桃仁	0.930147059
16	麦冬,五味子→白花蛇舌草	0.931877729
17	薏苡仁→白花蛇舌草,半枝莲	0.936482085
18	麦冬,五味子→半枝莲	0.937991266
19	麦冬,半枝莲→五味子	0.938811189
20	甘草→白花蛇舌草,半枝莲	0.93961179

续表

序号	规则	置信度
21	蜈蚣→白花蛇舌草，全蝎	0.942026377
22	麦冬，白花蛇舌草→五味子	0.941747573
23	桃仁，女贞子→白花蛇舌草	0.942497754
24	桃仁，淫羊藿→白花蛇舌草	0.943159923
25	全蝎→白花蛇舌草，半枝莲	0.944042133
26	桃仁，女贞子→半枝莲	0.945193172
27	桃仁→白花蛇舌草，半枝莲	0.945414847
28	甘草，淫羊藿→半枝莲	0.946025515
29	蜈蚣→全蝎，半枝莲	0.946470132
30	桃仁，淫羊藿→半枝莲	0.947013487
31	甘草，女贞子→半枝莲	0.949860724
32	麦冬，全蝎→白花蛇舌草	0.950292398
33	蜈蚣→白花蛇舌草，半枝莲	0.952676493
34	薏苡仁，全蝎→半枝莲	0.953227315
35	甘草，女贞子→白花蛇舌草	0.953574745
36	淫羊藿，全蝎→白花蛇舌草	0.954545455
37	全蝎，蜈蚣→白花蛇舌草	0.955082742
38	甘草，五味子→半枝莲	0.956870612
39	麦冬，全蝎→半枝莲	0.958089669
40	淫羊藿，全蝎→半枝莲	0.959001783

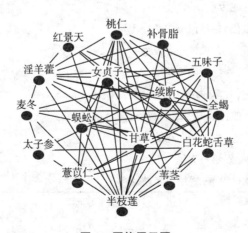

图 1　网络展示图

②各证型药物用药

a. 气虚痰湿型非小细胞肺癌：气虚痰湿型非小细胞肺癌用药规则分析前20位药物分别有：白花蛇舌草、半枝莲、莪茎、白术、冬瓜仁、薏苡仁、瓜蒌皮、党参、蜈蚣、陈皮、黄芪、甘草、续断、补骨脂、茯苓、全蝎、半夏、女贞子、莪术、桑椹，见表17。

b. 热毒炽盛型非小细胞肺癌：热毒炽盛型非小细胞肺癌用药规则分析前20位药物分别有：鱼腥草、莪茎、半枝莲、冬瓜仁、白花蛇舌草、全蝎、薏苡仁、蜈蚣、桃仁、桑白皮、黄芩、白茅根、红景天、大黄、郁金、太子参、莪术、甘草、酸枣仁、五味子，见表18。

表17　气虚痰湿型 NSCLC 用药频次（前20位）

序号	规则	置信度
1	黄芪, 甘草→陈皮	0.900552
2	党参, 甘草, 女贞子→半枝莲	0.900552
3	党参, 茯苓, 半枝莲→白花蛇舌草	0.900524
4	白花蛇舌草, 桃仁, 陈皮, 半枝莲→蜈蚣	0.900524
5	麦冬, 黄芪, 五味子→太子参	0.900498
6	薏苡仁, 黄芪, 冬瓜仁→半枝莲	0.900498
7	党参, 瓜蒌皮, 黄芪→茯苓	0.900498
8	麦冬, 薏苡仁, 五味子, 冬瓜仁→半枝莲	0.900498
9	薏苡仁, 五味子, 冬瓜仁→桃仁, 半枝莲	0.900498
10	桑椹, 薏苡仁, 莪术, 冬瓜仁→桃仁, 半枝莲	0.900498
11	薏苡仁, 五味子, 冬瓜仁→麦冬, 桃仁, 半枝莲	0.900498
12	白花蛇舌草, 补骨脂→党参	0.900474
13	薏苡仁, 冬瓜仁→白花蛇舌草	0.900474
14	薏苡仁, 冬瓜仁→半枝莲	0.900474
15	党参, 蜈蚣→半枝莲	0.900474
16	莪茎, 甘草, 蜈蚣→白花蛇舌草	0.900452
17	白花蛇舌草, 冬瓜仁→蜈蚣, 薏苡仁	0.900452
18	半枝莲, 蜈蚣→白花蛇舌草	0.900433
19	陈皮, 蜈蚣→莪茎	0.900433
20	白花蛇舌草, 蜈蚣→半枝莲	0.900332

表18　热毒炽盛型非小细胞肺癌（前20位）

序号	规则	置信度
1	白花蛇舌草→半枝莲	0.958333333
2	白花蛇舌草→甘草	0.958373543
3	半枝莲→白花蛇舌草	0.958363895
4	白花蛇舌草→苇茎	0.958098444
5	鱼腥草→苇茎	0.957338633
6	苇茎→甘草	0.957980211
7	苇茎→鱼腥草	0.957864543
8	桃仁→半枝莲	0.957111023
9	苇茎→桃仁	0.955918909
10	桃仁→苇茎	0.955901904
11	半枝莲,冬瓜仁→甘草	0.955337933
12	冬瓜仁→半枝莲	0.955133443
13	苇茎→大黄,冬瓜仁	0.955033233
14	桑白皮→苇茎	0.954933432
15	苇茎→桑白皮	0.954827849
16	薏苡仁→白茅根,桑白皮	0.954790891
17	白花蛇舌草,甘草→桃仁,黄芩	0.954780884
18	白花蛇舌草,莪术→甘草,黄芩	0.954634197
19	白花蛇舌草→莪术,甘草,全蝎	0.954609784
20	白花蛇舌草,半枝莲→郁金,全蝎	0.954564311

c. 气阴两虚型非小细胞肺癌：气阴两虚型非小细胞肺癌用药规则分析前20位药物分别有：五味子、麦冬、半枝莲、白花蛇舌草、沙参、女贞子、甘草、淫羊藿、全蝎、黄芪、石斛、补骨脂、红景天、蜈蚣、续断、苇茎、薏苡仁、冬瓜仁、鱼腥草、猫爪草，见表19。

表19　气阴两虚型非小细胞肺癌（前20位）

序号	规则	置信度
1	五味子→麦冬,甘草	1
2	甘草,五味子→麦冬	1
3	白花蛇舌草,五味子→麦冬	1
4	五味子,半枝莲→麦冬	0.997198202
5	蜈蚣,五味子→麦冬	0.996183206

序号	规则	置信度
6	桃仁,五味子→麦冬	0.996078431
7	薏苡仁,五味子→麦冬	0.996047431
8	半枝莲,女贞子→半枝莲	0.996015936
9	续断,冬瓜仁→薏苡仁	0.995934959
10	白花蛇舌草,太子参,五味子→麦冬	0.995934959
11	白花蛇舌草,甘草,五味子→麦冬	0.995934959
12	麦冬,白花蛇舌草,黄芪→半枝莲	0.995934959
13	白花蛇舌草,女贞子,五味子→麦冬	0.995884774
14	麦冬,白花蛇舌草,沙参→半枝莲	0.995850622
15	白花蛇舌草,沙参,五味子→麦冬	0.995815989
16	麦冬,白花蛇舌草,补骨脂→全蝎	0.995815974
17	白花蛇舌草,五味子,薏苡仁→麦冬	0.995815984
18	猫爪草,薏苡仁,五味子→麦冬	0.995670996
19	白花蛇舌草,薏苡仁,五味子→麦冬	0.995670996
20	沙参,甘草,五味子→麦冬	0.995670996

d. 气滞血瘀型非小细胞肺癌：气滞血瘀型非小细胞肺癌用药规则分析前20位药物分别有：白花蛇舌草、半枝莲、桃仁、女贞子、川芎、全蝎、淫羊藿、蜈蚣、莪术、补骨脂、续断、熟地、延胡索、田七、太子参、熟地、猫爪草、鱼腥草、冬瓜仁，见表20。

表20 气滞血瘀型非小细胞肺癌（前20位）

序号	规则	置信度
1	续断,半枝莲→白花蛇舌草	1
2	薏苡仁,半枝莲→白花蛇舌草	1
3	续断,补骨脂,半枝莲→白花蛇舌草	1
4	薏苡仁,全蝎,半枝莲→白花蛇舌草	1
5	桃仁,薏苡仁,半枝莲→白花蛇舌草	0.998036386
6	桃仁,蜈蚣→半枝莲	0.998035593
7	桃仁,蜈蚣→全蝎	0.998035783
8	桃仁,蜈蚣,半枝莲→全蝎	0.998031711
9	桃仁,全蝎,蜈蚣→半枝莲	0.998031647
10	白花蛇舌草,桃仁,蜈蚣→半枝莲	0.998026353

续表

序号	规则	置信度
11	白花蛇舌草,桃仁,蜈蚣,续断→全蝎	0.998028563
12	白花蛇舌草,桃仁,蜈蚣,半枝莲→全蝎	0.998016586
13	白花蛇舌草,桃仁,全蝎,蜈蚣→半枝莲	0.998016544
14	白花蛇舌草,女贞子,蜈蚣→半枝莲	0.997959553
15	白花蛇舌草,女贞子,全蝎,蜈蚣→半枝莲	0.997951545
16	白花蛇舌草,全蝎,莪茎,冬瓜仁→半枝莲	0.997947634
17	白花蛇舌草,川芎,全蝎,莪茎→延胡索	0.997886646
18	桃仁,川芎,蜈蚣,延胡索→半枝莲	0.997812635
19	桃仁,川芎,蜈蚣,鱼腥草,田七→全蝎	0.997812765
20	桃仁,延胡索,蜈蚣,半枝莲,续断→全蝎	0.995670996

e. 阴虚内热型非小细胞肺癌:阴虚内热型非小细胞肺癌中用药规则分析前20位药物分别有:甘草、莪茎、半枝莲、五味子、沙参、白花蛇舌草、麦冬、蜈蚣、麦冬、天花粉、知母、冬瓜仁、牡丹皮、菊花、生地、太子参、莪术、鱼腥草、酸枣仁、鳖甲,见表21。

表21 阴虚内热型非小细胞肺癌(前20位)

序号	规则	置信度
1	白花蛇舌草→桃仁	1
2	白花蛇舌草→甘草	1
3	白花蛇舌草→半枝莲	1
4	白花蛇舌草→莪茎	1
5	天花粉→桃仁	1
6	桃仁→天花粉	1
7	半枝莲→蜈蚣	1
8	蜈蚣→半枝莲	1
9	莪茎→桃仁	0.958333
10	桃仁→莪茎	0.958312
11	半枝莲→生地	0.958311
12	冬瓜仁→半枝莲	0.958287
13	莪茎→牡丹皮	0.958265
14	天花粉→莪茎	0.958209
15	莪茎→天花粉	0.958198

续表

序号	规则	置信度
16	半枝莲,沙参→苇茎	0.958167
17	白花蛇舌草,生地→玄参	0.958162
18	白花蛇舌草,桃仁→甘草	0.958145
19	白花蛇舌草,鱼腥草→桃仁	0.958098
20	白花蛇舌草,鳖甲→生地	0.958006

　　f. 阳虚水泛型非小细胞肺癌:阳虚水泛型非小细胞肺癌中用药规则分析前20位药物分别有:甘草、半枝莲、黄芪、茯苓、白花蛇舌草、附子、蜈蚣、补骨脂、莪术、续断、白芍、党参、蒲公英、郁金、干姜、炙麻黄、鱼腥草、酸枣仁、细辛,见表22。

表22　阳虚水泛型非小细胞肺癌(前20位)

序号	规则	置信度
1	白花蛇舌草→半枝莲	1
2	半枝莲→白花蛇舌草	1
3	白花蛇舌草→甘草	1
4	白花蛇舌草→茯苓	1
5	蜈蚣→全蝎	1
6	桃仁→蜈蚣	1
7	补骨脂→蜈蚣	1
8	蜈蚣→莪术	1
9	苇茎→桃仁	0.998533123
10	桃仁→苇茎	0.998429573
11	半枝莲→干姜	0.998331293
12	干姜→甘草	0.998333765
13	苇茎→牡丹皮	0.998273032
14	炙麻黄→细辛	0.998253532
15	白芍→细辛	0.998215623
16	半枝莲,附子→甘草	0.988193462
17	白花蛇舌草,黄芪→茯苓	0.988156762
18	白花蛇舌草,干姜→莪术	0.988157998
19	白花蛇舌草,细辛→炙麻黄	0.988097867
20	白花蛇舌草,续断→白芍	0.988085605

③疾病分期用药的关联规则分析

a. Ⅰ期 NSCLC 药物规则分析：Ⅰ期 NSCLC 药物规则分析主要药物包括薏苡仁、全蝎、白花蛇舌草、蜈蚣、莪术、党参、黄芪、半枝莲、猫爪草、陈皮、半夏、桃仁、女贞子、茯苓、白术、薏苡仁、浙贝母、甘草等，见表23。

表23　Ⅰ期 NSCLC 药物规则分析（前20位）

序号	规则	置信度	序号	规则	置信度
1	薏苡仁,全蝎→白花蛇舌草	1	11	莪术,党参→半夏	1
2	薏苡仁,蜈蚣→白花蛇舌草	1	12	薏苡仁,党参→半夏	1
3	薏苡仁,莪术→白花蛇舌草	1	13	党参,茯苓→白术	1
4	全蝎,冬瓜仁→白花蛇舌草	1	14	白术,茯苓→党参	1
5	麦冬,蛇舌草,黄芪→半枝莲	1	15	茯苓,莪术→白术	1
6	半枝莲,冬瓜仁→桃仁	1	16	蜈蚣,全蝎→冬瓜仁	1
7	党参,猫爪草→陈皮	1	17	黄芪,蜈蚣→半枝莲	1
8	半夏,猫爪草→甘草	1	18	党参,莪术→半枝莲	1
9	半夏,黄芪→女贞子	1	19	陈皮,茯苓→桃仁	1
10	半夏,黄芪→半枝莲	1	20	白花蛇舌草,浙贝母→甘草	1

b. Ⅱ期 NSCLC 药物规则分析：Ⅱ期 NSCLC 药物规则分析主要药物包括莪术、半枝莲、全蝎、蜈蚣、白花蛇舌草、全蝎、鱼腥草、淫羊藿、黄芩、桑白皮、大黄等，见表24。

表24　Ⅱ期 NSCLC 药物规则分析（前20位）

序号	规则	置信度	序号	规则	置信度
1	莪术→半枝莲	1	11	淫羊藿,半枝莲→黄芩	0.983606557
2	半枝莲→莪术	1	12	蜈蚣→鱼腥草	0.980769231
3	全蝎→半枝莲	1	13	蜈蚣→全蝎	0.980769231
4	蜈蚣→半枝莲	1	14	蜈蚣,黄芩→桑白皮	0.980769231
5	白花蛇舌草,莪术→半枝莲	1	15	蜈蚣→桑白皮,黄芩	0.980769231
6	白花蛇舌草,全蝎→半枝莲	1	16	蜈蚣,半枝莲→全蝎	0.980769231
7	鱼腥草,全蝎→半枝莲	1	17	桑白皮→全蝎,半枝莲	0.980769231
8	鱼腥草,蜈蚣→半枝莲	1	18	白花蛇舌草,全蝎→大黄	0.980392157
9	淫羊藿,黄芩→半枝莲	1	19	全蝎,桑白皮→大黄	0.980392157
10	全蝎,蜈蚣→半枝莲	1	20	大黄,蜈蚣→全蝎	0.980392157

c. Ⅲ期 NSCLC 药物规则分析：Ⅲ期 NSCLC 药物规则分析主要药物包括蜈蚣、白花蛇舌草、半枝莲、全蝎、川芎、桃仁、陈皮、白芍、当归、柴胡、大黄等，见表 25。

表 25　Ⅲ期 NSCLC 药物规则分析（前 20 位）

序号	规则	置信度	序号	规则	置信度
1	蜈蚣→白花蛇舌草	1	11	桃仁→白花蛇舌草，全蝎	1
2	半枝莲→白花蛇舌草	1	12	全蝎，半枝莲→白花蛇舌草	1
3	蜈蚣→全蝎	1	13	陈皮，半枝莲→白花蛇舌草	1
4	蜈蚣→半枝莲	1	14	白花蛇舌草，蜈蚣→半枝莲	1
5	川芎→柴胡	1	15	陈皮→白花蛇舌草，半枝莲	1
6	川芎，半枝莲→白花蛇舌草	1	16	当归，白芍→蜈蚣	1
7	白花蛇舌草，半枝莲→川芎	1	17	当归，蜈蚣→白芍	1
8	桃仁，半枝莲→白花蛇舌草	1	18	川芎，半枝莲→白花蛇舌草	1
9	全蝎，蜈蚣→桃仁	1	19	桃仁，半枝莲→白花蛇舌草	1
10	白花蛇舌草，桃仁→全蝎	1	20	大黄，半枝莲→白花蛇舌草	1

d. Ⅳ期 NSCLC 药物规则分析：Ⅳ期 NSCLC 药物规则分析主要药物包括白花蛇舌草、淫羊藿、半枝莲、甘草、全蝎、五味子、麦冬、补骨脂、红景天、桃仁、续断、甘草等，见表 26。

表 26　Ⅳ期 NSCLC 规则分析（前 20 位）

序号	规则	置信度	序号	规则	置信度
1	白花蛇舌草，淫羊藿→半枝莲	1	11	白花蛇舌草，淫羊藿，全蝎→半枝莲	1
2	甘草，淫羊藿→半枝莲	1	12	桃仁，淫羊藿，全蝎→半枝莲	1
3	全蝎，五味子→半枝莲	1	13	补骨脂，白花蛇舌草，桃仁→半枝莲	1
4	麦冬，白花蛇舌草→半枝莲	1			
5	麦冬，甘草→半枝莲	1	14	补骨脂，白花蛇舌草，甘草→半枝莲	1
6	白花蛇舌草，续断→半枝莲	1			
7	白花蛇舌草，补骨脂→半枝莲	1	15	补骨脂，白花蛇舌草，五味子→半枝莲	1
8	白花蛇舌草，五味子→半枝莲	1			
9	甘草，五味子→半枝莲	1	16	麦冬，甘草，五味子→半枝莲	1
10	白花蛇舌草，红景天，淫羊藿→半枝莲	1			

续表

序号	规则	置信度	序号	规则	置信度
17	麦冬,白花蛇舌草,甘草→半枝莲	1	19	麦冬,全蝎,五味子→半枝莲	1
18	麦冬,白花蛇舌草,全蝎→半枝莲	1	20	白花蛇舌草,续断,全蝎→半枝莲	1

④ NSCLC 配合治疗用药关联规则分析

a. 手术治疗:既往经手术治疗的晚期 NSCLC 患者关联规则分析中,用药主要有黄芪、党参、白术、茯苓、半枝莲、白花蛇舌草、全蝎、桃仁、薏苡仁、续断、莐茎、当归等,见表27。

表27　手术治疗的用药规则分析(前20位)

序号	规则	置信度	序号	规则	置信度
1	黄芪→半枝莲	0.99612403	11	续断→补骨脂	0.96052631
2	茯苓→白术	0.99285714	12	全蝎→半枝莲	0.95483871
3	半枝莲→白花蛇舌草	0.99043977	13	半枝莲→茯苓	0.94767441
4	白花蛇舌草→半枝莲	0.98598949	14	薏苡仁→半枝莲	0.94343891
5	全蝎→白花蛇舌草	0.98203592	15	蜈蚣→半枝莲	0.94298245
6	桃仁→白花蛇舌草	0.98095238	16	莐茎→半枝莲	0.93972179
7	薏苡仁→白花蛇舌草	0.97278911	17	当归→白花蛇舌草	0.93939393
8	蜈蚣→白花蛇舌草	0.97003745	18	茯苓,黄芪→白花蛇舌草	0.935085
9	党参→白术	0.96752368	19	白花蛇舌草,黄芪→党参	0.93322734
10	茯苓→当归	0.96093754	20	党参,当归→茯苓	0.93023255

b. 化疗:经手术治疗的晚期 NSCLC 患者经关联规则分析,用药主要有黄芪、白术、砂仁、补骨脂、女贞子、熟地、山药、茯苓、麦冬、五味子、全蝎、半枝莲、桃仁等,见表28。

表28　经化疗的用药规则分析(前20位)

序号	规则	置信度	序号	规则	置信度
1	黄芪,全蝎→半枝莲	1	3	全蝎,茯苓→半枝莲	1
2	女贞子,蜈蚣→半枝莲	1	4	全蝎,熟地→半枝莲	1

续表

序号	规则	置信度	序号	规则	置信度
5	桃仁,蜈蚣→半枝莲	1	14	黄芪,白花蛇舌草,全蝎→半枝莲	1
6	桃仁,茯苓,白术→半枝莲	1	15	白花蛇舌草,续断,补骨脂,全蝎→半枝莲	1
7	白花蛇舌草,续断,全蝎→半枝莲	1	16	白花蛇舌草,女贞子,茯苓,熟地→山药	1
8	白花蛇舌草,女贞子,蜈蚣→半枝莲	1	17	白花蛇舌草,桃仁,茯苓,熟地→山药	1
9	白花蛇舌草,全蝎,茯苓→半枝莲	1	18	白花蛇舌草,桃仁,茯苓,山药→半枝莲	1
10	白花蛇舌草,全蝎,莪莶→半枝莲	1	19	麦冬,白花蛇舌草,五味子→半枝莲	0.99813084
11	白花蛇舌草,桃仁,蜈蚣→半枝莲	1	20	白花蛇舌草,桃仁,全蝎→莪莶	0.99810606
12	女贞子,全蝎,茯苓→白术	1			
13	桃仁,全蝎,熟地→茯苓	1			

c. 放疗:经放疗的晚期 NSCLC 患者经关联规则分析,用药主要有麦冬、五味子、莪莶、红景天、白花蛇舌草、鱼腥草、桃仁、半枝莲、蜈蚣等,见表29。

表29　经放疗的用药规则分析(前20位)

序号	规则	置信度	序号	规则	置信度
1	麦冬→五味子	1	11	五味子→半枝莲	1
2	麦冬→半枝莲	1	12	莪莶→五味子	1
3	莪莶→麦冬	1	13	冬瓜仁→五味子	1
4	红景天→白花蛇舌草	1	14	莪莶→半枝莲	1
5	女贞子→白花蛇舌草	1	15	冬瓜仁→半枝莲	1
6	鱼腥草→白花蛇舌草	1	16	鱼腥草→半枝莲	1
7	桃仁→半枝莲	1	17	蜈蚣→全蝎	1
8	红景天→半枝莲	1	18	麦冬,红景天→白花蛇舌草	1
9	女贞子→半枝莲	1	19	麦冬,白花蛇舌草→五味子	1
10	薏苡仁→半枝莲	1	20	麦冬,白花蛇舌草→半枝莲	1

d. 靶向药物治疗:经靶向药物治疗的晚期 NSCLC 患者关联规则分析,主要药物为五味子、麦冬、猫爪草、沙参、生地、白花蛇舌草、半枝莲、全蝎、蜈蚣等,见表30。

表30　经靶向治疗的用药规律分析(前20位)

序号	规则	置信度	序号	规则	置信度
1	五味子→麦冬	1	11	白花蛇舌草,五味子→麦冬	1
2	猫爪草→白花蛇舌草	1	12	太子参,五味子→麦冬	1
3	红景天→半枝莲	1	13	沙参,五味子→麦冬	1
4	沙参→半枝莲	1	14	淫羊藿,五味子→麦冬	1
5	五味子→半枝莲	1	15	麦冬,生地→五味子	1
6	生地→半枝莲	1	16	麦冬,生地→半枝莲	1
7	猫爪草→半枝莲	1	17	五味子,半枝莲→麦冬	1
8	沙参→麦冬	1	18	麦冬,半枝莲→五味子	1
9	沙参→生地	1	19	麦冬,五味子→半枝莲	1
10	蜈蚣→全蝎	1	20	续断,五味子→麦冬	1

　　e. 纯中医药治疗:纯中医药治疗的晚期 NSCLC 患者经关联规则分析,用药主要有半枝莲、白花蛇舌草、薏苡仁、麦冬、全蝎、蜈蚣、女贞子、鱼腥草、冬瓜仁、补骨脂等,见表31。

表31　纯中医药治疗的用药规则分析(前20位)

序号	规则	置信度	序号	规则	置信度
1	半枝莲→白花蛇舌草	1	11	白花蛇舌草,鱼腥草→薏苡仁	1
2	白花蛇舌草→半枝莲	1	12	蜈蚣,半枝莲→白花蛇舌草	1
3	白花蛇舌草,薏苡仁→鱼腥草	1	13	桃仁,补骨脂→白花蛇舌草	1
4	麦冬,半枝莲→白花蛇舌草	1	14	白花蛇舌草,蜈蚣→补骨脂	1
5	半枝莲,蜈蚣→全蝎	1	15	鱼腥草,半枝莲→白花蛇舌草	1
6	全蝎,半枝莲→蜈蚣	1	16	甘草,半枝莲→白花蛇舌草	1
7	白花蛇舌草,半枝莲→鱼腥草	1	17	半枝莲,苇茎→白花蛇舌草	1
8	白花蛇舌草,淫羊藿→半枝莲	1	18	半枝莲,冬瓜仁→白花蛇舌草	1
9	女贞子,蜈蚣→白花蛇舌草	1	19	鱼腥草,半枝莲→白花蛇舌草	1
10	薏苡仁,半枝莲→白花蛇舌草	1	20	白花蛇舌草,补骨脂→半枝莲	1

⑤核心组合：基于改进的互信息法的规则分析，设置惩罚度8，相关度2，提取新方组合共5组，见表32，网络展示图如图2。

表32　刘伟胜教授治疗非小细胞肺癌药物核心组合

序列号	新方组合
1	鱼腥草、苇茎、黄芩
2	生地黄、玄参、天花粉
3	钩藤、天麻、酸枣仁、芒硝、僵蚕
4	党参、砂仁、薏苡仁、茯苓
5	全蝎、半枝莲、苇茎、白花蛇舌草

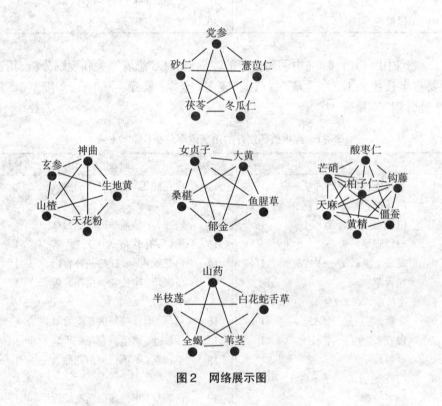

图2　网络展示图

5. 非小细胞肺癌的药物用量分析 通过中医传承辅助系统中的药味用量分析可以分析特定中药的用量范围。基于上述频数统计的结果提示刘伟胜教授治疗 NSCLC 最常用的药物为白花蛇舌草及半枝莲,因此重点分析此两味药物的临床用量。图3可看出白花蛇舌草的用量波动在 10~30g,最常使用量为 20g,图4可看出半枝莲的用量波动在 10~30g,最常使用量为 20g。

(五)分析讨论

1. 病例特点分析

(1)年龄:不同年龄组肺癌的发生率不同,肺癌的发生率随年龄增长而上升。加州大学的一项研究显示,50 岁以前及 80 岁以后的肺癌诊断率上升。国内一项研究显示,1989—2008 年我国肺癌的平均发病年龄明显增高,从 1989 年的 62.63 岁增长到 2008 年的 66.34 岁,发病年龄趋于老龄化。其中,全国男性提高了 2.55 岁,女性提高 2.91 岁。本课题所纳入病例中,所占构成比最大的年龄段为 60 岁至 69 岁,与目前肺癌的流行病学基本一致。其原因考虑与我国人口老龄化进程加快相关。

(2)性别:以往肺癌常被称为"男性癌",男性的发病率远高于女性,国外研究提示,男性肺癌发病率为女性的 6 倍。本课题纳入病例中,男性患者明显多于女性患者。但近年来,女性的肺癌发病率逐渐上升,我国 2005 年女性肺癌增

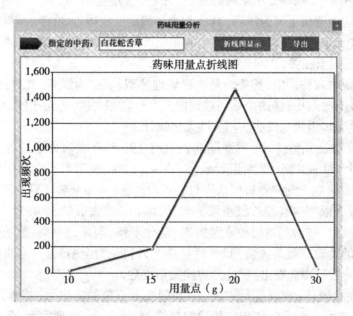

图3 白花蛇舌草用量点折线图

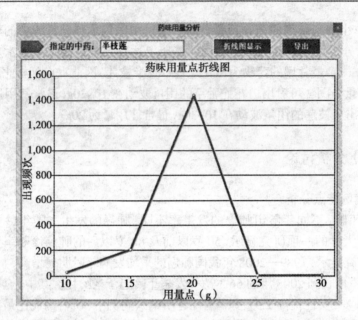

图4 半枝莲用量点折线图

加了30.5%,男性增加了26.9%,增长数量较男性快。导致肺癌的性别差异机制目前尚不明确,有待进一步研究。

(3)病理类型:2004年世界卫生组织公布了4类组织学类型发生率:腺癌(31.5%),鳞癌(29.4%),小细胞肺癌(17.8%),大细胞癌(9.2%)。其中,吸烟所致的肺癌病理类型主要为鳞癌,其次为小细胞癌。我国近30年,肺腺癌逐渐上升,鳞癌的比重相对下降。病理类型的变化可能与吸烟、被动吸烟、遗传、职业、激素水平等因素相关。

本课题纳入病例中,腺癌为最主要病理类型,其次为鳞癌,其中,鳞癌患者中71.07%有吸烟史,考虑吸烟与鳞癌的具有一定相关性,但由于门诊记录存在不全,其他致病因素与疾病的相关性无法统计。

(4)分期及证型统计:本课题病例共有192例有明确分期。各分期均有涉及,其中,以Ⅲb期、Ⅳ期患者最多,占41.08%,表明本研究中病例以晚期NSCLC患者为主。刘伟胜教授认为只有正确辨证,才能准确施治。证型统计方面,收集处方以"气虚痰湿"证型最为常见,共占总病案数的39.03%。气虚血行不畅可致血瘀,肺脾气虚可致水湿内生,运化不畅,因此,机体脏腑功能的亏虚也是致病的关键。痰湿内蕴,日久可化热,《外科证治全书》云:"息贲……肺虚痰热壅结所致",由此看出,肺癌乃虚实夹杂之症。

(5)症状统计:症状统计方面,出现频次前五位的症状为:咳嗽、咯痰、气促、胸痛、乏力。肺癌的临床症状根据部位、肿瘤大小、病理类型、远处转移等均有关,所收集病例中最为常见是呼吸系统症状,这与疾病病位在肺相符。乏力,为肿瘤患者常见症状,肿瘤为全身消耗性疾病,疾病后期累及五脏六腑,功能俱虚,乃西医中的癌因性疲乏的表现。

2. 刘伟胜教授治疗非小细胞肺癌用药的研究结果分析

(1)药物四气、五味、归经统计分析:本课题药物四气统计,使用频次最高为温药,频率高达 32.58%,说明收集的患者中体质以偏寒凉为多。温药属阳,主散通,《金匮要略》云"肺喜温而恶寒",而肺为贮痰之器,痰湿之邪当"以温药和之",此法对阳气虚衰、寒痰凝滞等病理机制效果明显。李瑞奇等研究表明,性温的中药对提高交感神经活性、增强肾上腺皮质功能、抗炎、提高免疫、抗肿瘤等具有特殊的作用。第二位为寒药,频率为 28.96%。寒药可清降肺气,同时避免温药发散太过,进一步损伤正气,体现了刘伟胜教授寒温并用的学术思想。

从药物的五味统计来看,使用频次最多为甘味,频率为 38.13%。甘"能补、能缓、能和",具有补益、和中、调和药性及缓急止痛之效。现代研究表明,甘味药物中含有的维生素、脂肪、蛋白、糖类、氨基酸等,可以强壮机体、补充营养,提高免疫力及抗病能力。其次为苦味,频率为 30.16%。苦"能泄、能燥、能坚",具有清热泻火、通泄大便、泻火存阴、泄降气逆、燥湿之效。现代研究表明,苦味药具有解热、抗菌、抗病毒及调节免疫等作用。再次为辛味,频率为 25.79%。辛"能泄、能燥",现代研究表明,辛味药物可抗炎抗菌、扩张毛细血管。甘能扶正兼补益,辛甘可化阳,辛苦可祛邪,共奏辛开苦降甘调之效,达到"阴平阳秘,精神乃平"的状态,体现了刘伟胜教授整体论治的治疗原则。

从药物归经统计来看,归肺经药物最多,肺癌病位在肺,用药主要以归本经药物,方可直达病所获良效。现代研究认为,肺除了具有呼吸功能之外,还与免疫防御功能及调节循环系统相关。其次为肝经及脾经。"肝生于左,肺藏于右",二者共司气机之升降,主气血之调畅。肝郁气逆,气逆乘肺,或肝血不足,木火刑金,均可导致咳嗽咳喘。因此,调肝理肺,调气机,助宣降,和气血,而咳喘自平。肺金与脾土为母子关系,肺虚可传脾,子病犯母,子盗母气,重视固护后天之本,可培土生金。从药物归经统计来看,刘伟胜教授在治疗 NSCLC 时注重从肺论治,同时兼顾肝脾。

(2)药物功效频数统计结果分析:根据软件药物频数统计结果,可以得出刘伟胜教授治疗 NSCLC 的常用药物有白花蛇舌草、半枝莲、全蝎、淫羊藿、女贞子、甘草、桃仁、红景天、蜈蚣、五味子等。

白花蛇舌草,性寒,味苦、甘,归胃、大肠、小肠经,具有清热解毒、活血止痛、抗菌消炎和抗肿瘤等功效。在收集的病例中使用频次高达 1700 次。《闽南民间草药》云:"清热解毒,消炎止痛。"多项研究显示白花蛇舌草中的萜类,尤其是环烯醚萜类成分是其主要成分,为抗多种癌症的主要成分。杨真真等发现白花蛇舌草可以抑制小鼠肿瘤细胞的生长，随着浓度的上升抑制效果更加明显。

半枝莲，最早收录于《外科正宗》，性凉，味辛而微苦，归肺、肝、肾三经，具有清热解毒、散瘀利尿等功效。临床研究表明，半枝莲的抗肿瘤作用是多途径的，可免疫调节、抑制肿瘤细胞增殖及端粒酶活性、抗肿瘤血管生成及抗氧化。半枝莲及白花蛇舌草为刘伟胜教授治疗非小细胞肺癌的最常用药对，作为清热解毒的常用品。

淫羊藿，性温，味甘、辛，归肝、肾经，《本草纲目》云"益精气，坚筋骨，补腰膝，强心力"，淫羊藿温而不燥，功善补肾壮阳，强筋壮骨，祛风除湿，为燮理阴阳之佳品。刘伟胜教授在肿瘤治疗中尤为强调温补肾阳。刘伟胜教授临床上用淫羊藿治疗肺癌，谓其温肾助阳，进而可温煦各脏腑。另外，肾主骨生髓，骨转移患者多为肾气亏虚，因而刘伟胜教授喜用淫羊藿等补肾之品来控制骨转移。不少现代研究表明，淫羊藿可以通过增加破骨细胞抑制因子的表达来控制破骨细胞的形成。另外，淫羊藿的抗肿瘤作用明确，其中有效成分为淫羊藿总黄酮、多糖及淫羊藿苷，通过免疫调节、下调端粒酶活性等多种方式抗癌。

女贞子，性凉，味甘、苦。其具有滋补肝肾、明目乌发之效。《神农本草经》云："补中，安五脏，养精神，除百疾，久服肥健，轻身不老。"女贞子为刘伟胜教授在强调扶正培元中的另一要药，较常运用在辨证为阴虚火旺的患者。女贞子与桑椹同用，作为填精滋肾阴之常用组合。临床研究表明，女贞子可改善化疗后骨髓抑制。而提取的女贞子多糖可以通过改变细胞膜组分、调节免疫、影响抑癌基因等机制控制肿瘤细胞增长。

甘草，味甘，性平。《本草正》云："得中和之性，有调补之功。"《本草图经》又云："能解百药毒。"上述古籍均强调甘草具有缓和药性、调和百药之效。甘草与全蝎、蜈蚣等虫类药物应用时，可以降低其毒性，缓和药性。与白花蛇舌草、半枝莲等同用，可防其过于寒凉，损伤脾胃。另外，刘伟胜教授临证用药数量较多，常配合甘草调和诸药。

桃仁，味苦、甘，性平，归心、肝、大肠经，具有活血祛瘀、润肠通便、止咳平喘之效。《名医别录》云："止咳逆上气，消心下坚，除卒暴击血，破癥瘕，通脉，止痛。"癌毒常与瘀血胶结，临床多表现为癥瘕积聚、瘀痛等症状。刘伟胜教授在临床上喜用桃仁，取其活血化瘀之意，强调其可避免一味猛烈逐瘀破血，同时借其润肠通便之效，使邪有出路。另外，现代研究表明，桃仁不仅可改善血液流变学状况，而且其中的苦杏仁苷对结肠癌、前列腺癌、白血病等均有一定的抑制作用。

红景天，味甘、苦，性平，归心、肺二经，可补益和中，滋养补虚，散瘀消肿。

《神农本草经》将红景天列为上品，《本草纲目》云"红景天，祛邪恶气，补诸不足"，强调其具有攻补兼施的作用。刘伟胜教授常将红景天应用于气虚血瘀证的患者，常言本虚标实乃肿瘤致病的病机，扶正与祛邪并用乃治疗大法，而红景天性平，具有良好的补益兼活血消肿之效。现代研究表明，红景天具有多种药理作用，包括抗衰老、抗氧化、调节神经系统、提高免疫等。其中，抗肿瘤作用日益凸显，其作用机制包括调节免疫、干扰肿瘤细胞 DNA 形成、抑制肿瘤血管形成等。

蜈蚣，味辛，性温，归肝经，始载于《神农本草经》，具有息风止痉、通络止痛、攻毒散结之效。蜈蚣借其较强的攻邪能力及走窜之性来治疗肺癌的同时，可以缓解部分癌痛。临床上刘伟胜教授常将蜈蚣与全蝎配伍，在患者正气尚未亏虚的情况下，借其峻猛之力攻邪。大量实验表明蜈蚣提取物对多种肿瘤均有抑制作用，其中韩莉等通过体外细胞培养技术，证明蜈蚣提取物可通过改变细胞 DNA 周期及促细胞凋亡的机抑制宫颈癌细胞的生长。

五味子，始载于《神农本草经》，性温，味酸、甘，入肺、心、肾经，具有敛肺滋肾，生津敛汗，宁心安神，涩精止泻之效。《本草经疏》云："五味子主益气者，肺主诸气，酸能收，正入肺补肺，故益气也。"不少肺癌患者后期久病伤阴，或经放射治疗后表现出津液亏损等症状，刘伟胜教授常将五味子与麦冬配伍运用于治疗非小细胞肺癌，取其益气养阴之效。另外，现代研究表明，五味子中含有的多糖及木脂素具有抗肿瘤活性，通过提高免疫及调节肿瘤基因而直接或间接发挥抗肿瘤作用。

（3）关联规则结果分析

①整体用药：《神农本草经》载："有单行者，有相须者，有相使者，有相畏者，有相恶者，有相反者，有相杀者，凡此七情，合而视之。"这为中药药对的理论体系基础。而药对最早见于《雷公药对》，定义为相对固定搭配的药味组合，主要作用是发挥协同增效或减毒。

本课题通过对 254 例患者 1909 诊次的处方进行统计，根据两味药物的规则分析，从前 40 对规则及刘伟胜教授治疗经验，总结其治疗 NSCLC 的两味药常用药对，根据功能分为三类，分别为补益类、解毒散结类及活血化瘀类。其中补益类药对有续断、补骨脂、麦冬、五味子，女贞子、桑椹；解毒散结类药对有半枝莲、白花蛇舌草、全蝎、蜈蚣，苇茎、冬瓜仁；活血化瘀类药对有桃仁、莪术。下面进行分类阐述：

a.补益类药对：刘伟胜教授认为，肺癌的为慢性消耗性疾病，正气亏虚为发病的基本因素，患者整体多表现为虚，局部多表现为实。临床上常运用补益类药对以扶助机体的正气，以调补脏腑、平衡阴阳，增强患者抵御邪毒的能力，起到良好的防治肿瘤的效果。

◎ 续断、补骨脂

续断,性微温,味苦辛,入肝、肾经,具有补肝肾、续筋骨、调血脉等功效。现代药理表明,续断具有调节免疫、抗骨质疏松、抗衰老、抗炎镇痛及抑菌的作用。

补骨脂,其性温,味辛,归肾、脾、胃、心包、肺经,具有温肾助阳、固精缩尿、温脾止泻、纳气平喘之效。补骨脂及其部分化学成分可以通过多种机制发挥抗肿瘤活性,包括诱导细胞凋亡、抑制 DNA 拓扑异构酶及聚合酶、提高 NK 细胞活性等。此二味药皆归肾经,可作为引经药,同时亦为补肾壮骨之良药,共奏补肾益髓、益气生血之功。

刘伟胜教授认为,癌毒黏滞不化,病变深伏,其性顽固缠绵,易损人体正气,到了中晚期,癌毒深陷,重阴必阳,先天之本不足,则影响全身脏腑功能。因此,在肿瘤各期的治疗中常注重先天之本之固护。

◎ 麦冬、五味子

麦冬,性微寒,味甘、微苦,入心、肺、胃经,具有滋阴益精、益气养阴、清心除烦、润肠通便之效。麦冬中的主要有效成分为麦冬多糖、皂苷、黄酮。其中,麦冬多糖能抑制 S180 肉瘤和腹水瘤的生长,对小鼠原发性肝癌实体瘤有一定的抑制作用。麦冬与五味子为生脉散中的要药。现代药理表明,生脉散可以提高耐缺氧的能力、改善微循环障碍、镇静等作用。而不少肺癌患者常表现出疲倦、少气、懒言、自汗、四肢厥冷、口干、心悸、脉细无力等一派阴虚症状,刘伟胜教授将此二者共同配伍,一润一敛,敛肺止汗,生津止渴,汗止而阴存,相须相用,可增强益气养阴之效。

◎ 女贞子、桑椹

女贞子,性凉,味甘、微苦,归肝、肾经。《本草经疏》云:"此药气味俱阴,正入肾除热补精之要品。"其具有滋补肝肾、明目乌发等功效。女贞子可通过逆转肿瘤细胞对巨噬细胞的功能发挥抗肿瘤活性。另外,与化疗药物同用,可起到一定的增效减毒作用,可作为化疗预防剂。桑椹,性温,味甘、酸,归肝、脾、肾三经。《本草经疏》云:"桑之精华也……甘寒益血而除热……凉血补血益阴之药。"其具有滋阴补血、生津止渴、安魂镇神之效。现代研究表明,桑椹中含有大量的白藜芦醇,能够控制环氧化酶的形成,对肿瘤细胞起始、促进及扩展三个阶段均有防癌活性。女贞子补肝肾之阴,补中兼清,补而不腻,是一味清补之品。桑椹,清凉质润,入血分,补血润阴。二药同归肝肾经,合用滋肝肾阴之力更强。

b. 解毒散结类药对:刘伟胜教授认为肺癌的形成由于患者正气亏虚,邪毒袭肺,肺失宣降,不能及时排除毒邪,气滞痰阻,痰毒瘀滞,终至邪毒痰湿瘀毒胶结,成为积症。刘伟胜教授临床上擅长运用清热解毒、化痰散结之品以祛邪,以达到"邪去正自安"之效。

◎ 半枝莲、白花蛇舌草

半枝莲及白花蛇舌草均为用药频次最高的两味。此二味药物性味及作用相近,相须相用,可大大增强清热解毒、消肿软结之效。其中,热毒在非小细胞肺癌中较为常见,多表现为咳嗽、咯黄痰、发热、舌红、苔黄等症状。大量临床研究表明,两者均含黄酮类成分,抗肿瘤效果确切,作用机制相似,包括调节免疫、降低端粒酶活性等,且两药配伍使用效果优于单药。同时,通过对刘伟胜教授使用半枝莲及白花蛇舌草的用量来看,体现了其强调用药精准,用药如用兵的思想。

◎ 全蝎、蜈蚣

全蝎,性平,味辛,归肝经,具有息风止痉、攻毒散结、通络止痛的功效。朱宏等探讨提取全蝎组织中的类组胺物质,实验表明其对胃癌细胞株有杀伤作用。刘伟胜教授常将全蝎与用药频率较高的蜈蚣配伍,此二味药物均为血肉有情之品,善通畅走窜、搜风剔邪。二者的攻毒散结之效可用药理的抗肿瘤作用解释。刘伟胜教授认为癌毒的形成为多种病理因素胶着而成,而癌毒深陷于里,非攻不克,因此常使用此配伍攻毒散结。但肿瘤患者后期大多病程缠绵,久病体虚,全蝎、蜈蚣两药性峻猛,患者大多不能耐受,为避免攻伐太过损伤患者正气,常减量及配合固护脾肾之药。

◎ 苇茎、冬瓜仁

苇茎,性寒,味甘,归心、肺、胃经,具有清热解毒、止咳排脓之效。冬瓜仁,性微寒,味甘,归肺、大肠经,具有清肺化痰,消痈排脓,利湿之效。苇茎与冬瓜仁为《千金》苇茎方中的要药。清代张秉成《成方便读》云:"是以肺痈之证,皆由痰血火邪互结胸中,久而成脓所致。该方中重用苇茎,其性甘寒轻浮,清肺泄热为君药;冬瓜仁涤痰排脓,清热利湿为臣药。"《濒湖脉学》云:"痰生百病。"刘伟胜教授认为痰湿为癌毒形成的重要因素之一,痰湿致病广泛,深入络脉,病势缠绵。而苇茎及冬瓜仁合用,可消痈排脓,清利肺湿,共祛有形无形之痰。现代研究表明,苇茎与冬瓜仁合用可抑制炎症细胞释放炎症因子而起到抗炎作用,同时保护血管内皮,可起到止咳平喘、消炎解热、增强免疫等作用以控制癌细胞生长。

c. 活血化瘀类药对:肺朝百脉,调节气血运行,癌毒阻肺可以影响气血,留瘀不去,化生瘀毒。刘伟胜教授认为瘀血为肺癌的重要病因之一,晚期肺癌患者瘀毒内盛,适当配合活血化瘀药物可起到透里、逐邪之效。

◎ 桃仁、莪术

莪术,始载于《药性论》,性温,味辛、苦,归肝、脾经,具有行气破血、消积止痛之效。《本草问答》云:"莪术兼辛味,能行气以破血,则气血两行,与积聚尤为合宜,故诸方多用莪术。"莪术含有的挥发油具有抗肿瘤活性,可以直接抑制、破坏癌细胞,增强免疫激活,同时还具有升白、抗炎抗菌、保肝及抗血小板聚集等药理作用。刘伟胜教授常言,瘀血为肺癌致病的重要因素之一,瘀血阻滞常与微循环障碍、血液流变学改变相关,增加癌细胞增殖转移的机会。而莪术与桃仁同属活血化瘀药范畴,莪术重在逐瘀兼破血行气,桃仁力在活血而通行经络,二者相配,气血调畅,瘀血自除。

根据三味药的规则分析,如表16所示,三味药物常用药对组合:苇茎、白花蛇舌草、桃仁;淫羊藿、女贞子、白花蛇舌草;五味子、白花蛇舌草、半枝莲;薏苡仁、半枝莲、桃仁;苇茎、桃仁、半枝莲;白花蛇舌草、苇茎、全蝎;淫羊藿、女贞子、半枝莲;半枝莲、苇茎、全蝎;麦冬、白花蛇舌草、半枝莲;白花蛇舌草、补骨脂、续断。上述组合主要为高频用药及二味常用药对的药物重新组合,由此看出上述药物的使用较为固定。

②辨证分型用药:根据各证型用药的频数统计,各证型中常用的药物有半枝莲、白花蛇舌草、蜈蚣、全蝎、薏苡仁、补骨脂、鱼腥草、莪术等,这些药物是使用频率最高的药物,为刘伟胜教授自拟"消积饮"的基本组成。"消积饮"为刘伟胜教授针对肺癌病因病机,多年临证所得经验方,药物组成为半枝莲、白花蛇舌草、黄芪、补骨脂、大黄、全蝎、蜈蚣、云芝、淫羊藿等。为治疗肺癌的主方,该方具有补肺益肾、解毒消瘀、化痰散结的功效。

气虚痰湿型占39.03%,高频药物主要有白花蛇舌草、半枝莲、苇茎、白术、冬瓜仁、薏苡仁、瓜蒌皮、党参、蜈蚣、陈皮、半夏、黄芪等,关键用药是二陈汤、小陷胸汤的组方用药。

热毒炽盛型占35.78%,高频药物主要有鱼腥草、苇茎、半枝莲、冬瓜仁、白花蛇舌草、全蝎、薏苡仁、蜈蚣、桃仁、白茅根、黄芩、桑白皮等,关键用药是《千金》苇茎汤的组方用药。

气阴两虚型占12.89%,高频药物主要有五味子、麦冬、半枝莲、白花蛇舌草、沙参、女贞子、甘草、黄芪、石斛、枇杷叶等,关键用药是生脉散、清燥救肺汤的组方用药。

气滞血瘀型占10.27%,高频药物主要有白花蛇舌草、半枝莲、桃仁、女贞子、川芎、全蝎、淫羊藿、蜈蚣、莪术、补骨脂、熟地、当归、延胡索、川楝子等,关键用药是桃红四物汤、金铃子散的组方用药。

阴虚内热型占1.54%，高频药物主要有甘草、苇茎、半枝莲、五味子、沙参、白花蛇舌草、麦冬、蜈蚣、知母、牡丹皮、天花粉、金银花、玄参、鳖甲等，关键用药是沙参麦冬汤、青蒿鳖甲汤的组方用药。

阳虚水泛型占0.79%，药物以白花蛇舌草、甘草、半枝莲、黄芪、茯苓、白术、附子、蜈蚣、补骨脂、莪术等频率最高，关键用药是真武汤的组方用药。

中医学在认识疾病的过程中，主要以观察与辨别患者机体反应，即使病因不同，也可使用相同方药治疗。因此，方证对应成为刘伟胜教授治疗非小细胞肺癌的一个重要环节。

③病理分期用药：根据表23，Ⅰ期患者用药主要有薏苡仁、全蝎、白花蛇舌草、蜈蚣、苇茎、党参、黄芪、半枝莲、猫爪草、陈皮、半夏、桃仁、女贞子、茯苓、白术、薏苡仁、浙贝母、甘草等，关键用药在于四君子汤、二陈汤加减。黄芪、党参益气健脾，女贞子、桑椹滋补肾阴，陈皮理气化痰，苇茎、冬瓜仁清热化痰，整体用药以攻邪为主。

根据表24，Ⅱ期患者用药主要有苇茎、半枝莲、全蝎、蜈蚣、白花蛇舌草、甘草、淫羊藿、黄芩、女贞子、苇茎、鱼腥草、桑白皮、大黄等。关键药物中除了消积饮以外，还包含黄芩、桑白皮清热泻火，苇茎、鱼腥草清热化痰，大黄清热泻火。整体用药着重于清泻肺热。

根据表25，Ⅲ期患者用药主要有蜈蚣、白花蛇舌草、全蝎、半枝莲、川芎、柴胡、桃仁、陈皮、甘草、黄芪、淫羊藿、大黄、当归、白芍等。关键用药在于桃红四物汤、柴胡疏肝散化裁，包含川芎、桃仁等活血化瘀之品，大黄泻腑通瘀，柴胡、陈皮疏肝理气行滞，淫羊藿补肾益髓，黄芪健脾益气。药物中以活血化瘀之品居多，兼补益扶正。

根据表26，Ⅳ期患者用药主要有白花蛇舌草、淫羊藿、甘草、全蝎、五味子、麦冬、补骨脂、红景天、桃仁、五味子、续断、半枝莲等。关键药物在于生脉散化裁。麦冬、五味子益气养阴，续断补肾益髓，桃仁活血化瘀，红景天清补肺气兼活血散瘀。用药多以扶正与祛邪兼顾。

刘伟胜教授治疗肿瘤强调扶正祛邪之外，同时还把握疾病早、中、晚期各阶段之差别。早期患者多以邪实为主，此期治疗多强调攻邪为主，中晚期患者多以虚实夹杂或正虚为主，治疗上强调攻补兼施。

④非小细胞肺癌不同治疗期用药：根据表27，既往接受过手术的患者用药主要有黄芪、党参、白术、茯苓、半枝莲、白花蛇舌草、全蝎、桃仁、薏苡仁、续断、苇茎、当归等。关键用药为四君子汤、补中益气汤、归脾汤的组方用药。补中益气汤为李东垣所创，用以治疗脾胃气虚、清阳不升之证。归脾汤用以治疗心脾气血两虚之证。手术属于中医"攻法"的范畴，外科切除在直接打击肿瘤、

祛邪的同时，往往会耗伤人体气血，术后患者因出血，气随血脱，因此刘伟胜教授常运用"补法"来改善机体状态。此外，大多数患者行根治性或减量手术后，短期内需进一步性放疗或化疗，为能耐受后续治疗，应及时改善气血亏虚的状态，提高患者对手术的耐受性，减少术后并发症。

根据表28，既往接受过化疗的患者用药主要有黄芪、白术、砂仁、补骨脂、女贞子、熟地、山药、茯苓、麦冬、五味子、全蝎、半枝莲、桃仁等。关键用药为生脉散、四君子汤、左归丸、桃红四物汤的组方用药。运用化疗药物治疗为"以毒攻毒"的体现，既往接受化疗的患者多偏于耗气伤血，在脏易损脾肾肝三脏，常表现为脾胃气虚、气阴两虚、肾气亏虚等，但并非单纯表现为一派虚损之象，其中兼杂瘀血内阻、痰浊阻滞等，整体病机变化较为复杂。治疗上，刘伟胜教授多从脾肾论治，兼祛瘀化痰，防治化疗导致的骨髓抑制及胃肠道功能紊乱等副作用。临床上，刘伟胜教授还喜用橘皮竹茹汤、旋覆代赭汤等降逆止呕，减轻胃肠道反应。

根据表29，既往接受过放疗的患者用药主要有麦冬、五味子、莛茎、红景天、白花蛇舌草、鱼腥草、桃仁、半枝莲、蜈蚣等。关键用药在于莛茎汤、生脉散的组方用药。既往接受或正在放疗中的患者多偏于热毒伤阴，在脏易损肺，常出现放射性皮炎、放射性肺炎、放射性咽炎等。从用药中可看出刘伟胜教授强调了清热宣肺、养阴生津的治疗原则。

根据表30，接受靶向药物治疗的患者用药主要有五味子、麦冬、猫爪草、沙参、生地、白花蛇舌草、半枝莲、全蝎、蜈蚣等。关键用药在于生脉散、益胃汤的组方用药。刘伟胜教授认为，靶向药物治疗属于攻伐之品，耗气伤阴，接受靶向治疗的患者多呈现气阴两虚，热毒内蕴的中医病机，从用药中了看出刘伟胜教授强调养阴解毒的治疗原则。

根据表31，既往接受纯中医药治疗的患者用药主要有半枝莲、白花蛇舌草、薏苡仁、麦冬、全蝎、蜈蚣、女贞子、鱼腥草、冬瓜仁、补骨脂等。此药物基本为消积饮的组方用药，该方常用于术后抗复发转移，提高机体免疫，稳定病灶，缓解症状。用药攻补兼施，寒热并用，扶正以培补脾肾为重，祛邪重视活血化瘀、清热解毒及软坚散结，大量使用抗癌中药，抑制癌毒，起到抑制肿瘤生长及转移的作用。患者病情多虚实夹杂，邪正轻重缓急不同，刘伟胜教授临证仍强调辨证论治，病证兼顾，灵活变通，不仅仅拘泥于疾病的分期及治疗。

（4）新方分析：根据中医传承辅助系统统计，可得出五组新方组合，分别为：①鱼腥草、莛茎、黄芩；②生地黄、玄参、天花粉；③钩藤、天麻、芒硝、僵蚕；④党参、砂仁、薏苡仁、茯苓；⑤全蝎、半枝莲、莛茎、白花蛇舌草。

◎ 鱼腥草、苇茎、黄芩

鱼腥草，味辛，性微寒，归肺经，《本草纲目》记载，鱼腥草具有"清热解毒、利尿消肿"的功效。黄芩，性寒，味苦，归肺、心、肝、大肠经，具有清热燥湿、泻火解毒、止血、安胎之效，《丹溪心法》谓其"泻肺火，降膈上热痰"，强调其善清泻上焦肺热。现代药理研究表明，中药黄芩具有多种明确的功效，包括消炎镇痛、抗菌抗病毒、抗肿瘤、护肝等。此二味药物配合用药频次较高的苇茎，三者共用，可类比为苇茎汤的化裁变方，清热泻火之效显著。对疾病早期，正邪交争，出现咳嗽、咯黄稠痰、发热、口干喜饮，舌红、苔黄腻、脉弦滑等表现为一派热毒炽盛的患者具有一定的参考价值。

◎ 生地黄、玄参、天花粉

本组合可以类比增液汤化裁变方。生地，性寒，味甘、苦，有养阴生津、清热凉血的功效。玄参，性寒，味甘、苦、咸，有滋阴降火、清热凉血、解毒散结之效。卞慧敏等证明增液汤对可以调节家兔的血液黏度，维持水电解质平衡，对"营热阴伤"的家兔模型具有较好的防治作用。其中，玄参中苯丙素类、多糖类成分具有降低毛细血管通透性及抗炎镇痛的作用，这与其清热凉血之效相符。天花粉，味甘、微苦，性微寒，具有清肺润燥、清热生津、解毒消痈之效，以滋养肺胃之阴为主。此新方重在养阴清热，回顾收集的病例中，多运用在气阴两虚、阴虚内热或放疗后热毒伤阴者，症见低热、多汗、干咳少痰、口干咽燥、舌红少津、脉细数。另外，该组合也可运用在因使用吗啡类药物而出现便秘的患者，起到"增水行舟"之效。

◎ 钩藤、天麻、芒硝、僵蚕

此组合可类比天麻钩藤饮化裁变方。钩藤，性凉，味甘，归肝、心包经，具有平肝清热、息风定惊之效。《本草纲目》云："大人头旋目眩，平肝风，除心热，小儿内钓腹痛，发斑疹。"天麻，性平，味甘，归肝经，具有平肝息风、止痉之效。《本草汇言》云："主头风，头痛，头晕虚旋，癫痫强痉，语言不顺，四肢挛急，一切中风，风痰。"僵蚕，味咸、辛，性平，归肝、肺、胃经。具有息风止痉、化痰散结、祛风止痛之效。芒硝，味咸寒，主要成分为含水硫酸钠，主要作用为泻下通便、清火消肿、润燥软坚。刘伟胜教授采用"上病下治"的原则，借芒硝泻下之攻使糟粕排出，浊气随之亦降。回顾收集病例，此新方组合应用时，患者多为肺癌伴脑转移，出现头晕、头痛、肢麻、偏瘫、感觉障碍、甚则昏迷等肝阳上亢、风痰内扰的症状，刘伟胜教授以天麻钩藤饮为基础，配以僵蚕以毒攻毒兼祛痰，芒硝以通腑气使邪有出路。

◎ 党参、砂仁、薏苡仁、茯苓

此组合可类比四君子汤、参苓白术散的化裁变方。党参，性平，味甘，归肺、脾二经，具有健脾益肺、补中益气之效。临床研究曾报道，党参可增强小鼠的网状内皮系统功能，提高小鼠的抗病能力，与中医"扶正"相吻合。茯苓，性平，味甘、淡，归心、肺、脾、肾经，具有健脾利湿，宁心安神之效。党参及茯苓药性均平和，温而不燥，补而不峻，刘伟胜教授在临证用药尤为喜用。砂仁，性温，味辛，归脾、胃、肾三经，具有开胃健脾、化湿止泻、理气安胎之效。薏苡仁，味甘，性凉，归肺、脾、胃三经，具有健脾利湿、清热排脓之效。脾为后天之本，主运化水谷及津液之输布，通调水道，若脾失健运，则体内水液代谢障碍，湿聚成痰，久而成积，可致肺癌。治疗上，刘伟胜教授常强调肺脾的母子关系，脾胃一虚，肺气先绝，当虚补其母，培土生金，脾气充足健旺，脏腑气机调达，痰湿可散，同时可鼓舞正气，提高疗效。此新方组合可提高机体免疫力，提高患者对手术的耐受性，防治放化疗副反应，多运用在肺癌术后身体虚弱，或围放化疗期脾胃虚弱导致的胃肠道反应患者。

◎ 全蝎、苈茎、白花蛇舌草、半枝莲

该新方组合为刘伟胜教授用药频率较高的药物组成，可类比消积饮化裁变方。半枝莲、白花蛇舌草清热解毒，配合全蝎以毒攻毒，苈茎清热排脓。此组合使清热解毒、消肿散结之力更强，适用于热毒壅盛的患者，常用来控制术后复发转移。

3. 刘伟胜教授治疗非小细胞肺癌组方经验总结 基于本课题对刘伟胜教授治疗 NSCLC 的统计及以上分析结果，总结其用药特点如下。

（1）病证结合，方证对应

辨病："消积饮"为基础方。

辨证：

①气虚痰湿型：消积饮 + 二陈汤、小陷胸汤加减。

②热毒炽盛型：消积饮 + 苈茎汤加减。

③气阴两虚型：消积饮 + 生脉散、清燥救肺汤加减。

④气滞血瘀型：消积饮 + 桃红四物汤、金铃子散加减。

⑤阴虚内热型：消积饮 + 沙参麦冬汤、青蒿鳖甲汤加减。

⑥阳虚水泛型：消积饮 + 真武汤加减。

（2）分期论治：刘伟胜教授强调除了结合患者正邪盛衰状况，还要结合疾病阶段性变化及治疗论治。

疾病分期论治：

① I 期：多予四君子汤、二陈汤加减。

②Ⅱ期：多予苇茎汤加减。

③Ⅲ期：多予桃红四物汤、柴胡疏肝散加减。

④Ⅳ期：多予生脉散或真武汤加减。

疾病初期以攻邪为主，多配合化痰祛湿之品。中晚期攻补兼施或以补为主，在固本培元的基础上，兼顾活血化瘀、泻热通腑等。

分治疗期论治：

①手术：多强调健脾益气，气血双补。治疗上多运用四君子汤、补中益气汤、归脾汤加减。

②化疗：温补脾肾，兼祛瘀化痰。治疗上多运用四君子汤、生脉散、左归丸、桃红四物汤加减。

③放疗：多以养阴生津、凉补气血为主，治疗多以生脉散、增液汤、苇茎汤加减。

④靶向药物治疗：多以养阴解毒为主，治疗多以生脉散、益胃汤等加减。

⑤纯中医药治疗：强调攻补兼施。治疗多以消积饮化裁。

（3）标本兼顾，寒热并用

①用药以温为主，寒热并用。

②滋补脾肾以固本，活血化瘀、解毒散结、清热化痰以治标，攻补灵活自如。

（4）巧用药对：根据研究统计的药对，与刘伟胜教授临床上常用的组合基本吻合。

①补益类：续断、补骨脂；麦冬、五味子；女贞子、桑椹。

②解毒散结类：半枝莲、白花蛇舌草；全蝎、蜈蚣；苇茎、冬瓜仁。

③活血化瘀类：桃仁、莪术。

新方组合，基本与刘伟胜教授临证治疗的原则相符，可总结为：①及⑤号方多应用于辨证为热毒炽盛的患者中。②号方多应用于疾病后期或经放疗出现气阴两伤的患者。③号方多应用于肺癌脑转移患者中。④号方多应用于围手术期或放化疗期间患者。

（陈奕祺　韩守威　李柳宁）

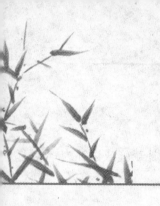

特色经验

一、运用全蝎、蜈蚣治疗恶性肿瘤经验

（一）灵活辨证，善于发挥

中医历来认为气滞血瘀是恶性肿瘤发生的一个主要病机。气机不畅，则津、液、血运行代谢障碍，积而成块以生肿瘤。因而凡肿瘤患者见血瘀证均可用理气活血法。全蝎能消肿散结、息风止痉、镇静止痛；蜈蚣能息风止痉、祛风通络、解毒散结。刘伟胜教授根据恶性肿瘤的病机，辨证使用全蝎、蜈蚣。因寒致瘀，与温阳祛寒药同用，寒得温则散；气滞血瘀，应理气活血，加强活血化瘀药对血液循环系统的作用；气虚血瘀，则配合补气益气药，有助于正气的恢复和瘀血的祛除，减少活血化瘀药伤正之弊；血瘀与痰凝互结，则宜配合祛痰散结药，以增强消散肿块的作用。

如治原某，男，73 岁。患者因右胁胀痛于 1995 年 10 月在某医院经 B 超、CT 检查诊断为肝癌，查血清甲胎蛋白（AFP）（362.8μg/L），未作化疗。后因出现尿少，双下肢浮肿来诊。诊见：肝在右肋下约 3cm，质硬，右胁下胀痛，疲乏无力，食欲不振，嗳气，下肢微肿，尿少腹胀，舌有瘀斑、苔薄黄，脉弦细。辨为气滞血瘀型肝癌。治法：疏肝理气，活血化瘀，佐以利湿清毒。处方：柴胡、桃仁、厚朴 12g，白芍 15g，川红花 8g，莪术、大黄各 10g，薏苡仁、茯苓皮各 20g，丹参、白花蛇舌草各 30g，全蝎 6g，蜈蚣 4 条。以上方为主加减服药半年多，腹胀消失，胁痛减轻，食欲改善，下肢浮肿消失。因渗利太过，出现口干、舌红少苔、纳呆、头晕耳鸣等症，遂改服益气养阴，滋补肝肾，活血化瘀方。处方：太子参、山药、女贞子、桑椹各 20g，五味子、莪术各 10g，天花粉、玄参、麦冬、枸杞子各 15g，守宫 8g，全蝎 6g，蜈蚣 4 条，猫爪草 30g。1997 年 8 月初又出现双下肢浮肿，尿少腹胀，疲乏无力，进食少，入院治疗。查：AFP116.2μg/L，血清碱性磷酸酶（AKP）188.9U/L。治以健脾益气，活血化瘀，利湿清毒。处方：党参、薏苡仁、丹参各

20g,黄芪、白背叶根、白花蛇舌草、半枝莲各 30g,白术 15g,全蝎、守宫各 6g,蜈蚣 4 条。住院 1 月后浮肿消失,腹胀减轻,生活完全自理而出院。此后服健脾益气、活血化瘀、以毒攻毒中药,至 1998 年 9 月中旬,患者仍能过正常生活,除下肢轻微浮肿外,一切正常。

(二)注重辨病,精于药理

刘伟胜教授认为邪毒结于体内为肿瘤的根本,毒邪深,非攻不克,故常用有毒之品,借其性峻力猛以攻邪。某些具有毒性的药物,大多具有抗癌抑癌之功效,故在正气尚能耐攻的情况下,可借其毒性以抗癌。现代药理实验表明,蜈蚣对小鼠 S180、CEA、子宫颈癌、小鼠白血病、Duning 氏白血病均有抑制作用,体外试验对人体海拉细胞、胃癌细胞有抑制作用。其有效成分对 JTC-26、小白鼠肝癌瘤体有抑制作用。全蝎制剂有抗癌作用,其水提物对结肠癌细胞、醇提物对人体肝癌细胞等有抑制作用。日本学者证实全蝎在试管内(Ehrlich 腹水细胞)试验,显示抗癌活性。故临床上刘伟胜教授常辨证和辨病相结合,并结合全蝎、蜈蚣等药理作用,以增强抗癌抑癌之力。

如治黎某,男,45 岁。患者 1992 年 8 月在某医院纤维鼻咽镜活检确诊为鼻咽低分化鳞癌,期间进行 2 次放疗。1993 年 5 月症状加重,经 CT 检查提示:鼻咽癌放疗后右眼睑、右鼻腔、右筛窦区复发,核素检查发现多处骨转移,再行化疗 3 次。因胃肠道反应而无法耐受,于 1994 年 2 月来诊。诊见:神疲,倦怠,懒言,时有鼻衄,色鲜红,咳嗽,咯痰白色,时夹血丝,午后发热(T38.3~38.5℃),腰痛,行动受限,口干,纳呆,二便调,舌红、苔薄黄,脉细。辨证属气阴两虚,痰瘀互结,痰热内蕴。治法:益气养阴,清热润燥,解毒散结。处方:浙贝母 18g,黄芩 12g,全蝎、甘草各 6g,蜈蚣 4 条,天花粉、赤芍、牡丹皮各 15g,薏苡仁、五爪龙、鱼腥草各 30g,龙胆草 5g。并予三七末、生脉饮口服。6 天后患者鼻衄渐减少,咳嗽减轻,血丝痰亦减少,但腰痛改善不明显,此时主要矛盾在于癌灶转移,机体抵抗力低下。治疗应侧重于扶正为主,佐以虫类药以抗癌解毒。处方:党参、仙鹤草各 20g,黄芪、山药、太子参各 30g,茯苓、白术、麦冬、天花粉、枳壳各 15g,全蝎 6g,蜈蚣 4 条。经服上方 1 月后,复查胸片及腰椎片,未见转移病灶增多。

(三)审时度势,适可而止

刘伟胜教授认为由于肿瘤患者正气多已受损,其治疗不耐一味猛烈攻伐,使用全蝎、蜈蚣之品时,应衰其大半而止矣。根据患者的体质状况和耐攻承受能力,把握用量、用法及用药时间,方能收到预期的效果。同时,全蝎、蜈蚣之品较少单独全程用于肿瘤的治疗,多在扶正培本的基础上佐予,或在肿瘤发展的某一阶段慎而用之。

如治谢某,男,56岁。患者因右下腹隐痛、便血于1995年12月15日经纤维结肠镜检查示:结肠中分化腺癌)病理号(18394),即行手术,术后化疗(5-FU、DDP、DXM)。出院后因饮食不慎致腹泻不止,每天5~6次,曾静脉滴注环丙沙星及口服清热利湿药不见效。1996年2月15日来诊。诊见:患者四肢湿冷,面色青白,气短乏力,纳呆,自汗,大便水样,肛门下坠感,腹痛喜按,舌体淡胖边有齿印、苔白滑,脉沉细无力。诊断:肠癌,证属脾肾阳虚。治法:温补脾肾,固肠止泻。处方:党参、黄芪、茯苓各20g,白术15g,肉豆蔻8g,五味子6g,吴茱萸、大枣、生姜、熟附子各10g,白芍12g。1周后大便减为每天3次,便溏、腹痛减轻,汗止,纳增。去肉豆蔻、五味子、熟附子,再服2周,大便正常,腹痛消失。为巩固疗效改为中西医结合,中药健脾滋肾攻毒,加口服西药化疗。处方:党参、黄芪、茯苓各20g,白术、大枣、续断、补骨脂各15g,淫羊藿12g,守宫8g,全蝎、甘草各6g,蜈蚣4条。1997年12月10日复查:X线胸片示心肺正常,B超示肝、肾未见转移灶,血清癌胚抗原(CEA)20ng/L,体重增加5kg,面色红润,可全天工作。近半年来仍坚持服健脾益气中药加半枝莲、白花蛇舌草各30g,桃仁10g,莪术15g。

(钟 毅 周 红 伍耀衡 陈春永)

二、运用中药对恶性肿瘤放化疗的减毒增效作用的临床经验

随着肿瘤治疗的不断深入,采用多学科、多手段的综合治疗方法治疗肿瘤已为广大中外肿瘤界专家所认可。中西医结合治疗肿瘤是我国与西方国家不同的、独具特色的治疗方法。由于中药可减轻放、化疗的毒副作用,如改善骨髓的造血功能,保护肝功能,减轻胃肠消化道反应,防护放射引起的肺损伤,治疗放射引起的直肠炎、膀胱炎等,尤其是在减轻放、化疗毒副作用的同时可增强机体的免疫功能、提高治疗肿瘤的效果、提高患者的远期生存率。这些进展和成就,使人们越来越关注中医药这一传统的治疗方法,使祖国医学在治疗肿瘤病的领域中发挥着越来越大的作用,日益受到世人瞩目。

(一)发挥中医优势,减轻放化疗的毒副作用

1. 对放疗的减毒作用 放射治疗对机体的损害主要有抑制骨髓、损害肝肾

功能、引起放射性肺炎、放射性膀胱炎、放射性直肠炎等。对此，刘伟胜教授认为，放射治疗属毒热之邪，耗气伤阴，故在放疗过程中和放疗后应给予扶正培本、养阴清热的中药，既能明显地减轻放疗所致的各种毒副反应，又能提高其临床治疗效果，即在保证其治愈率或缓解率提高的同时亦要注意提高患者的生存质量和生存期。但还应注意先天之本在肾，因而在益肺胃之阴的同时，不忘加入滋养肾阴之品，以体现中医治未病的思想，从而遏制病情的发展。头颈部肿瘤放射治疗常出现口腔炎、咽炎，中药治疗以养阴生津清热为主，清热药常用桑叶、金银花、连翘、牛蒡子、山豆根，养阴生津用生地、麦冬、天花粉、玄参、石斛、沙参，咽喉部水肿用蝉蜕、胖大海、射干、马勃、桔梗和甘草。鼻咽癌放疗常出现鼻腔炎，用通窍、清肺热等中药治疗，药用苍耳子、辛夷花、白芷、川芎、生石膏、桑白皮等。食管癌放疗常出现放射性食管炎，治疗以清热解毒为主，辅以活血化瘀理气，药用蒲公英、半枝莲、石见穿、仙鹤草、急性子、三七、枳壳、八月札等。肺癌、食管癌患者，放疗过程中常出现放射性肺炎，药用紫菀、款冬花、玉竹、玄参、杏仁、茯苓、冬瓜仁、瓜蒌仁、枇杷叶、甘草等止咳祛痰平喘。干咳少痰，肺热伤阴者，给予养阴润肺药，加南北沙参、二冬、百部、百合、人参叶等。放射治疗的全身反应，常见的有头昏、乏力、白细胞减少，一般用补益气血、滋补肝肾的中药，如黄芪、党参、生熟地、当归、女贞子、枸杞子、菟丝子、补骨脂等。消化道胃肠功能失调，如食欲减退、腹胀、恶心甚至呕吐，给予健脾理气、降逆止呕治疗，药用四君子汤加陈皮、法夏、竹茹等。肠鸣腹泄、大便见不消化食物者加薏苡仁、木香、神曲、焦楂、炒二芽、鸡内金等消导药。放射性肝炎出现转氨酶升高，可用健脾利湿、清热解毒法治疗，药用半枝莲、白花蛇舌草、白术、茯苓、薏苡仁、甘草等。部分患者还可出现红细胞、血红蛋白减少，一般用八珍汤加黄芪、鸡血藤、首乌、女贞子、枸杞子等治疗。

2. 对化疗的减毒作用　化疗药物的毒副作用主要表现在骨髓造血功能的抑制、消化道胃肠反应免疫功能低下及对心脏、肝、肾的损害等。刘伟胜教授认为化疗的毒副反应并发症，临床表现是很复杂的，中医药在防止和治疗这些毒副反应方面可以发挥较好的作用。归纳起来有下述四大方面。

（1）全身反应：表现为头昏、乏力、汗多、食欲减退、精神差、睡眠不安、多噩梦、易惊醒。中医辨证多为气血两虚，肝肾不足。治当补气养血，滋补肝肾。方选：四君子汤、四物汤、补中益气汤、八珍汤、十全大补汤、六味地黄汤辨证加减。

（2）骨髓抑制：最常见的是白细胞和血小板减少。白细胞减少，临床常表现以气虚为多，如头昏、乏力、易出汗等，药用人参、黄芪、麦冬、五味子、黄精、山药，必要时加用滋补肝肾药，如女贞子、枸杞子、菟丝子、补骨脂、紫河车等。血小板减少，一般表现为气血两亏、气不摄血、血虚生热、血热妄动、引起出血等症，治以补气摄血、凉血止血，药用生黄芪、仙鹤草、生地、玄参、大枣、鸡血藤、紫河车、女贞子、龟胶、鳖甲胶等。红细胞减少，患者出现头目昏眩、面色苍白无华、心悸怔忡、多噩梦，给予气血双补治疗，药用党参、人参、黄芪、熟地、当归、鸡血藤、龟胶、紫河车、阿胶、大枣、枸杞子、桂圆肉等。

（3）消化道反应：常见症状有食欲减退、上腹饱胀、恶心呕吐、腹痛腹泄等，中医常以健脾理气和胃、降逆止呕治疗为主，药用党参、白术、茯苓、薏苡仁、陈皮、竹茹、旋覆花、法半夏、藿香、佩兰、神曲、焦山楂、鸡内金、炒二芽等。腹痛者加木香、延胡索、白芍，腹泄加肉豆蔻、山药、芡实、莲肉、罂粟壳等。

（4）多种脏器及组织的损伤：心肌损伤者，表现为心悸、气短、胸闷不适，严重的可发生心衰竭，给予益气安神、活血化瘀治疗，药用生晒参、麦冬、五味子、枣仁、柏子仁、丹参、菖蒲、川芎等。对肝脏功能损害，临床表现为食减纳差、肝区胀痛不适、上腹饱胀、乏力、转氨酶升高，严重时出现皮肤巩膜黄染，给予清热利湿、疏肝利胆，辅以健脾益气治疗，药用茵陈、柴胡、郁金、香附及太子参、白术、茯苓、甘草、薏苡仁、半枝莲等。对周围末梢神经损害，表现肢端麻木，给予活血通络、补肾益气治疗，药用鸡血藤、川牛膝、络石藤、白花蛇、乌梢蛇、续断、桑寄生、党参、黄芪等。对肾脏功能损害，临床表现膀胱刺激症状，中医用清热利湿、解毒通淋治疗，药用甘草、车前草、茯苓、泽泻、瞿麦、萹蓄等。

（二）中西医融会贯通，配合放化疗对肿瘤治疗的增效作用

1. 扶正培本法在提高临床疗效中的作用 扶正培本法包括益气养血法、益气健脾法、温肾健脾法、滋阴养血法、益气养阴法和养阴生津法等。经临床及药理实验研究表明，扶正培本法具有提高患者生存质量，延长患者生存期，减轻患者痛苦，减轻放疗、化疗的毒副反应，提高手术效果，治疗癌前病变，抑癌抗癌，提高机体免疫功能，促进骨髓造血细胞的增殖等作用。对于使用扶正培本法，刘伟胜教授认为扶正培本贯穿于肿瘤的全程防治中，临证时当辨清阴阳气血盛衰及脏腑亏损情况，择药组方治疗。扶正培本法的正确选用，要以辨证为依据，重点在健脾益肾，要选择适当的补益法，同时要根据患者的年龄、性别、体质及病期的早、中、晚不同情况，要考虑补益药的药性不同，补气补阳不能过于温燥而损伤阴津，滋阴养血勿过于滋腻而妨碍脾胃。肿瘤的发展是一渐进的过程，扶正培本宜缓补而少峻补，宜平补而慎用温补。在应用扶正培本法与化疗药配合治疗肿瘤时，化疗前多以扶正培本法增强患者体质，增加患者对化疗药物耐受能力而提高疗效，对化疗过程中出现恶心、呕吐、纳呆等胃肠道反应，治以健脾和胃、降逆止呕，多选用温胆汤合四君子汤化裁。对化疗后出现气血两亏、脾肾不足者，则治以健脾补肾、补气养血之法，多选用八珍汤加味。经临床对比观察，应用扶正培本法加化疗药组与单纯化疗药组的患者对比，在生存质量、化疗

完成率和化疗毒副反应发生率等方面,前者明显优于后者,而中药本身毒副反应轻微。

2. 理气活血法在提高临床疗效中的作用　活血化瘀能抑制肿瘤生长,增强手术、放疗、化疗和免疫治疗的疗效,调整机体免疫功能,调节神经和内分泌功能,预防放射性纤维化、减少副反应,对抗肿瘤细胞引起的血小板聚集及瘤栓的形成等。在应用活血化瘀药物治疗肿瘤时,刘伟胜教授较少单独使用活血化瘀药物,但在改善症状体征、并发症的治疗及病程的某些发展阶段,使用活血化瘀法常能收到好的效果。在应用活血化瘀药治疗瘀血水饮内停所致上腔静脉综合征方面也有独到见解。他认为肺癌肿块和肿大淋巴结压迫上腔静脉出现面颈青紫浮肿、头痛等症,舌下络脉迂曲,舌青紫、脉弦涩等均提示瘀血内停之证,面、颈、胸、背、上肢浮肿表明水饮上犯。从现代医学来讲,其面、颈浮肿系肿块压迫所致,治疗上在掌握适应证的基础上采用化疗或放疗,解除肿块压迫,再配以中药活血化瘀、利水消肿,往往面颈浮肿消退较快。

3. 清热解毒法在提高临床疗效中的作用　清热解毒药具有直接抑制肿瘤、抗炎排毒、调节机体免疫功能、调节内分泌功能、阻断致癌和反突变等作用。刘伟胜教授在应用清热解毒药物治疗肿瘤时,认为清热解毒法是针对肿瘤患者火热毒邪内蕴而立。然热毒之邪易伤阴动血,临床应视具体病情而合用养阴、凉血止血之法;同时寒凉药物易伤胃气,对脾胃虚寒患者尤其要注意配用健脾和胃之法;晚期正气虚弱应辨证配用补益之品。因为放、化疗均属毒热之邪入内,大多清热解毒药具有较好的抗肿瘤作用,在肿瘤的防治中尤其在放化疗时或放化疗后,常常加用清热解毒之品如白花蛇舌草、半枝莲等,多可收到良好的效果。

4. 软坚散结法在提高临床疗效中的应用　软坚散结药具有直接杀伤癌细胞的作用。但刘伟胜教授在临床上较少单独用治肿瘤,多与其他治法同用。如清热软坚散结治疗热结;解毒软坚散结治疗毒结;化痰软坚散结治疗痰结;理气软坚散结治疗气结;化瘀软坚散结治疗血结。如此,可增强消瘤除块的作用。

5. 化痰祛湿法在提高临床疗效中的作用　刘伟胜教授认为化痰祛湿法虽为肿瘤防治的常用治法之一,但实际上化痰祛湿法多与他法同用。如化痰祛湿与软坚散结、健脾利湿同用。在临床运用时,还必须认识到痰既是病理产物,又是致病因素,要分清痰的部位和痰病的主次,或消其痰,或利其气,或泄其热,或两者兼顾,随证加减,灵活运用。

(三)病案举例

案1　蔡某,男,46岁。

1998年5月10日就诊。症见头痛,鼻塞,口苦咽干,耳鸣,咳嗽,痰及涕中带血，舌质红，苔薄白，脉滑数。诊断：感冒（风热犯肺）。治法：辛凉解表，清热解毒。用银翘散加减：薄荷6g（后下），金银花、苇茎各20g，连翘、桔梗各15g，荆芥穗、牛蒡子各10g，蔓荆子、杏仁、淡竹叶各12g。水煎服，每日1剂，连服3日。复诊时咳嗽已清，但耳鸣、头痛，且涕中带血增加，应考虑鼻咽癌的可能。患者先后经纤维鼻咽镜、鼻咽部活检及CT检查，结果诊断为鼻咽癌（鳞癌）。遂行放疗，前后共30次。放疗期间患者口苦口干，张口困难，烦躁易怒，便秘，尿短黄，颈部皮肤（放疗处）红肿热痛，讲话时频频饮水。证属火热伤阴，治宜清热解毒泻火。予龙胆泻肝汤加减：龙胆草、栀子、泽泻、白芍、野菊花各12g，黄芩、天花粉、车前草各15g，大黄10g，生地黄20g，石上柏25g，白茅根30g。水煎服，每日1剂，3日后大便通畅，小便清长。并予生臭草50g，绿豆50g，煮粥频服。以后改服生脉散加减：沙参25g，麦冬、天花粉各15g，五味子、甘草各10g，玄参、生地黄、山药各20g，半枝莲、猫爪草各30g。灵芝胶囊1粒，每日3次。西洋参切片，口含服，不限次数。经近两年多治疗，CT、纤维鼻咽镜复查示病灶消失，局部皮肤颜色正常，无遗留口干，张无困难，可以正常进食，全天工作。

案2 朱某，女性，66岁。

患者感冒咳嗽起病，久治不愈。胸片发现右中叶阻塞性肺炎，经某医学院纤支镜检查，病理报告为右中叶腺癌，于1993年1月做右中下肺切除术，术中发现同侧肺门淋巴结转移。术后曾接受1个疗程的化疗，因白细胞下降至1.5×10^9/L，患者极度衰竭而停止化疗，遂于1993年2月来我院门诊中药治疗。诊见：频频咳嗽，痰白量多，动则大汗淋漓，气短不能讲话，生活不能自理，食不知味，小便失禁，走路需人搀扶，舌淡胖，舌边有齿印，苔薄白，脉细沉无力。诊断：肺癌术后，损伤元气，肺脾肾俱虚。治法：健脾益气，温肾壮阳。处方：党参25g，白术、茯苓、续断、补骨脂各15g，黄芪30g，熟附子、五味子各10g，肉桂1.5g（焗服），淫羊藿12g，金樱子18g，龙骨、牡蛎各20g（先煎）。水煎服，每日1剂。高丽参6g，炖服，每日1剂。2周后复诊，咯痰减少，稍有活动则气短，无力大便，舌质转红，少苔，脉细无力。证属气阴两虚，除继续服用消积饮外，中药改为生脉散加减。处方：太子参、续断各18g，麦冬、补骨脂、莪术、肉苁蓉各15g，五味子8g，白花蛇舌草30g，丹参、薏苡仁各20g，蜈蚣4条，全蝎6g，淫羊藿10g。此后，每半年复查胸片一次，未发现新病灶，亦未发现肺外转移灶，生活能够自理，饮食正常，间断来门诊取服消积饮（本院院内制剂）或中药调理，患者带瘤生存至今。

（钟　毅　周　红　刘宇龙　陈春永）

三、采用参茸生血方治疗化疗后骨髓抑制

　　绝大数抗肿瘤药均可引起不同程度的骨髓抑制，刘伟胜教授认为虽然现代医学治疗化疗后骨髓抑制的方法较多，但存在费用昂贵、作用不持久、毒副反应等弊端，如能在化疗前及化疗后配合使用中医药预防，不仅可以使其作用持久、稳定，而且可以减轻西药的毒副反应，减少药物的使用剂量，两者具有协同作用，相得益彰。且临床实践中也证实，在化疗的前、后予中医药参与治疗，可以降低化疗后骨髓抑制的发生率，降低骨髓抑制程度，促进骨髓抑制的更快恢复，可以有效地控制病情发展，改善生活质量。

　　刘伟胜教授认为化疗前患者一般状况尚可，病性多虚实夹杂，故辨证分型繁复，但总体而言，因肿瘤本身的局部作用，患者脾胃功能易受影响。若脾胃健运，气血生化有源，则正气足，预后较佳。故化疗前，虽以攻为主，但仍注意保护脾胃，可辅以益气健脾之中药，既可健脾胃，减少下一步化疗中的脾胃损伤，可以预防骨髓抑制的发生，降低其发生率。常用中药如党参、白术、茯苓、陈皮、法夏、砂仁、木香、黄芪等。

　　首先，离不开辨证论治，刘伟胜教授认为临床上常分以下两种证型：①气血两虚：症见少气懒言、自汗乏力、面色苍白或萎黄、心悸失眠、四肢欠温、舌淡而嫩、苔薄白、脉细弱。治法：补益气血。代表方剂：八珍汤加减。基本处方：党参30g，黄芪30g，白术15g，茯苓20g，当归15g，阿胶10g（烊化），熟地15g，甘草10g，黄精20g，川芎15g，鸡血藤30g，女贞子20g，紫河车10g。水煎服，每日1剂。②脾肾阳虚：症见头晕、眼花、气短乏力、腰膝酸痛、走路不稳、纳呆便溏，甚则四肢厥冷、阳痿精冷、带下清稀、小便清长、夜尿频频、舌淡苔白、脉沉细弱。治法：健脾补肾，填精生髓。代表方剂：右归饮加减。基本处方：熟附子15g（先煎），党参30g，熟地20g，山萸肉15g，补骨脂15g，菟丝子15g，何首乌20g，枸杞子15g，肉桂3g（焗服），鹿角胶15g，怀山药20g。水煎服，每日1剂。同时可配合静脉点滴参附注射液60ml，每日1次。在具体药物选择方面，红细胞减少者一般多累及脾肾之阳，甚或阳损及阴，药用紫河车、仙灵脾、鸡血藤、当归、红枣；血小板减少者分为脾虚血失统摄，予仙鹤草、三七、红枣、藕节；骨髓受损造成全血细胞减少，应用人参、西洋参、炙黄芪、仙灵脾、枸杞子、紫河车、红枣、女贞子等。刘伟胜教授认为化疗所致骨髓抑制是在恶性肿瘤正气不足的基础上复受化疗外来"毒邪"侵犯，更耗伤人体正气，导致脏腑亏虚，气血阴阳不足。脾胃虚弱，水谷不运，气血则生化乏源；肾虚不能温煦脾土，则气不能化血生精而益肾。故化疗中因以补虚为主，重在健脾补肾，补气养血为法，先

补脾益肾，后天之精充实，气血生化不竭，可减轻化疗反应，保护骨髓，促进造血功能恢复。因此，刘伟胜教授创立了参茸生血方以大补元气、补肾生髓为法，在临床上取得了很好的疗效。

参茸生血方组成：红参10g，鹿茸3g；用法：炖服。主治：各型骨髓抑制。方解：红参大补元气，可双向调节人体的免疫功能，增强体质；鹿茸为血肉有形之品，可填精生髓，益气生血；两药合用，共起补气生血，填精生髓之用，且可与瘦肉炖服，作为食疗服用。加减：如患者体质偏热，可酌情加少许西洋参；如不能耐受鹿茸之品，可予紫河车或红枣、枸杞代替。以补虚为其根本，健脾补肾，补气养血为法，治疗手段要内服外用、药物针灸并施，还当配合饮食护理，以求最大限度地发挥中医药综合治疗疗效。

除此之外，刘伟胜教授还强调利用中医特色针灸，配合中药汤剂及西药共同治疗化疗后骨髓抑制，临床使用均可见一定成效，不仅可减轻西药毒副反应，而且可减少西药用量，促进疾病的尽早恢复。方法：可温针或电针灸双足三里、三阴交，配合谷、内关、阴陵泉等穴，每日1次；隔姜灸大椎、双膈俞、脾俞、胃俞、肾俞。每日1次。

【验案】

杨某，女，34岁，门诊患者。

患者07年11月因"咳嗽1月"至我院就诊，行CT提示右侧胸膜增厚，行穿刺活检确诊为肺腺癌，行艾素+顺铂化疗一程，化疗后出现疲倦乏力，少气懒言，四肢欠温，无发热恶寒、无咳嗽咯痰气促，无口干苦，纳眠差，二便调。舌淡红，苔薄白、脉细弱。辅助检查：血常规：WBC 3.2×10^9/L，RBC 3.5×10^{12}/L，HGB 98g/L。

辨证：气血两虚

治法：补益气血，健脾开胃

方药：党参30g，黄芪30g，白术15g，茯苓20g，当归15g，熟地20g，甘草10g，黄精20g，川芎15g，鸡血藤30g，女贞子20g，紫河车10g，炒麦芽30g，炒神曲15g，炒山楂15g。每日1剂，水煎两次，分两次服。另炖参茸生血方，每日1次。

二诊：用药五剂后，患者精神较前明显好转，四肢肤温，食欲改善，眠可，二便调。舌淡红，苔薄白，脉细。复查血常规：WBC 5.8×10^9/L，RBC 3.7×10^{12}/L，HGB 102g/L。处方如下：党参30g，五爪龙30g，白术15g，茯苓20g，当归15g，熟地20g，甘草10g，鸡血藤30g，女贞子20g，炒麦芽30g，炒神曲15g，炒山楂15g，砂仁6g(后下)，每日1剂，水煎2次，分两次服。另炖参茸生血方，每日1次。

按语：患者乃肺癌化疗后患者，正气亏虚，此时宜以补法为主，暂不使用攻邪驱毒，抗肿瘤之中药。且化疗药物乃外来邪毒，宜损伤脾胃，阻碍运化，脾胃为后天之本，后天生化之源，脾胃调则后天之精充实，气血生化不竭，促进造血功能恢复。故在补益气血同时，辅以健脾开胃，脾胃充足，运化正常，六腑得以藏，气血故能生化成源。故用党参、黄芪、黄精补气固表，当归、熟地、紫河车、鸡血藤补血，女贞子滋肾助阳，白术、茯苓、焦三仙健脾和胃。根据中医学"肾主骨，生髓"理论，认为化疗药物导致骨髓抑制乃肾之生发阳气受抑制，辨证的基础上加用参茸生血方炖服，具有大补元气、益精生髓之功。

（柴小姝 李柳宁）

四、"补肾培元"法治疗晚期肺癌

转移是肺癌的恶性标志和特征，也是导致治疗失败和患者死亡的主要原因。约 30% 的患者在诊断时就已有远处转移，50%~60% 的患者在治疗过程中发生远处转移，80%~90% 的肺癌患者死亡是由转移引起的，而脑及骨是最常见的转移部位，约占总转移部位的 60%~70%。刘伟胜教授辨证视角独特，重视"先天之本"，其"补肾培元"扶助正气固护根本的理念在晚期肺恶性肿瘤治疗中得到充分运用。

（一）"补肾培元"法的理论渊源

刘伟胜教授从中医整体观着眼并化繁为简，从五脏相关论切入，阐述肺、肾、脑三者最为密切相关。

1. **金水相生——肺肾相关论** "肺肾相关"理论可追溯至《黄帝内经》。《灵枢·经脉》云："肾足少阴之脉……从肾上贯肝膈，入肺中"，提出了肺肾经脉相连。在功能上，如《景岳全书·杂证谟》所云："肺为气之主，肾为气之根。"《医宗必读》则认为："肾为脏腑之本，十二脉之本，呼吸之本。"揭示两脏共同调节呼吸运动。在病理上，两脏之间亦互相影响，如《素问·水热穴论》曰："其本在肾，其末在肺，皆积水也。"又如《类证治裁》曰："肺主出气，肾主纳气，阴阳相交，呼吸乃和，若出纳升降失常，斯喘作矣。"

刘伟胜教授认为肾为肺之子，在晚期肺癌尤其是老年患者中，常可见子病及母，则肾气肾阴肾阳亏虚无以濡养滋润温煦肺，终致肺脏亏虚，进而宣降治节失职，导致络脉失养。加之外在的毒热之邪侵袭肺脏，羁留肺络，虚、瘀、毒、热互结于肺而成积块。

2. **髓海相通——脑肾相关论** 肾与脑以经络相通，肾精生髓，髓充脑。"脑为髓海"，脑髓是脑的最基本物质，骨髓与脑同属奇恒之腑，与肾有密切联系，肾主骨生髓、通脑，同出一源。"肾不生则髓不能满"，肾中所藏的五脏六腑之精，是脑髓化生的源泉。《灵枢·海论》云："髓海不足，则脑转耳鸣，胫痠眩冒，目无所见，懈怠安卧。"肾精不足，则脑髓不满，脑的记忆、运动、感知、思维等功能失常。又如《中西汇通医经精义》云："肾系贯脊，通于脊髓，肾精足，则入脊化髓上循入脑而为脑髓，是髓者精气之所会也。"可见，脊髓是为脑与肾的升降之通路。恶性肿瘤脑转移发生率高，在成年人的脑转移患者中尤以肺癌最多，可见髓脑肾三者之紧密。

刘伟胜教授表示当肾元不足，肾不足以生髓充脑，则脑髓空虚，外加饮食失调感受外来毒邪，终致人体内生风、火、痰、瘀、毒乘虚上窜脑海，占据清阳之位，正气不足，邪壅日盛，进而发为本病。因本病虚实夹杂，正虚不足以祛邪，或是祛而不尽，余邪易死灰复燃。故对于无论有无脑转移的肺癌晚期患者，在其辨证论治中刘伟胜教授常在化痰祛瘀中佐以补肾之品。

3. **肾主骨——骨肾相关论** 《黄帝内经》中的脑髓学说最早提出了关于脑的生理功能、病理变化及其辨证的理论。《素问·宣明五气》曰："肾主骨。"《素问·阴阳应象大论》曰"肾生骨髓""在体为骨"。《素问·六节藏象论》曰："肾者，主蛰，封藏之本，精之处也……其充在骨。"现代有学者从临床骨病学的角度指出骨、髓、肾在形态结构、生理功能和病理变化方面的联系。又如《医经精义·中卷》曰："骨内有髓，骨者髓所生……肾藏精，精生髓，故骨者，肾之所合也。"说明骨骼的发育"生长"代谢有赖于肾精滋养，肾气的推动作用。肾藏精主骨生髓，所以骨的生长修复均依赖于肾脏精气所提供的营养和推动。肾主五脏之精，为生命之根，骨为藏髓之器，受髓之充，血所养，精而生，然髓、血、精同类，均为肾精所化，当人体肾精充足时，则髓足骨坚，筋骨坚固有力。又如《医法心传》所云"在骨内髓足则骨强，所以能作强耐力过人也"，否则"肾衰则形体疲极也"。古代对肾与骨的关系认识充分说明了骨的生理病理变化受肾所支配，肾之精气的盛衰决定骨的强弱。

刘伟胜教授根据"肾主骨生髓"的理论认为，肺癌晚期发生骨转移导致骨质破坏，首先要考虑肾虚之故，故当治以"补肾壮骨"法，用药如补骨脂、淫羊藿、菟丝子、杜仲、续断、巴戟天、狗脊等。若骨转移已经表现为疼痛，中医认为不外乎"不通则痛与不荣则痛"病机，故在补肾壮骨的同时辅以如莪术、乳香、没药、田七、五灵脂等行气活血之品，并适当佐以全蝎、蜈蚣、水蛭、地龙等虫类药以通行经络，用以指导预防与治疗肺癌骨转移的临证应用。

（二）"补肾培元"法的机制探讨

刘伟胜教授重视辨证论治，认为只有抓住病机，才能对症下药，进而有效地解除患者痛苦,缓解病情。肿瘤的病机错综复杂,主要以正虚邪实为主。故扶正是贯穿恶性肿瘤治疗的始终,通过增强正气的方法,祛邪外出,疾病向愈,即所谓"养正积自除",尤其重视补肾温阳。根据肺与肾母子相生关系,以及二者在呼吸与水液代谢等方面共同作用,刘伟胜教授指出,在肺恶性肿瘤晚期常常出现"母病及子"并反过来"子病及母"的证候,肾为元阴元阳之守,肺脏功能日衰,久则及肾,肾气肾阴肾阳的不足进而致五脏六腑阴阳俱损,出现本虚标实并以虚为主的证候表现。

现代医学认为机体免疫功能低下是恶性肿瘤发生发展转归的重要因素之一,增强机体免疫功能可以有效控制肿瘤的复发及转移。肺恶性肿瘤晚期患者往往经历了手术放化疗以及生物靶向等治疗。中医学认为不管是手术直接耗伤正气还是放化疗的热毒损伤,可对机体产生不可逆乃至致命的损伤。临床上患者常见神疲倦卧、头晕耳鸣、腰膝酸软、短气懒言、畏寒肢冷、手足麻木、夜尿清长等虚证表现,同时可见白细胞下降、贫血、血小板降低、免疫功能指标低下。刘伟胜教授认为多因脾肾不足,气血亏虚,治宜健脾补肾,填精生髓,尤其注重"补肾培元"法在晚期肺癌的应用。

晚期肺癌常发生于中老年人,正如《素问·阴阳应象大论》云:"年四十而阴气自半也,起居衰矣。"究其源乃年老体衰,正气虚弱之故。年龄愈大,肾气愈衰,肾藏精功能减退,机体脏腑功能失调,防御功能降低,导致正气内虚,邪毒内结,发为癌瘤。《景岳全书·积聚》云:"脾肾不足及虚弱失调之人,多有积聚之病"。故脏腑功能衰弱,阴阳气血亏虚,则使其本虚。而肿块或残留癌细胞的存在及其浸润压迫等有形实邪为标实,故本虚标实是肿瘤的基本病理基础。因此,恶性肿瘤大多有肾元亏虚等证,通过中药"补肾培元"可提高机体的细胞免疫功能和调节内分泌失调状态,使正气得复,邪气得散。故采用扶正与祛邪相结合,调补先后天的功能,增强和调动机体的抗癌能力,是当前恶性肿瘤治疗中发展起来的一种最有效的法则,对预防和治疗肿瘤以及带瘤延年有着十分重要的意义。

(三)"补肾培元"法指导下的临证用药

1. **经验用药**　刘伟胜教授根据晚期肺癌的临床表现,在多年的临证中逐渐摸索了一些用药方法及规律,"补肾培元"法就是其中重要的用药思路。刘伟胜教授喜用女贞子、五味子、补骨脂、菟丝子、淫羊藿、川断、黄精、锁阳、肉苁蓉、巴戟天、枸杞子、桑椹、山萸肉、熟附子、肉桂、细辛、骨碎补、鹿茸等品。既滋先天之本,又达到补而不耗伤津液,滋而不妨碍脾胃,肾气、阴、阳同补之效。既往对刘伟胜教授治疗肺癌的临床经验及用药规律研究显示,在182份病例共229次诊疗中,补肾培元中药的使用频次相当高。其中单味药的统计中女贞子、

五味子、补骨脂所占比例分别达 84.7%、74.8%、56.7%；而药物组合中补骨脂 +
川断、补骨脂 + 淫羊藿 + 川断 + 女贞子组合分别达 50.0%、29.2%。刘伟胜教授
在肺癌的临证中表明灵活运用补肾培元法，不仅能够扶助正气，提高机体的抗
邪能力，而且可以对抗或减轻放化疗等毒副作用，帮助患者顺利接受最佳支持
治疗，从而提高晚期生存质量。

2. **分期用药**　临证中患者的表现各不相同，四诊合参衍生出的具体治疗方
法更是千差万别。但对于肺癌晚期的患者"虚"是其共性特征，也印证了中医所
说的"五脏满而不实""五脏无实证"。

（1）对于Ⅲb~Ⅳ期的肺癌，姑息化疗是一种常见的选择。但过后往往出现
严重的骨髓抑制、免疫损伤、消化道及肝肾毒性反应。临床表现为神疲乏力、面
色无华、少气懒言、头晕耳鸣、腰膝酸软、食欲减退，甚至恶心呕吐、腹痛腹泻等
症状，舌质淡、苔白润、脉弱。故常用补骨脂、淫羊藿、川断、黄精、菟丝子滋肾
助气化，以期巩固阳气生发之本，同时辅以健脾益气之品，如云苓、白术、山药、
党参、云芝、砂仁等顾护后天脾胃，达到"先后天"互滋共荣之功。

（2）晚期肺癌患者采取的局部放射治疗，对组织有着不可逆的损伤。西医
对放疗后并发症的治疗乏效，对中医来说也是一个挑战。刘伟胜教授认为射线
为热毒之邪，热毒侵袭机体，气血津液耗伤，终至肾阴耗伤殆尽难以为继。临证
可见心烦少寐、盗汗或自汗、口干口苦、口腔溃疡、舌质嫩红、苔花剥或少、脉细
弱等一派肾阴损伤之象。此时常取五味子、女贞子、桑椹、枸杞子滋肾养阴顾护
津液，其中女贞子 + 桑椹是刘伟胜教授在放疗治疗前后的常用药对。

（3）肺癌至终末期，正气日益虚耗，后天之本难以为继，先天之本生化乏源，
临床表现为咳而无力、咯痰清稀、畏寒肢冷、头晕心悸等证，舌质嫩而胖大或紫
暗、苔白滑、脉沉细。此时刘伟胜教授善用锁阳、巴戟天、熟附子、肉桂以回阳
救逆，振奋阳气之根。中医讲"血得寒则凝，得温则行"，故刘伟胜教授常稍佐以
桃仁、丹参乃至姜黄、莪术等活血化瘀之品。以温补肾阳为本，助血脉运行，使
癌毒随之消散。

（4）肺癌的复发及转移是导致最终治疗失败甚至死亡的主要原因，转移是
肺癌恶化进展的标志和特征，死于肺癌转移并发症的患者高达 90%，而骨和脑
转移是肺癌晚期最常见的转移部位之一。因此，在预防及治疗骨、颅脑转移的
肺癌晚期患者时，常加淫羊藿、补骨脂、巴戟天、骨碎补等补肾健骨之品，并佐
以乳香、没药、延胡索等以行气定痛。

3. **注重食疗**　《素问·五常政大论》云："大毒治病，十去其六；常毒治病，
十去其七；小毒治病，十去其八；无毒治病，十去其九。"刘伟胜教授特别注重肺
癌晚期的调护，根据"药食同源"的理论，其自拟"参茸生血方"，以鹿茸（血茸）、
红参与瘦肉炖服。鹿茸作为补肾填精生髓之品，根据辨证需要辅以大补元气的

红参或者适当加入补气养阴的西洋参,二者根据临证阴阳偏盛原则,按适当比例选择。其作为一剂难得的食疗方在临床上取得了良好的治疗效果。

(四)"补肾培元"理论的相关现代研究

1. **系统基础** 研究中医肾脏是一个复杂多样的名词,其包括现代医学的内分泌、免疫、泌尿生殖系统等,现代研究表明"补肾培元法"可以兼顾协调多个机体系统的功能。在增强患者免疫力方面,例如肾阳虚证患者,$CD3^+$、$CD4^+$ 水平显著降低而 $CD8^+$ 水平却显著升高,T 细胞亚群水平变化,免疫功能紊乱而导致免疫力低下。在晚期肺癌患者,补肾填精益髓可以促进骨髓中干(祖)细胞或骨髓基质细胞的增殖从而促进造血,也具有抑制肿瘤细胞增殖的作用。这些研究提示中药可能对细胞生长具有双向调节作用,在促进骨髓造血细胞生长的同时抑制肿瘤细胞的生长。在肿瘤的发病方面,肾精也起着至关重要的作用。肿瘤的发生主要是由于癌基因的异常激活或抑癌基因的异常失活而导致,癌基因与抑癌基因都随遗传与生俱来,属于"先天之本"范畴。在肿瘤的形成过程中,细胞衰老一直起着重要的屏障作用,在细胞 DNA 受到损伤或异常信号转导激活的情况下,细胞即启动内在修复程序,修复失败的细胞则发生衰老,这一切都是在特定基因的作用下完成的,这些基因都属于先天之本"肾"的范畴。因此,肾与肿瘤细胞衰老也有着密切的联系。

2. **单味药物研究** 刘伟胜教授应用"补肾培元"法治疗晚期肺癌,其落脚点于相关药物选择,作用体现在直接杀伤肿瘤与通过增强免疫功能而达到间接抗肿瘤两方面,这与现代许多药理研究结论也是一致的。Chen Z 等报道补骨脂酚具有抑制人非小细胞肺癌 A549 细胞株增殖的活性,该作用与经由线粒体依赖通路诱导细胞凋亡,并使细胞周期阻滞有关。而李发胜等研究发现,补骨脂多糖灌服小鼠 7 天后,实验组小鼠血清中 IFN-γ 和 IL-2 与对照组比较有显著差异,说明补骨脂多糖具有增强正常小鼠机体免疫功能的作用。邓炜等比较 2 种黔产淫羊藿总黄酮对 CTX 小鼠免疫功能的影响,发现淫羊藿总黄酮具有提高 T 细胞增殖,分泌白细胞介素(IL)-2 和肿瘤坏死因子(TNF)-α 的能力,具有促进体液免疫和细胞免疫能力。李璐等对女贞子多糖研究发现,其具有抗实体肿瘤的作用与提高机体免疫,改善机体免疫能力而抑制肿瘤细胞生长有关。同样的,任丽佳等对目前有关五味子的相关药理研究文献研究发现,其抗肿瘤机制包括诱导肿瘤细胞凋亡、提高机体的免疫调节作用、抗氧化、清除自由基作用、抗突变和逆转肿瘤细胞的多药耐药性等多个方面。此外,鹿茸、黄精、巴戟天等在"补肾培元"指导下使用的中药饮片的相关现代药理研究皆从上述两大方面揭示了其抗肿瘤及免疫调节的作用。

（五）结语

回顾刘伟胜教授在过去半个世纪治疗恶性肿瘤的经验，发现其"补肾培元"法始终贯穿于恶性肿瘤尤其是晚期肺癌的全程诊疗中。而在肾气、阴、阳中又尤其特别重视肾阳的作用，其理论基于"病在阳者，扶阳抑阴；病在阴者，用阳化阴"。肾阳能够温煦机体、御外邪、助气化、维系阴阳协调等一系列功能。补肾又可培补后天之本，先后天互滋互养，使机体免疫功能增强，发挥自身的抗病能力，达到抑制癌细胞生长的目的。此外，还可减少化疗的毒副作用。合而观之，以期稳定瘤体、改善症状、提高疗效及生存质量、延长生存时间，并在一定程度上防止扩散和转移，从而达到"带瘤生存"的目的，这为晚期肺癌患者提供了一种治疗策略。

刘伟胜教授的"补肾培元"法在晚期肺癌临证治疗中取得了良好的效果反馈，值得进一步扩大适应范围及深入临床研究。这不仅符合临床需要，也符合我国国情，有利于推动我国中医药的持续深入发展。

（刘　鹏　韩守威　李柳宁）

五、运用下法治疗肺癌脑转移

"肺与大肠相表里"是一个成熟的中医学理论，刘伟胜教授熟练地将这个理论灵活地运用于临床，不仅对于各种危重病如对于急性呼吸衰竭、ARDS、重症感染、多器官衰竭（MODS）等可运用中医"肺与大肠相表里"理论及"下法"治疗，而且对于肺癌，尤其是肺癌脑转移的患者疗效尤佳。

（一）"肺与大肠相表里"的中医理论基础

"肺与大肠相表里"理论，早在《黄帝内经》即有详细论述。《灵枢·本输》曰："肺合大肠，大肠者，传导之府。""肺手太阴之脉，起于中焦，下络大肠，还循胃口，上膈属肺。""大肠手阳明之脉，……下入缺盆，络肺下膈，属大肠。"《灵枢集注·卷五》云："大肠为肺之腑而主大便，邪痹于大肠，故上则为气喘。"《症因脉治·卷三》亦云："肺气不清，下移大肠，则腹乃胀。"文中显示，肺与大肠通过经络的联系构成脏腑表里关系。肺主气，司呼吸，通调水道，主宣发肃降的功能，大肠的功能主司传化，传化功能正常必须依赖于大肠的濡润，才能不过于干燥。因此，肺主宣发是大肠得以濡润的基础，肺气通畅则大肠不致燥气太过而便秘；而肺主肃降则是大肠传导功能的动力，魄门为肺气下通之门户；肺主通调，是大肠主燥气之条件；因此当肺与大肠发生病变时，两者可互传。如肺气壅塞不降，大肠传化失司，则浊气填塞中焦，临床可见大便干结或不爽、腹胀、纳差等；同样，如便秘、腑气不通，浊气上逆乘于肺则会加剧肺气之壅塞，临床表现为咳、痰、喘等症状。恰如《灵枢·四时气》曰："腹中肠鸣，气上冲胸，喘不能久立，邪在大肠。"因此，肺气壅塞与腑气不通往往相互影响，张景岳《景岳全书》在论及实喘证时，也认为"阳明气秘而胀满者，可微利之"。"肺与大肠相表里，肺热邪甚而移于大肠"。故咳嗽、咯痰、气喘等症状经过"通腑"涤浊后，肺气通畅，而临床症状也得到缓解。因此，中药通里攻下法类似釜底抽薪，可达到治疗阳明腑实而防治肺损伤的目的。

（二）"肺与大肠相表里"的现代医学证据

"肺与大肠相表里"在现代医学中也可追溯到证据：从胚胎起源的角度，消化道与呼吸道腺体的实质大多来源于原始消化管的内胚层，肠道表面物质具有与肺表面活性物质相同的特征，包括抗微生物、抗炎、调理吞噬和润滑功能，这些活性物质是肠道中最早产生免疫效应的活性物质。从免疫学的观点看，胃肠道和呼吸道的黏膜两者都是组成公共黏膜免疫系统的一部分，当一处黏膜发生病变时，可以通过黏膜免疫的途径影响传变至另一处。现代免疫学发现，肠道相关淋巴样组织与支气管相关淋巴样组织及其他部位黏膜的淋巴样组织之间通过特殊的联系相互作用、相互影响，共同形成一个相对独立的免疫应答网络，共同调节人体几百平方米黏膜的免疫应答。由于这种联系有其特殊性，相对局限于黏膜与黏膜之间，并且通过这种联系将全身各处的黏膜淋巴组织统一在一起。此外，胃肠道内的气体，主要依靠肠壁血管血液循环吸收，由肺部排出。

（三）"下法"治疗肺癌脑转移的机理

脑转移是肺癌最常见的转移之一。癌细胞通过血脑屏障进入脑实质，脑的实性占位导致脑组织水肿，往往导致患者头晕头痛、站立不稳、行走障碍、神智不清等，严重影响患者的生活质量。脑与肺在生理病理上的关系密切，肺主宗气，维持着脑的正常功能活动，为气血津液布散至脑提供了动力源泉；肺主营卫之气，为脑的功能活动提供了物质基础；肺主清阳之气，保证脑主五官七窍的功能正常。此外，肺助心行血，朝百脉，保证脑的正常血运。肺气的宣发和肃降调节着脑的生理功能。因此，脑转移的治疗可通过调节肺的宣发肃降来缓解脑水肿引起的症状。中医认为脑转移瘤属髓海病变，乃因脑髓空虚、痰瘀癌毒内侵所致,而各种原因导致肾虚不能生精上充于脑是脑髓空虚的根本病因。因此刘伟胜教授强调治病必求其本,脑瘤属本虚标实之症,以痰瘀癌毒阻滞脑窍局部为实,以肾虚、脑髓不足为本,故刘伟胜教授认为在脑瘤治疗的始终都应贯穿益肾填精、补脑生髓的治法,正盛邪自消,脑髓充足,癌毒何以篡夺停滞于清窍本位。常用药物有桑椹、菟丝子、益智仁、女贞子、补骨脂、淫羊藿、川断、龟板、枸杞子、山萸肉等。脑转移瘤痰瘀癌毒阻滞于上,日久壅滞必致局部痰火瘀热蕴结。刘伟胜教授在临床诊疗中常常发现不少脑瘤患者不仅有头晕、头痛、烦躁、呕吐等上焦症状,往往同时伴有口气秽臭、大便不通或大便干结难解、口干欲饮、舌苔黄厚腻等中焦腑气不通、邪热内结等表现。刘伟胜教授认为这是上焦癌毒邪热下传中焦所致,对此类患者,治疗上还应配伍通腑泻热、清热解毒类的中药以达到通下热毒而泻上焦癌毒之功,所谓"通下而泻上",因此常在中药汤剂中配用大承气汤。如患者恶心呕吐、头痛等脑水肿、颅内高压症状明显者则常选用泽泻、白术、牛膝、益母草、猪苓、冬瓜皮等活血利水药物以减轻脑水肿。而承气汤类处方合用活血利水类药物可以明显降低脑瘤患者的颅内压,通过泻大便、利小便可以交通上下,使上焦之癌毒邪热有出路,从而减轻患者的头痛、恶心呕吐等症状,改善脑瘤患者的生活质量。通过"下"法调节肺气的宣发肃降,从而导致调节脑的功能,使脑内不循常道的水湿以出路,引水下行,从而减轻脑水肿对机体的影响,其作用疗效可与西药甘露醇相当。应用"下法",当以承气类方剂为首。《神农本草经》谓:"大黄可荡涤胃肠,攻下泄火,清热解毒,推陈致新,安和五脏。"说明大黄善于荡涤胃肠实热和燥结积滞,为苦寒攻下要药,小剂量作用缓和,小量应用促进胃肠蠕动,具有缓泻作用(5~10g)。但对部分因脑肿瘤压迫导致脑水肿、颅内高压而出现剧烈头痛、头晕、恶心呕吐等肿瘤急症的患者,刘伟胜教授认为除用大承气汤以泻下减轻颅内高压外,为尽快缓解患者症状,还应同时予 20% 甘露醇 250ml+ 地塞米松 5mg 快速静滴,每日 2 次,达到短期内减轻颅内水肿及炎症渗出的目的,并配合静滴可以穿过血脑屏障的抗肿瘤针剂鸦胆子油乳 30~50ml,每日 1 次。经上述中西医联合治疗,绝大多数患者在 2 日内症状明显得到缓解,第一时间改善了患者的生活质量,增强了患者的医治信心,使其更加积极配合后续的中医药治疗。

【验案】

黎某,男,60岁,门诊患者(肺癌晚期脑转移)

患者于 2008 年 11 月在外院体检发现右上肺肿物,并有 CEA 升高(>5ng/ml),当时无明显咳嗽、咯痰、气促等不适。2008 年 12 月 27 日查胸部 CT:右上肺癌并右侧肺门淋巴结转移。CEA 升高至 45ng/ml。CA125:17.3U/ml,CA19-9:110.4U/ml,遂于 2009 年 1 月 14 日行经皮肺穿刺活检,病理:低分化鳞状细胞癌。并于 2009 年 1 月 21 日—3 月 27 日在广东省中医院大学城医院行 TP 方案（紫杉醇 240mg ivd D1+ 顺铂 120mg ivd D1）共 4 疗程，化疗后复查见肺部肿瘤有所缩小，后患者拒绝继续进行化疗，并在我院门诊随诊。2009 年 11 月 8 日患者无明显诱因下出现头痛、言语不利等情况，随后检查头颅 MR 提示：右侧额叶占位性病变，考虑脑转移瘤，予脱水、降低颅内压等治疗。11 月 24 日开始在广州医学院第二附属医院行脑转移瘤 γ 刀治疗，放疗期间出现头痛、恶心欲呕，遂来门诊就诊；现症见：神清、精神疲倦，口角歪斜，左侧面部肌肉时有痉挛不适，时有头痛，恶心欲呕，咯痰黄白带血丝，声音嘶哑，小便调，大便秘结不通，口气秽臭，纳眠可，舌暗红，苔黄腻，脉弦滑。PE：双锁骨上淋巴结无肿大，双肺呼吸音清，未闻干湿性啰音。神经系统：未见明显阳性病例体征。

中医辨证：痰瘀互结化热，腑气不通证

西医诊断：肺恶性肿瘤（右上肺鳞状细胞癌 右肺门淋巴结、脑转移 Ⅳ 期）

治法：清热宣肺，化痰止咳，行气通腑

处方：白芍 10g，薏米 20g，半枝莲 20g，甘草 10g，白花蛇舌草 20g，茯苓 20g，桃仁 20g，郁金 20g，全蝎 10g，苇茎 20g，川断 20g，补骨脂 20g，淫羊藿 10g，蜈蚣 2 条，钩藤 15g，天麻 15g，大黄 10g（后下），芒硝 10g（冲服）。

二诊：2009 年 12 月 21 日。神清、精神疲倦，口角歪斜，左侧面部肌肉痉挛较前有所减轻，仍有头痛，恶心欲呕较前减少，咯痰黄白带血丝，声音嘶哑，小便调，大便秘结不通，口气秽臭，纳眠可，舌暗红，苔黄腻，脉弦滑。PE：基本同前。

中医辨证：痰瘀互结化热，腑气不通证

治法：清热宣肺，化痰止咳，行气通腑

处方：白芍 10g，薏米 20g，半枝莲 20g，甘草 10g，白花蛇舌草 20g，茯苓 20g，桃仁 20g，郁金 20g，全蝎 10g，苇茎 20g，川断 20g，补骨脂 20g，淫羊藿 10g，蜈蚣 2 条，钩藤 15g，天麻 15g，大黄 10g（后下），芒硝 10g（冲服）。

三诊：2010 年 1 月 18 日。神清、精神疲倦，口角歪斜，左侧面部肌肉痉挛轻，头痛减少，恶心欲呕减少，咯痰黄白带血丝，声音嘶哑，小便调，大便秘结不通，口气秽臭，纳眠可，舌暗红，苔黄腻，脉弦滑。PE：基本同前。

中医辨证：痰瘀互结化热，腑气不通证

治法：清热宣肺，化痰止咳，行气通腑

处方：白芍 10g，薏米 20g，半枝莲 20g，甘草 10g，白花蛇舌草 20g，茯苓 20g，桃仁 20g，郁金 20g，全蝎 10g，苇茎 20g，川断 20g，补骨脂 20g，淫羊藿 10g，蜈蚣 2 条，蚤休 15g，天麻 15g，钩藤 15g，白芷 15g，大黄 10g（后下），芒硝 10g（冲服）。

四诊：2010 年 3 月 1 日；神清、精神较前好转，已无口角歪斜，左侧面部肌肉痉挛较前明显减轻,头痛好转,未见恶心欲呕,咯痰黄白带血丝,声音嘶哑,口干口苦,口气秽臭,小便调,大便秘结,纳眠可,舌暗红,苔黄腻,脉弦滑。2月24日查头颅MR:右肺癌脑转移γ刀治疗后,右侧额叶病灶有所缩小。

中医辨证:痰瘀互结化热,腑气不通证

治法:清热宣肺,化痰止咳,行气通腑

处方:白芍10g,薏米20g,半枝莲20g,甘草10g,白花蛇舌草20g,茯苓20g,桃仁20g,郁金20g,全蝎10g,苇茎20g,川断20g,补骨脂20g,淫羊藿10g,蜈蚣2条,蚤休15g,天麻15g,钩藤15g,白芷15g,大黄10g(后下),芒硝10g(冲服),绵茵陈15g。

五诊:2010年4月19日。2010年3月外院行针对右上肺肿物伽马刀治疗1疗程,现见:神清、精神较前好转,已无口角歪斜,左侧面部肌肉痉挛较前明显减轻,偶有头痛,未见恶心欲呕,咯痰黄白,较前有所减少,声音嘶哑,口干口苦,口气秽臭,小便调,大便秘结稍改善,纳一般,眠欠佳,舌暗红,苔黄腻,脉弦滑。4月14日查胸部CT:1.右上肺肿块较前缩小,左上肺及右下肺病灶,考虑慢性炎症,增强不明显,2.肝内多发低密度影,建议进一步检查。

中医辨证:痰瘀互结化热,腑气不通证

治法:清热宣肺,化痰止咳,行气通腑

处方:白芍10g,薏米20g,半枝莲20g,甘草10g,白花蛇舌草20g,茯苓20g,桃仁20g,郁金20g,全蝎10g,苇茎20g,川断20g,补骨脂20g,淫羊藿10g,蜈蚣2条,蚤休15g,天麻15g,钩藤15g,白芷15g,大黄10g(后下),芒硝10g(冲服),绵茵陈15g,酸枣仁20g。

六诊:2010年6月7日;神清、精神疲倦,无左侧面部肌肉痉挛,偶有头痛头晕,时有恶心欲呕,咯痰黄白,较前有所减少,声音嘶哑,口干口苦,口气秽臭,全身骨痛,小便调,大便秘结稍改善,纳一般,眠欠佳,舌暗红,苔黄腻,脉弦滑。2010年5月14日全身骨ECT:肺癌多发骨转移。

中医辨证:气虚痰瘀化热,腑气不通证

治法:益气清热宣肺,化痰止咳,行气通腑

处方:白芍10g,薏米20g,半枝莲20g,甘草10g,白花蛇舌草20g,茯苓20g,桃仁20g,郁金20g,全蝎10g,苇茎20g,川断20g,补骨脂20g,淫羊藿10g,蜈蚣2条,蚤休15g,天麻15g,钩藤15g,白芷15g,大黄10g(后下),芒硝10g(冲服),绵茵陈15g,酸枣仁20g,太子参20g。

七诊:2010年8月2日;神清、精神疲倦乏力,左侧面部肌肉痉挛已消失,偶有头晕,无明显头痛,时有恶心欲呕,咯痰黄白,较前有所减少,声音嘶哑,口干,口气秽臭,全身骨痛,胸闷,小便调,大便秘结稍改善,纳一般,眠欠佳,舌暗红,苔黄干,脉弦滑。2010年7月26日查CEA:2306ng/ml,CA19-9:2198U/ml,

CA125：214U/ml。

中医辨证：气虚痰瘀，化热伤阴，腑气不通证

治法：益气养阴，清热宣肺，化痰止咳，行气通腑

处方：太子参20g，五味子5g，麦冬15g，藿香10g，法夏15g，云苓20g，钩藤20g，砂仁10g（后下），天麻10g，白芍15g，白芷15g，郁金20g，续断15g，补骨脂15g，大黄10g（后下）。

八诊：2010年12月6日；神清、精神疲倦乏力，全身骨痛，偶有左侧面部肌肉痉挛，偶有头晕，无明显头痛，间中有恶心欲呕，咯痰黄白，较前有所减少，声音嘶哑，吞咽困难，口干喜饮水，口气秽臭，全身骨痛，胸闷，小便调，大便秘结稍改善，纳一般，眠欠佳，舌暗红，苔黄干，脉弦滑。近期食管碘水造影提示：胸段食管后壁小圆形充盈缺损。

中医辨证：脾肾两虚，痰瘀化热

治法：滋养脾肾，益气养阴，清热化痰

处方：北沙参20g，五味子5g，麦冬15g，苦参20g，女贞子20g，土茯苓20g，桑椹20g，半枝莲25g，白花蛇舌草20g，生地20g，玄参15g，甘草10g，蝉蜕10g，连翘10g。

九诊：2011年1月22日；神清、精神尚可，全身骨痛，偶有左侧面部肌肉痉挛，偶有头晕，无明显头痛，间中有恶心欲呕，咯痰黄白，较前有所减少，声音嘶哑，吞咽困难，口干无口苦，时有胸闷，小便调，大便干结，纳一般，眠欠佳，舌暗红，苔黄腻，脉弦滑。2011年1月10日查CEA：115.4ng/ml，CA19-9、CA125已降至正常（2010年9月14日CEA：3931ng/ml，CA19-9：12005U/ml，CA125：1247U/ml）。

中医辨证：脾肾两虚，痰瘀化热

治法：滋养脾肾，益气养阴，清热化痰

处方：北沙参20g，五味子5g，麦冬15g，苦参20g，女贞子20g，土茯苓20g，补骨脂15g，半枝莲25g，白花蛇舌草20g，大黄5g。

患者长期带瘤生存，脑转移后生存时间超过3年。

按语：患者年过六旬，年老脏腑气机渐衰，邪毒内生，伤及肺气，肺属金，脾属土，子病及母，肺气虚则累及脾脏，"脾为生痰之源，肺为储痰之器"。脾虚水谷津液运化失职，痰湿内生，加之肺气虚则不能助脾运化津液，滞留日久而成块而成肺癌。《医学入门》曰："气不能作块成聚，块乃痰与食积，死血，有形之物，而成积聚癥瘕。"故患者辨证为气虚痰瘀互结。病位在肺，与脾有关。患者出现脑转移，综合治疗中采用针对转移瘤、右上肺肿物伽马刀治疗。中医学认为：射线是火毒之邪，火毒之邪入里化热，炼液为痰，炼津为痰，痰热阻壅于肺，热不得泄，痰火阻滞于脑络，浊气不降，肺气不宣，故常见大便秘结不通，口干口苦

口臭等症。故治宜清热化痰,行气通腑。《千金》苇茎汤并以小承气汤合用行气通腑,共奏清热化痰、通腑泄热之功。而疾病变化,患者证型逐渐由邪实转为正虚邪恋,伤及气阴,肺热津亏,气阴脾肾两伤,故治疗方面更加以注意顾护脾肾正气,而且还注重清除未去之邪毒,清热、化痰、益气、养阴、补益脾肾等法并用,扶正祛邪两顾,补虚而不恋邪,调整机体内环境,从而减轻放射性所致损伤。患者虽出现了骨、脑等转移,生存期及生存质量受到严重影响,在现代医学积极治疗的同时,采用多方式、多角度的中医药治疗减毒增效,既将现代医学治疗的治疗效应发挥到极致,达到缩小肿瘤的效果,又可以扬长补短,防治因治疗带来的相应并发症。肺癌脑转移一般生存时间约为3~6个月,而该例患者通过治疗,获得了长达3年以上的生存获益,明显提高患者的生存质量和生存时间,值得临床借鉴。

(柴小姝　李柳宁)

六、益气养阴法治疗鼻咽癌放疗反应

鼻咽癌是原发于鼻咽黏膜被覆上皮的恶性肿瘤。鼻咽癌早期常无明显症状;一般情况下常见鼻塞、涕血或回缩性血涕、耳鸣及头痛等;晚期常有颈淋巴结肿大及脏器转移。以中国南方五省份(广东、广西、福建、湖南、江西)发病率较高。放射治疗是目前治疗鼻咽癌的首选方法。但由于放射治疗后的辐射损伤,不少患者在放疗期间及放疗后出现口干、鼻咽部干燥难忍、咽喉疼痛吞咽困难、口腔溃烂、张口受限、颈部活动不利麻木、感觉迟钝等诸多放疗不良反应,虽然目前放疗方法不断改进,但仍有不少患者出现放疗反应症状,生活痛苦不堪。刘伟胜教授认为鼻咽癌的治疗,当采用中西医结合的手段,西医放疗在控制鼻咽癌病灶方面有优势,而中医药的优势在于减轻放疗的毒性并协同增效,对晚期患者有扶正抑瘤作用,能提高患者生活质量。刘伟胜教授在辨证论治的基础上,常合用益气养阴法治疗鼻咽癌放疗后的患者,收效显著。

(一)鼻咽癌放疗后辨证治疗

鼻咽癌属于中医学"颃颡癌""失荣""鼻疽""挖脑痧"等范畴,中医病因病机为正气不足,肺火熏蒸,热毒痰瘀凝聚而成,其发病机理不外乎是肝气郁结、疏泄失常;肺经受热、肺阴耗伤;饮食劳倦、损伤脾胃;气阴两虚,痰瘀互结;正虚邪恋,瘀血内结。而放疗后损伤是一种热损伤,损伤口腔、咽喉黏膜及唾液腺,相当于中医所谓热邪入侵、内外热毒、交困结合、化火灼津,损伤正气,从而造成人体气阴两虚，局部津液不足。临床上常表现为口干口臭、咽喉干燥疼痛、吞咽困难、鼻咽部大量脓性分泌物等一派阴虚内热之象。"邪之所凑，其气必虚"，故鼻咽癌患者放疗后的基本中医病机为热毒痰瘀凝聚、正气受损，正虚邪实贯穿疾病之始终，病变可涉及肺、脾、肾三脏。治疗上以益气养阴为大法，并根据放疗后患者所出现的不同症状，临床上分为以下症型进行辨证施治。

1. **肝气郁结，痰瘀气滞型**　本型常见咽干口苦，头晕目眩，胸闷不舒，脘腹胀闷、疼痛、嗳气，耳鸣，有颈部淋巴结转移者在行颈部区域放疗后，照射野皮肤出现纤维样改变而出现颈部活动不利麻木僵硬，感觉迟钝，张口受限，口咽黏膜溃烂疼痛，吞咽困难，口干，舌暗、舌边有瘀斑瘀点，苔腻，脉弦或滑。治疗以舒肝解郁，养血泻火为法，常以丹栀逍遥散加味。

2. **肺经受热，痰热蕴结型**　本型症见鼻塞，鼻流浊涕或涕中带血，头痛、疲乏、胸胁满闷、气短、或有咽痒咳嗽、咯痰，重者可见口舌歪斜，舌红苔黄或微黄而腻、脉缓或弦滑。治以清热化痰、疏肺散结为法。方选清金化痰汤加味。

3. **气阴两虚，痰瘀内结型**　多见放射治疗后，或晚期复发者。多见咽干口燥、消瘦、五心烦热、饮食难下、痰多呕吐、耳鸣耳聋、头晕、纳呆、舌红苔少脉细数。治以益气养阴，化痰去瘀为法。方选生脉散合桃红四物汤加减。

4. **脾失健运，湿浊流注型**　多见头重、四肢倦怠、咳嗽、痰白稀量多、纳差、脘腹胀闷、舌体胖、苔白腻、脉弦细。若兼热邪，则舌质红、苔黄腻、小便黄等。治疗以健脾燥湿、化痰散结，兼以清热为法。方以陈夏六君子汤加减。

5. **正虚邪恋，气血亏虚型**　多见与疾病晚期，癌肿复发或转移者。多见精神不振、头晕倦怠，消瘦，少气懒言，面色萎黄或苍白，心悸怔忡，食少纳呆，腹胀便溏，或呕吐、颈部肿块疼痛或全身疼痛难忍、咳嗽等症，舌淡苔白浊脉沉细。治疗以健脾益气补血活血生津为法，方选八珍汤或人参养荣汤加减。

6. **肺肾阴虚型**　以头晕目眩，耳鸣耳聋，视物不清，声音嘶哑，腰膝酸软，潮热盗汗为主要症状；舌质红，少苔或苔薄黄，脉细数无力。治以滋养肺肾。方选麦味地黄汤加减。

（二）辨病辨证相结合应用益气养阴法

刘伟胜教授认为在鼻咽癌的放疗过程中或放疗后都应给予扶正固本、清热养阴的中药，既能明显地减少放疗所致的口干舌燥、咽喉肿痛等的毒副反应，又能提高其临床疗效。即在保证其治愈率或缓解率提高的同时亦要注意提高患者的生存质量和生存期。同时，刘伟胜教授也认为，对肿瘤患者完整的处方用药，除应该以辨证施治为主外，还应结合现代药理研究的成果，选用抗鼻咽癌和抗放射线损伤及有放疗增敏作用的中药以进一步控制肿瘤发展，减轻放疗毒副反应,预防放疗并发症,改善患者生存质量。抗放射线损伤以选用具有补益脾肾、益气养阴、清热生津之功效的中药为主,如补骨脂、生首乌、黄精、枸杞子、桑椹、黄芪、西洋参、太子参、麦冬、五味子、沙参、生地、石斛、芦根、旱莲草、女贞子等。同时,在临床中刘伟胜教授善用柴胡、白芍、牡丹皮疏肝解郁,地骨皮、桑白皮、黄芩等清泄肺热;用金银花、白花蛇舌草、半枝莲、山豆根、苦参以清热解毒;法半夏、僵蚕、川贝母、桔梗、瓜蒌仁、山慈菇等化痰散结;白术、茯苓、淮山药等健脾祛湿;桃仁、赤芍、三棱、莪术、穿山甲、全蝎等活血化瘀;从而使肝肺之火得泄,痰结得化,脾健运有权,以达肝和、肺润、脾旺,则邪易除。为辨病与辨证结合应用,可增强抗癌效果。

刘伟胜教授在辨证过程中,尤重视对邪正轻重的判断,根据虚实的偏重再拟定相应的治法,并时时不忘攻邪,时时不忘扶正。刘伟胜教授认为鼻咽癌放疗前及放疗中以肝肺郁热、痰热蕴结型为多见,放疗后以肺肾阴虚型为多见,因此放疗前期以清热解毒、清肝泻肺、化痰散结为主,放疗后期以滋肾养阴为主,提高免疫功能。《诸病源候论》指出:"虚劳之人,阴阳伤损,血气凝涩,不能宣通经络,故积聚于内也。"《医宗必读》云:"积之所成者,正气不足而后邪气踞之。"故益气养阴之治,乃消积的关键和基础;而以毒攻毒法为消积的必要条件。故临证中,二者不可偏废。

(三)辅助治疗

刘伟胜教授认为在中医辨证治疗的基础上,还应辅助以其他中成药制剂以提高疗效,抗癌中成药常用的有:吗特灵注射液、榄香烯注射液、康莱特注射液及华蟾素注射液等。若气阴亏虚甚者,加用参麦注射液以加强益气养阴;阴损及阳者,加用参附注射液以益气温阳,提高机体免疫功能。刘伟胜教授根据其多年的临床经验,自创鼻咽癌放疗食疗方,组成如下:生臭草50g,绿豆50g,大米50g,鱼腥草50g。煮粥频服,在化疗前即开始服用,化疗期间不能间断,该方可减少放疗不良反应的发生。

(四)医案举例

何××,女,53岁。患者于1991年体检时发现右胸锁乳突肌后淋巴结肿大,经鼻咽镜及细胞学检查确诊为鼻咽癌。在××医院放疗两个疗程,病情得以控制。1995年10月,右颌下发现肿物,诊断为鼻咽癌复发。再次放疗后出现两耳针刺样疼痛,流出黄色浓液,口腔溃烂,听力下降,张口困难,面颊部红肿硬痛灼热,口干,舌红少苔,脉细数。于1996年1月来诊。辨证为气阴两虚、痰瘀互结、毒热内蕴,予益气养阴、祛痰解毒之治。方药:太子参 30g,麦门冬 10g,五味子 10g,生地黄 20g,山茱萸 8g,山药 15g,牡丹皮 15g,泽泻 5g,茯苓 15g,法夏 15g。水煎服,每日 1 剂。珍珠层粉外敷皮损,可的松眼水滴耳,每日 3 次。治疗 4 周,耳鼻渗液明显减少,口腔溃疡控制,已可进食,出院后在门诊辨证治疗。1997 年 3 月,患者上症复发,咽喉疼痛,不能讲话,只能进食流质,颈及前胸肿胀,瘀暗。仍以清热解毒、养阴益气为主治疗。方药:沙参 20g,麦门冬 15g,五味子 6g,玄参 15g,金银花 20g,连翘 15g,白花蛇舌草 30g,猫爪草 30g,桔梗 15g,太子参 20g,板蓝根 15g,甘草 6g。同时给参麦注射液、地塞米松注射液,绿豆、鲜臭草 50g,煮粥频服。住院 3 周,患者症状控制出院。至今存活,定期门诊复诊。

按语:本病案为鼻咽癌复发后再次放疗的患者,因放疗热邪伤及机体,而出现热毒壅盛,煎灼津液成瘀成痰,而见两耳痛,流黄色脓液,面颊部红肿硬痛灼热等,热邪进而伤及气阴而见口干,舌红少苔,脉细数等,故采用生脉散益气养阴,改人参为太子参为加强其滋阴清热之力。因本例患者久病,肝肾之阴已不足,加之放疗故伤气阴,故在清热生津的基础上,不忘以六味地黄汤滋阴肝肾。并合用法夏以化痰浊,全方共奏益气养阴,化痰活血之功,收效满意。

(陈　海　招远祺　邓　宏)

七、治疗卵巢癌的临床经验

(一)病机上强调脏腑亏虚,痰湿瘀结

刘伟胜教授认为卵巢癌属于中医"癥瘕"范畴。《景岳全书·妇人规》有云:"瘀血留滞作癥,惟妇人有之。其证则或由经期,或由产后,凡内伤生冷,或外受风寒,或恚怒伤肝,气逆而血留,或忧思伤脾,气虚而血滞,或积劳积弱,气弱而不行,总由血动之时,余血未净,而一有所逆,则留滞日积而渐以成癥矣。"刘伟胜教授认为本病发病多由新产或经行不慎,伤于风冷,或七情内伤致脏腑功能失调,脏腑虚损,正气损伤,肝气郁结,木旺克土,运化失司,水湿内聚,蕴而成疾,邪毒瘀阻,湿痰瘀结于胞脉之中,渐成斯疾。《医宗必读》有云:"积之成也,正气不足,而后邪气踞之。"刘伟胜教授认为,卵巢癌患者本有正气不足,或以先天肾脏不足为主,或以后天脾脏不足为主,或为脾肾两脏皆不足,然后在内因及外因的作用下发病;该疾病是一个全身属虚,局部属实的疾病。本虚标实是该病的基本病理基础,而"痰""湿""瘀""毒""虚"为最常见的病理改变。

（二）辨证论治为治疗之本

刘伟胜教授认为卵巢癌多为本虚标实之证，或以本虚为主，或以标实为主，根据每个患者的具体情况，进行辨证论治，临床抓住"痰""湿""瘀""毒""虚"的特点，将卵巢癌分为以下4个证型进行治疗：

1. **气滞血瘀型** 症见：情绪焦虑，急躁易怒，腹胀，腹部包块，坚硬固定，面色晦暗，肌肤甲错，二便不畅，尿黄少。舌紫暗有瘀斑，脉细涩或弦等。治宜行气活血，软坚消积。处方：柴胡15g，白芍15g，川芎10g，当归10g，枳壳15g，陈皮6g，炙甘草10g，香附15g，桃仁10g，丹皮15g，延胡索15g，白花蛇舌草20g，莪术10g等。

2. **痰湿蕴结型** 症见：肢倦乏力，身重不爽，面目浮肿，胃脘胀满，时有恶心，腹部肿块，腹股沟及浅表皮下结节肿块，舌体胖大，舌苔白腻，脉滑。治宜健脾利湿，化痰散结。处方：党参30g，茯苓20g，白术20g，黄芪30g，法半夏10g，陈皮6g，厚朴10g，泽泻15g，猪苓15g，山慈菇10g，夏枯草15g等。

3. **湿热郁毒型** 症见：腹胀腹痛，腹部肿块，或伴有腹水，大便干燥或黏腻不爽，小便黄赤灼热，带下量多色黄，口干口苦，不欲饮水，舌质暗红，苔黄腻，脉弦滑或滑数。治宜清热利湿，解毒散结。处方：苦参10g，茯苓15g，土贝母15g，车前子10g，延胡索15g，川楝子10g，大腹皮15g，半枝莲20g，白花蛇舌草20g，龙葵20g，白英15g，鳖甲15g（先煎）等。

4. **脾肾亏虚型** 症见：精神倦怠，气短乏力，腰膝酸软，畏寒肢冷，肢体困倦，或有腹水，纳差，大便不畅，舌质淡胖，苔白润，脉沉细无力。治宜温补脾肾。处方：熟附子10g（后下），肉桂3g（焗服），巴戟天20g，女贞子20g，熟地黄10g，党参30g，黄芪30g，白术20g，茯苓20g等。

对症用药：①腹胀明显加木香、厚朴、大腹皮、枳实、香附等理气消胀。②腹水多加猪苓、泽泻、泽兰、大腹皮等。③腹部肿块坚硬加穿山甲、土鳖虫、莪术、红豆杉等或中成药西黄丸等。④胃脘疼痛不适加佛手、香橼、砂仁、白芍、甘草等理气止痛。⑤热毒盛者加蒲公英、七叶一枝花、苦参、龙胆草、败酱草等。

（三）辨病与辨证相结合

刘伟胜教授认为，卵巢癌作为恶性肿瘤的一种，其病因病机较单纯妇科疾病复杂得多，虽然辨证论治治疗恶性肿瘤为中医处方用药的基础，但临床如果单纯采用中医辨证的处方治疗肿瘤往往疗效欠佳，肿瘤控制不理想，临床治疗肿瘤过程中还需与辨病相结合。辨证与辨病相结合，可提高中医治疗肿瘤的疗效。因此，刘伟胜教授在治疗卵巢癌过程中，往往在辨证论治的基础上，选用一些具有一定抗癌作用的中药进行"辨病"治疗，辨证与辨病相结合，使抗肿瘤作用增强。

刘伟胜教授治疗卵巢癌常用的"辨病"治疗方法有清热解毒法、以毒攻毒法、破瘀散结法。清热解毒法常用药物有：白花蛇舌草、半枝莲、半边莲、蒲公英、败酱草、野菊花、七叶一枝花等。现代研究表明，清热解毒药可控制和消除肿瘤及其周围组织的炎症和水肿，起到一定程度的控制肿瘤发展作用，同时清热解毒药又具有较强的抗癌活性，为肿瘤防治常用的治疗之法。以毒攻毒法常用的药物有：斑蝥、蜂房、全蝎、蜈蚣、土鳖虫、守宫等。这些具有一定毒性的药物，同时具有抗癌抑癌的功效，在患者正气尚未衰竭而能耐受攻伐的情况下，可借其毒性以抗癌。破瘀散结法常用药物有：三棱、莪术、土鳖虫、水蛭、斑蝥等。肿瘤患者疾病日久，瘀血内停，与痰湿相互搏结，成为腹中包块，用药时配合破瘀散结中药常可起到抑制肿瘤、缩小肿块作用。

（四）中西合璧，减毒增效

卵巢癌早期及中期，西医可以予以手术治疗；但该病起病隐匿，早期不易发现，易转移，多数患者发现时已经是晚期，难以根治，西医往往运用化疗药物治疗，能取得一定的疗效。但在使用化疗药物的同时，由于化疗药物的毒副反应，增加了患者的痛苦，使许多患者难以耐受，甚至中途放弃治疗。刘伟胜教授认为，卵巢癌患者在进行西医治疗的同时，可配合中医扶正祛邪药物治疗。对手术患者，扶正有促进伤口愈合、预防转移的作用，祛邪有预防肿瘤复发转移的功效；对化疗者，扶正祛邪法可达到减毒增效的目的。刘伟胜教授认为手术后器官组织受损，耗气伤血，治疗宜健脾益气、养血活血，药用党参、白术、茯苓、黄芪、当归、桃仁、砂仁、陈皮、炙甘草等。化疗药物经常导致消化道反应及骨髓抑制。消化道反应发生时，患者会出现恶心、呕吐、食欲不振等消化系统症状，刘伟胜教授主要用旋覆代赭汤及香砂六君子汤加减，药用太子参、茯苓、白术、陈皮、法半夏、薏苡仁、砂仁、木香、旋覆花、代赭石、甘草等。骨髓抑制时血象下降，患者出现白细胞下降、贫血、血小板降低，并出现神疲蜷卧、肢体乏力、腰膝酸软、少气懒言、常自汗出，刘伟胜教授常用健脾补肾、益气养血中药，如贞芪扶正冲剂、参芪扶正注射液等中成药；或用升血汤，药用黄芪、党参、茯苓、白术、菟丝子、枸杞子、女贞子、熟地黄、肉桂、首乌藤、鸡血藤、鸡内金、焦三仙等；并另炖参茸生血方，药用红参5g、西洋参5g、鹿茸3g。化疗间期在扶正中药中加清热解毒、以毒攻毒、软坚散结的药物，如半枝莲、白花蛇舌草、夏枯草、苦参、全蝎、蜈蚣、土鳖虫、莪术、山慈菇、海藻等。刘伟胜教授在治疗肿瘤患者过程中,将中药与手术及化疗相配合,使患者能够承受西医治疗的毒副反应,完成相关治疗,起到增效减毒作用,提高患者生活质量。

(五)扶正与祛邪相结合,贯穿治疗始终

刘伟胜教授认为肿瘤的发生、发展与邪正虚实关系密切,在治疗过程中,始终把握好扶正与祛邪,使二者合理配合,相辅相成。扶正与祛邪结合的关键在于扶正不助邪、祛邪不伤正。

刘伟胜教授认为,卵巢癌患者本正气不足,然后在"痰""湿""瘀""毒"病理因素作用下发病,全身属虚,局部属实。在疾病早期,正虚不甚,邪气旺盛,此时治疗以攻邪为主,扶正为辅,治疗常以清热解毒、以毒攻毒、破瘀散结、化痰消积为法,配以健脾益气之品;中期则正气渐虚,邪气充实,治疗应以扶正与祛邪并重;晚期患者,正气大虚,虽仍有邪气停留,但患者不能耐受大剂量攻伐之品,治疗当以扶正为主,佐以少量祛邪之品。

(六)病案列举

吴某,女,59岁。2014年6月19日首诊。

主诉:反复腹胀1年,伴腹痛2月余。

患者2013年7月因"腹胀半月"于珠江医院就诊,诊断为卵巢癌;于2013年7月17日于广州军区总医院行卵巢恶性肿瘤细胞减灭术,腹腔卡铂灌注化疗。术后行7周期TC方案化疗。2014年4月17日因再次出现腹胀,伴腹痛,外院检查PET-CT提示阴道残端复发,紧贴膀胱后上壁,肝包膜、脾包膜、盆腔腹膜、肠系膜多发转移,腹腔积液。改予以伊立替康化疗,并腹腔灌注卡铂。经治疗后症状无改善。2014年6月19日至刘伟胜教授门诊就诊,症见:腹胀腹痛,耳鸣,少气懒言,畏寒肢冷,腰膝酸软,食欲不振,小便尚可,大便不畅。舌淡暗,苔白,脉沉细。

西医诊断:卵巢恶性肿瘤(术后复发化疗后)

中医诊断:卵巢癌(脾肾阳虚,湿瘀互结)

治法:温补脾肾,化湿活血,祛瘀抑瘤

处方:熟附子15g(先煎),肉桂5g(焗服),巴戟天20g,女贞子15g,党参30g,茯苓20g,白术15g,薏苡仁20g,柴胡15g,白芍15g,川芎10g,延胡索10g,枳实10g,大黄10g(后下),芒硝10g(冲服),砂仁10g(后下),莪术15g,三棱15g,土鳖虫10g,蜈蚣2条,红豆杉1袋。水煎服,每日1剂,共14剂。

治疗经过:2014年7月4日患者复诊,腹胀腹痛改善,耳鸣等症状减轻,大

便通畅,进食好转。舌淡暗,苔白,脉沉细。中药处方去大黄、芒硝,余药物维持同前。再服14剂,患者各症状减轻,纳眠可,二便调。患者每2周复诊1次,中药在上方基础上辨证加减。患者在刘伟胜教授门诊治疗至今,一般情况良好,生活自理,获得较好的生活质量。

按语:患者因卵巢癌术后复发,化疗后疗效欠佳、毒副反应明显求诊刘伟胜教授中医治疗。患者畏寒肢冷,腰膝酸软,为肾阳不足之象;少气懒言,食欲不振,为脾气亏虚之征;腹胀腹痛,腹腔肿瘤转移,为痰湿瘀血相互搏结所致。刘伟胜教授予以患者熟附子、肉桂、巴戟天、女贞子温阳补肾,予以党参、茯苓、白术、薏苡仁健脾祛湿,予柴胡、白芍、川芎、延胡索行气活血止痛,莪术、三棱、土鳖虫、蜈蚣、红豆杉破血行气、消积抑瘤,枳实、大黄、芒硝通腑泄浊,行气消胀。该患者正气亏虚为本,湿瘀互结为标,加之化疗后进一步损伤脾胃,刘伟胜教授采取辨证与辨病相结合的方式,在辨证治疗的基础上,同时配合具有抗肿瘤作用的莪术、三棱、土鳖虫等药物,攻补兼施,既改善症状,又能控制肿瘤,使患者取得良好的生活质量,达到"带瘤生存"的目的。

(张力文　何春霞　李柳宁)

八、益气补肾法治疗肾癌

根据肾癌的临床表现,中医学多将其归入"尿血""腰痛""肾积""痰癖""溺血""癥积"等范畴。刘伟胜教授在临床治疗肾癌时发现在中医辨证施治的基础上,以六味地黄丸为底方或变通为金匮肾气丸、左归丸、右归丸等可提高肾癌患者免疫,减轻患者症状,延长生存期。

(一)病因病机

刘伟胜教授认为本病与肾、膀胱、脾、肝等关系密切。腰为肾之府,肾与膀胱互为表里;肾主水,脾主水湿之运化。本病起因多由房劳太过、损伤肾气;或饮食失调、脾失健运;或情志所伤,肝气郁结;或年老体衰,肾虚不足;或起居不慎,身形受寒,邪气自外乘之,以致水湿不化,脾肾两伤,湿毒内生,积于腰府。久而气滞血瘀,凝聚成积块。症见腰痛,少腹胁下按之有物,推之可移。湿毒化热,下注膀胱,烁灼经络、血热妄行,则可见溺血经久不愈。肾为真阴元阳所系,病之初期因溺血不止,而致肾阴虚损;久而阴损及阳,则可见面色㿠白,四肢不温等肾阳虚衰之症。而后日渐食少消瘦,阴阳俱损,终属败证。

（二）辨证论治

刘伟胜教授根据多年临床经验，将肾癌的中医辨证分为以下五型：

1. **肾气虚弱型**　证候特点：神疲乏力，腰膝酸软，尿血，伴气短，低热，舌淡红，苔薄白，脉沉细。治宜益气温肾，解毒散结。方用金匮肾气丸加减。

2. **湿热瘀毒型**　证候特点：腰部或腹部肿块日见增大，腰痛加剧，血尿不止，伴有发热、口渴、纳少、恶心呕吐，脉滑数，舌质暗红，苔黄白。治宜清热利湿，活血散结。方用六味地黄丸合小蓟饮子加减。

3. **肾阳虚衰型**　证候特点：腰部肿块明显，尿血不多，腰痛，四肢不温，溲清便溏，舌淡苔薄，脉沉细。治宜温阳补肾，祛瘀解毒。方用右归丸加减。

4. **肾阴不足型**　证候特点：小便短赤带血，潮热盗汗，口燥咽干，腰膝酸软，腰痛腹部肿块，舌质红，脉细数。治宜养阴清热凉血。方用左归丸加减。

5. **气血双亏型**　证候特点：腰部或腹部包块日见增大，腰痛加剧，伴有乏力气短，心悸心烦，面色苍白，贫血消瘦，口干，低热，脉沉细数，舌淡有瘀点，苔白或黄。治宜补气养血，化瘀解毒。方用八珍汤加减。

刘伟胜教授运用中医临床辨证灵活施治：肾癌肾阴不足者，应以养阴补肾为法，可予六味地黄丸口服；肾癌肾阳亏虚者，治宜温阳益肾，可口服金匮肾气丸；气血亏虚者，治宜补肾健脾，益气养血，予参芪胶囊或安康欣胶囊口服；肾癌瘀血内结者，可给予榄香烯乳注射液静滴；肾癌肾阳虚衰者，予以参附注射液静滴。

（三）六味地黄丸的组方特点

目前常用的六味地黄丸为宋代太医钱乙所著《小儿药证直诀》卷下"地黄丸"方，方中重用熟地黄为君药以滋阴补肾，填精益髓，山萸肉补养肝肾涩精，山药补益脾阴固精，共为臣药。三药滋养肝脾肾，称为"三补"。泽泻利湿泄浊，防熟地黄之滋腻恋邪；牡丹皮清泻相火，制山萸肉之温涩；茯苓淡渗脾湿，助山药之健运。此三药为佐药，用以渗湿浊、清虚热，为"三泻"。三补三泻就是六味地黄丸的特点，肝脾肾三阴并补，尤补肾阴为主。与张仲景《金匮要略》中的肾气丸相比，地黄丸减去药方肾气丸的附子与桂枝，区别以补肾阳与补肾阴不同。而《景岳全书》中的左归丸、右归丸也包含了地黄丸的基础方药。因此，地黄丸可看作肾脏疾病治疗的基本方剂。刘伟胜教授针对肾癌患者的气血阴阳不足为本的特点，运用地黄丸加减灵活变裁以补肾气、温肾阳、滋肾阴，以扶正固本，提高免疫，往往奏效。

（四）典型病例

案1　谢某某，男性，工人，51岁。

2004年12月体检B超发现右肾肿物，于2004年12月31日在广州某医院诊断行右肾肿物切除术，术后病理诊断"右肾透明细胞癌"，术后于2005年1—3月行免疫治疗。

初诊：2005年4月。症见：右腰部疼痛，全身乏力，易于疲劳，盗汗，低热，饮食差，大小便正常，舌暗红、苔少、脉细。

辨证：肾阴不足，术后损伤气血，兼有气血亏虚

治法：滋阴补肾，益气养血，化瘀抑瘤

处方：熟地20g，丹皮10g，山萸肉10g，云苓20g，泽泻15g，山药20g，全蝎10g，黄芪20g，女贞子20g，猫爪草20g，桑椹20g。水煎，日1剂，服用15剂。

二诊：2005年5月。症见：疼痛减轻，精神好，全身乏力好转，无发热盗汗，纳可，睡眠欠佳，舌偏红，苔少，脉细。

辨证：肾阴不足

治法：滋阴补肾

处方：熟地20g，丹皮10g，山萸肉10g，云苓20g，泽泻15g，山药20g，全蝎10g，钩藤20g，酸枣仁20g，知母15g，黄柏15g，半枝莲20g，女贞子20g。水煎，日1剂，服用30剂。

三诊：2005年6月。症见：精神好，无腰痛，面色红润，纳眠好，舌质偏红，苔薄，脉细。状况如常人，遂予补肾抗癌中药。

辨证：肾阴亏虚

治法：补肾抗癌

处方：熟地20g，丹皮10g，山萸肉10g，云苓20g，泽泻15g，山药20g，全蝎10g，蜈蚣2条，淫羊藿10g，补骨脂15g，半枝莲20g，女贞子20g。水煎，日2剂。槐耳颗粒每次1包，每日3次。如此用中医药治疗3年，期间多次行腹部CT检查，未见复发及转移。患者精神状况佳，生活质量较高。

按语：患者年过五旬，肾气亏虚，加之术后气血亏虚，导致肾阴不足，治法上采用辨证论治，以滋补肾气为主，方以六味地黄丸为主加减，同时配合辨病用药，即解毒散结抑瘤为主，伍用半枝莲、白花蛇舌草及虫类药物全蝎、蜈蚣等。患者术后出现腰痛等不适症状，经中医辨证加辨病论治后，把握扶正祛邪先后缓急，体现了治病顾本的思想。本病例结合西医治疗，灵活化裁六味地黄丸，取得了良好的临床效果，体现了中医药治疗可提高西医治疗效果、减少副反应、提高生存质量的作用。

案2 李某,女性,退休,77岁。

2003年5月患者因无痛性肉眼血尿在中山医科大学第一附属医院行腹部B超、CT及MRI诊断为"右肾癌",家属因个人原因拒绝行肾穿刺活检术,不同意手术及放化疗,要求中医治疗。

初诊:2003年5月。症见:肉眼血尿,腰膝酸软,无尿频尿急尿痛,乏力,易疲劳,纳稍差,大便正常。舌淡暗、苔薄白、脉细。

辨证:肾气亏虚

治法:益气温肾,解毒散结

处方:党参30g,白术15g,茯苓15g,熟地20g,丹皮10g,山萸肉10g,泽泻15g,山药20g,白茅根30g,黄芪20g,女贞子20g,黄柏15g,知母15g,茜草10g,藕节炭20g。水煎,日1剂,30剂。

二诊:2003年6月。症见:患者小便色变浅红,乏力减轻,无尿频尿急尿痛,纳稍好转,大便正常。舌淡暗、苔薄白、脉细。

辨证:肾气亏虚

治法:益气温肾,解毒散结

处方:党参30g,白术15g,茯苓15g,熟地20g,丹皮10g,山萸肉10g,山药20g,白茅根30g,黄芪20g,女贞子20g,黄柏15g,知母15g,茜草10g,藕节炭20g,炒谷麦芽各30g。

该患者使用单纯中医药治疗5年,2006年12月中山医科大学第一附属医院复查腹部CT提示右肾肿物大小同前。2008年4月患者因"脑梗死"到我院住院,2008年6月2日出院,住院期间复查腹部MRI示右肾病灶稳定。

按语:患者为老年女性,脏腑精气渐衰,或加之平素工作劳累、饮食不节,或房劳太过,致脾肾亏虚,水湿不化,积于腰府,久而气滞血瘀,凝聚成积块,发为肾癌。患者年老拒绝进一步手术及放化疗,故治法上采用辨证论治,以补肾纳气止血为主,方以金匮肾气丸为主加减,同时配合辨病用药,即凉血止血之药,伍用茜草、藕节炭等。方药虽简单平凡,但有效达到了提高生存质量、延长生存时间之目的。

(柴小姝 李柳宁)

九、辨证论治肉瘤经验点集

恶性软组织肿瘤称为肉瘤,年发病率平均为(4.53~11.15)/10万。中医病名出自《备急千金要方》卷十一,多因思虑伤脾,脾气郁结不散而成瘤。瘤体初觉如桃李,渐大则如拳,其根基明显而能移,瘤体质坚实而柔韧,皮色不变,无热无寒。治宜健脾益气,开郁化痰。软组织肉瘤的病因至今仍未明了,但近年来分子生物学研究已表明间叶干细胞的基因突变与肉瘤的发生有关,P53 基因在多种类型肉瘤中具有调节细胞分化的功能。临床表现为局部疼痛和肿胀或伴有局部皮肤红、热,关节积液,肢体或关节活动疼痛和受限等。全身症状可出现低热、疲乏、全身不适及相关部位功能障碍。软组织肉瘤在治疗前应明确肿瘤的高、低分级。低度恶性肉瘤要扩大手术切除范围,手术操作应在肿瘤周围的正常组织内进行,这样才能减少局部复发。而高度恶性的肉瘤除采取合适手术方式外,更应采用综合治疗方案,包括手术与辅助性放疗及化疗结合,以期获取较好疗效。放化疗敏感度低,一般五年生存率小于 20%,80% 的患者在确定诊断时,有镜下肿瘤播散和转移,最常见转移部位是肺,预后不理想。

(一)肉瘤发病的中医病因病机

1. **六淫邪气和外伤**　《医学入门》中说:"肉瘤"是由于"郁结伤脾,肌肉消薄,外邪博而为肿曰肉瘤。"说明肉瘤的发生与六淫之邪有密切关系;这里的"六淫"不应仅仅是"风、寒、暑、湿、燥、火"六者,而应指代一切超过人体正常接受能力的环境因素,如空气污染、水污染、噪音污染、多种辐射、生活压力等一切不利于健康的环境因素。另一方面,外伤也是肿瘤发生的原因之一,明·薛己《正体类要·序》曰:"肢体损于外,则气血伤于内,营卫有所不贯,脏腑由之不和。"有些骨肉瘤的患者是因为外伤后而发现,但尚未有证据证明外伤与软组织肿瘤有明显因果关系。

2. **情志失调**　人的精神因素、饮食偏嗜、年龄等因素对肿瘤的发生发展和预后关系密切,《素问·阴阳应象大论》曰:"怒伤肝,喜伤心,思伤脾,忧伤肺,恐伤肾",肝的疏泄功能异常会使整个机体脏腑功能失调,气血逆乱,经脉瘀阻,瘀久则结,从而诱发肿瘤的产生。

3. **先后天之精不足**　《丹溪心法》曰:"凡人身上中下有块者,多是痰。"脾气亏虚,水湿不运,痰浊内生,与邪毒、瘀血相互胶着,终成肿块。《黄帝内经》曰:"年四十,而阳气自半也。"临床上发现老年人的肿瘤发病率较其他年龄组高出许多,脾为后天之本,起居无常,饮食不节,导致脾虚不运,进而先天肾精无以充养,加剧肾虚发病的进程。由此可知,若先天禀赋不足,肾精亏虚,或加上后天失调,正气不足,即先后天之精不足也是肿瘤的发病原因之一,正如古人所说"正气存内,邪不可干""邪之所凑,其气必虚"。

(二)刘伟胜教授治疗肉瘤学术思想

1. **注重"养正除邪"**　毒邪为患,正气不足为肿瘤发生的根本病因病机。华佗《中藏经·卷中·论痈疽疮肿》所言："痈疽痰肿之所作也，皆五脏六腑蓄毒不流则生矣。"刘伟胜教授认为，脾胃之气乃人身冲和之气，具有抗病祛邪的作用。脾胃不仅是后天之本，气血生化之源，更是药物吸收和发挥功效的重要方面，故曰："有胃气则生，无胃气则死。"其中抗癌止痛中药多属以毒攻毒、软坚散结、清热解毒、活血化瘀之品，服用此类药物时多伤及人体正气，刘伟胜教授在临床诊治时，无论证属何型，均不忘顾护脾胃之气，另外刘伟胜教授在肉瘤的治疗中注重补肾——先天之本的应用，如续断、补骨脂、淫羊藿、枸杞子等，现代药理学研究发现，淫羊藿具有抑制肿瘤细胞增殖，诱导肿瘤细胞凋亡和分化功效。

2. 中西医结合治疗减毒增效　在肉瘤治疗中，早期以手术为主，很多患者都采用了放化疗治疗。其中放射治疗的辐射损伤为热损伤，易造成人体气阴两虚，津液损伤，临床上常表现为口干、咽喉疼痛、吞咽困难等一派阴虚内热之象，故治疗应以清热滋阴为主。经过化疗后多损精又耗血，患者化疗后期往往有神疲乏力、头晕心悸、腰膝酸软、食欲不振等症状，同时可能出现白细胞下降、贫血、血小板降低、免疫功能等生理指标低下，刘伟胜教授认为多因脾肾不足，气血亏虚，治宜健脾补肾，填精生髓，常于方中加用女贞子、菟丝子、枸杞子、桑椹、黄精、熟地、党参、黄芪等。中药的运用有效地减轻了放化疗的毒副作用，使患者度过难关，提高生活质量。

3. "癌毒"治疗需以毒攻毒　刘伟胜教授还善用全蝎、蜈蚣治疗恶性肿瘤，他认为，肿瘤毒陷邪深，非攻不克，故以毒攻毒。《临证指南医案·积聚》云："辄仗蠕动之物，松透病根。"虫类药物具有搜剔走窜、破瘀行血、通络止痛、搜风拔毒、抑制癌细胞生长等功效，其行走窜灵动，对于深伏经络之邪，具有草木之药不可比拟的优势，且具有用量少，见效快的特点。常用虫类药物有全蝎、蜈蚣、乌梢蛇、水蛭、土鳖虫、僵蚕、地龙等，临床上多采用全蝎、蜈蚣攻毒散结止痛之效，此二药因属于逐瘀攻邪峻药，在临床运用时应常与扶正健脾补肾等之品同用。刘伟胜教授对该药用量范围为蜈蚣2~4条，全蝎6~12g。

4. 强调"人瘤共存"，注重生活质量　癌症不是一般躯体疾患，肿瘤患者需要面对死亡的威胁、经济负担、治疗的痛苦、生活前景等各方面的恐惧和担忧，心理压力较大，时常会出现情绪波动，他们的情志状况对疾病的转归有重要影响。因此，刘伟胜教授注重精神调摄与沟通，给予患者及家属倾诉的机会，为他们树立积极的生活态度，提高治疗信心与生活信心，使他们明白肿瘤治疗是个长期"人瘤共存"过程，提高生活质量是治疗的关键，建议肿瘤患者在精神与体力允许的情况下，尽量做到如常人般生活起居，做力所能及的劳动或工作，减轻心理负担，有利于生活质量的保证和身心的康复。

（三）病案举例

案1 患者，男，55岁。

2011年3月发现左前臂包块，2011年8月24日穿刺为未分化高级别多形肉瘤，已行吡柔比星（THP）+力朴素化疗2疗程，2011年10月8日行手术治疗，术后病理检查：（左前臂）高级别未分化肉瘤，巨细胞型恶性纤维组织细胞瘤，后行吡柔比星+艾素化疗9程（末次化疗时间2012年4月30日）。

一诊（2012年7月3日）：无特殊不适，纳眠可，二便调。舌质红，舌苔微黄，脉弦滑。诊断：西医诊断：左前臂高级别未分化肉瘤，巨细胞型恶性纤维组织细胞瘤术后化疗后；中医诊断：瘤。用药：半枝莲20g，白花蛇舌草20g，全蝎10g，蜈蚣2条，莪术15g，补骨脂15g，续断15g，淫羊藿20g，女贞子20g，黄芪20g，桂枝10g，牛膝20g，甘草5g，肿节风20g，桃仁15g，红豆杉1袋，水煎内服，共14剂。配合鸦胆子油软胶囊2粒/次，口服，3次/日，共14日。

二诊（2012年7月17日），现咳嗽咯痰，纳眠可，二便调。舌质红，舌苔微黄，脉弦滑。用药：鸦胆子油软胶囊2粒/次，口服，3次/日，共14日。中药方：半枝莲20g，白花蛇舌草20g，全蝎10g，蜈蚣2条，补骨脂15g，续断15g，淫羊藿20g，女贞子20g，黄芪20g，牛膝20g，甘草5g，肿节风20g，桃仁15g，红豆杉3g，土茯苓15g，苦参15g，水煎内服，共14剂。

三诊（2012年8月3日）：咳嗽咯痰好转，纳眠可，二便调。舌质红，舌苔微黄，脉弦滑。中药方剂：半枝莲20g，白花蛇舌草20g，全蝎10g，蜈蚣2条，补骨脂15g，续断15g，淫羊藿20g，女贞子20g，黄芪20g，牛膝20g，甘草5g，肿节风20g，桃仁15g，红豆杉3g，莪术15g，苦参15g，水煎内服，共14剂。

后续服药至今。

按语：化疗是肿瘤治疗过程中常见的治疗方法，化疗除了杀伤肿瘤细胞外，同时也损伤正常机体，化疗所致骨髓抑制，如白细胞计数减少、血小板减少、血色素下降等，会导致患者因无法耐受而中止化疗。化疗后患者大多出现疲倦乏力、少气懒言、食少纳呆、头晕耳鸣、面色无华等症状。刘伟胜教授根据中医辨证论治，认为其病位主要在脾、肾。脾为后天之本，气血生化之源；肾为先天之本，肾主骨，生髓，以促进骨髓造血功能恢复。同时刘伟胜教授不忘"辨病"用药，采用清热解毒抗肿瘤中药，如红豆杉、半枝莲、白花蛇舌草、猫爪草、蛇莓、山慈菇等。

本例患者病理属恶性程度较高，行9疗程化疗之后，病情缓解但正气亏虚，病势为正虚邪恋。治疗过程中邪毒加药毒重复损伤正气，此时需要补虚扶正，以促进康复。瘀毒余邪虽少但顽固，不容易去除，一着不慎可导致复发转移，所以应以扶助正气为主。此时中药亦忌峻猛。每佐以调理情志、起居、饮食，时时顾护脾胃。

案2 患者，男，52岁，2001年行背部软组织纤维肉瘤术，2007年7月术后复发，后行二次背部肿物切除术。术后病理检查：隆突性纤维肉瘤。

一诊（2001年9月18日）：现后背伤口疼痛，乏力，口气重，饮食可，二便可。舌红，苔薄黄，脉沉弦。中医诊断：癌（脾肾不足，痰瘀互结）；西医诊断：背部软组织肉瘤。中药处方：半枝莲20g，白花蛇舌草20g，全蝎10g，蜈蚣2条，莪术15g，补骨脂15g，续断15g，淫羊藿10g，女贞子20g，蒲公英20g，金银花15g，猫爪草30g，生地15g，甘草10g，水煎服，共7剂，配合头孢拉定胶囊0.5g/次，口服，3次/日，共7日。

二诊（2001年9月25日）：背部软组织纤维肉瘤病史同前，未行放化疗。现无特殊不适，纳眠可，二便调。舌暗红，苔薄微黄，脉沉弦。中药处方：半枝莲20g，白花蛇舌草20g，全蝎10g，蜈蚣2条，莪术15g，补骨脂15g，续断15g，淫羊藿10g，女贞子20g，猫爪草30g，巴戟15g，甘草10g，肉苁蓉15g，黄芪20g，水煎服，共7剂。

三诊（2001年10月9日）：背部软组织纤维肉瘤术后病史同前，未行放化疗。现无特殊不适，纳眠可，二便调。舌暗红，苔薄微黄，脉沉弦。中药处方：半枝莲20g，白花蛇舌草20g，全蝎10g，蜈蚣2条，莪术15g，补骨脂15g，续断15g，淫羊藿10g，女贞子20g，甘草10g，肉苁蓉15g，黄芪20g，红景天（6g/包）2包，苦参15g，水煎服，共7剂。

后续服药至今。

按语：手术治疗是治疗局部软组织肉瘤最主要的治疗方法。对于软组织肉瘤，要在最大可能保留机体功能的前提下，做最适度的手术切除，以保证患者的生活质量。对于局部复发的肿瘤或孤立的转移灶，积极手术切除也可以取得较好的效果。本例患者术后未行放化疗，持续服用中药十余年，生活质量良好，可见中医药的治疗有效延缓肿瘤的复发转移，延长寿命，提高生活质量。

刘伟胜教授认为患肉瘤的患者多由于内伤七情，耗损肝肾之阴，脾胃运化功能失调，痰瘀互结，久而成瘤。所以治疗本病治标的同时，祛邪同时不忘治本，牢记正虚邪生的本质，通过扶正使正虚得到缓解，正气复则有利于邪退。初期患者局部疼痛，一派热象，在扶正抑瘤的同时加用蒲公英、金银花、生地等清热解毒寒凉之品。后患者好转，以益气扶正、抗癌抑瘤为主，从而达到化痰祛瘀。在理气化痰散结的同时，注重滋养肝肾、益气健脾、养血和营，从而以达到长期控制肿瘤的目的。

（赵越洋 韩守威）

十、辨治癌性疼痛

（一）病因病机

刘伟胜教授将癌性疼痛分为实痛、虚痛、寒痛、热痛。认为实痛多为痰湿互结，气滞血瘀，不通则痛；虚痛多为脾气虚弱，脾肾阳虚，不荣则痛；寒痛多因脾肾阳虚，寒凝气滞血瘀所致，属虚实夹杂；热痛多为癌毒内攻，久蕴化热，与痰、湿、瘀血互结，阻滞气机而发，亦属虚实夹杂，但以标实为主。因此癌性疼痛总的病机不外乎"气滞血瘀，不通则痛；气阳不足，不荣则痛。"但其具体病理具有多样性，只有抓住其不同的病理所在，分清虚、实、寒、热，方可治之有效。刘伟胜教授据此将癌痛具体分为气滞血瘀、痰湿互结、痰热内蕴、脾肾阳虚4型辨证治疗。

（二）治疗方法

1. **气滞血瘀型**　此型肝癌及其他实体瘤多见，也是癌性疼痛中最多见的一型。症见刺痛或胀痛，固定不移、拒按、疼痛夜间尤甚，或伴口渴不欲饮，舌暗红或淡紫、或见瘀点瘀斑、或伴舌体胖大，苔薄白，脉弦或缓。方用柴胡疏肝散加减。药用柴胡、木香、郁金、莪术、川芎、茯苓、党参、白术、白芍、甘草、白花蛇舌草、重楼。若伴有阴虚者，去党参，加太子参、五味子、麦冬。

2. **痰湿互结型**　此型多见于肺癌、肠癌、甲状腺癌等。症见疼痛固定，伴神疲困乏，胃纳差，大便溏。或咳嗽痰白，舌体胖大边有齿印、苔白腻或薄白，脉缓或濡或滑。方用四君子汤加味。药用：党参、茯苓、白术、白芍、甘草、法半夏、胆南星、黄药子、全蝎、蜈蚣、白花蛇舌草、半枝莲。若伴腹胀可加砂仁、大腹皮；纳呆加炒谷芽、炒麦芽。

3. **痰热内蕴型**　以肺癌最多见，亦见于其他各种肿瘤的恶病质期。症见疼痛，遇热则甚，或伴局部灼热感，口干口苦，或口臭，大便秘结，或低热，舌红或暗红、苔黄或黄腻，脉滑或滑数。方用清肺饮合《千金》苇茎汤加减药用：苇茎、冬瓜子、薏苡仁、黄芩、连翘、瓜蒌、胆南星、茯苓、太子参、白芍、甘草、白花蛇舌草、重楼。若见口干口渴、舌红苔剥等阴津耗伤者，酌加麦冬、五味子、天花粉；身热日久不退，可加口服新廣片或静脉滴注清开灵注射液。

4. **脾肾阳虚型**　见于各种肿瘤晚期，多数有不同程度的恶病质表现。症见疼痛夜甚，喜温喜按，伴畏寒怕冷，面色苍白，纳差，便溏，消瘦，倦怠，舌淡或淡胖有齿印、苔白而润,脉沉缓或沉细。处方:党参、茯苓、薏苡仁、甘草、白芍、肉桂、附子、淫羊藿、补骨脂、巴戟天、枸杞子、白花蛇舌草、桑椹。夹瘀者酌加川芎、莪术;伴阴虚者可加女贞子。

(三)用药特点

1. 注重后天脾胃 刘伟胜教授认为癌症患者脾胃之气的盛衰直接影响病情的转归和发展。脾气虚弱,水谷不化,机体失于濡养,则正虚日甚,邪必入里。脾虚水湿不化,内生痰湿,四处流注,阻滞气血运行,不通则痛;气虚血行不畅,瘀血内生,不通则痛;脾虚机体失养,不荣则痛。故刘伟胜教授主张治疗癌性疼痛,无论证属何型、无论病者脾胃的盛衰如何,均应投以适量的健脾益气之品。

2. 扶正与祛邪兼顾 肿瘤的发展与邪正虚实关系密切,如《素问·评热病论》说:“邪之所凑,其气必虚。”《外证医案汇编》说:“正气虚则为岩。”《诸病源候论》说:“虚劳之人,阴阳伤损,血气凝涩,不能宣通经络,故积聚于内也。”刘伟胜教授认为癌痛病程较长,多为虚证或虚实夹杂证,此时扶正即是祛邪,伐正即是助邪。因此主张扶正宜先,祛邪宜轻,祛邪不宜伤正,且扶正又应以健脾为重。

3. 用药依据 中药治疗疼痛源远流长,近代及现代诸多医家用中药治疗癌痛亦取得良效。刘伟胜教授治疗癌痛,每型中除包含健脾益气之药外,均有芍药、甘草2味,意在缓急止痛。有报道用芍药甘草汤治疗癌痛,总有效率达85%~92%。亦有报道以活血化瘀、温阳益气法治疗癌痛取得良效。刘伟胜教授在治疗中亦喜用白花蛇舌草、重楼或半枝莲,与健脾益气之品相应,是为祛邪之用,药量视虚实程度酌予加减。气滞血瘀明显则加川芎、莪术等既有行气活血又有抗肿瘤作用的中药;痰湿互结则投以蜈蚣、全蝎、黄药子等既有祛痰散结又有抗癌作用的中药。

(四)病案举例

林某,男,75岁,2000年11月9日初诊。体检发现右肺中央型低分化鳞癌3年,右背疼痛6月。患者3年前体检发现肺部块影,当时患者仅有干咳、活动后气促表现,经CT及支气管纤维镜检查确诊为“右肺中央型低分化鳞癌并纵隔淋巴结转移”,未做手术及放化疗,一直在门诊服中药治疗,并定期复查胸片。1年前复查胸片提示病灶较前增大,但患者临床症状无明显变化,遂自行停药约半年。6月前觉右背疼,并进行性加重,在外院查ECT提示:多发性骨核素浓聚,拟诊为骨转移瘤。在外院服美施康定片治疗2月,疼痛能控制,但药量逐渐增加。症见：右背痛夜甚，需服美施康定片每次 120mg，每 12 小时服用 1 次，方可缓解疼痛，伴纳差、便溏、怕冷、夜尿多、消瘦，面色㿠白无华，倦怠萎靡，舌淡胖边有齿印、舌底络脉轻度瘀紫、苔白，脉沉细缓。查体：右锁骨上多个淋巴结肿大，最大 2.0cm×2.0cm，质硬，固定，下界不清，无压痛；第 5 胸椎及第 5 右后肋压痛明显。辨证属脾肾阳虚型，拟用金匮肾气丸加减。处方：党参、茯苓、黄芪、白花蛇舌草、炒谷芽、炒麦芽各 20g，甘草 5g，肉桂 2g，制附子、白芍、补骨脂、巴戟天、莪术各 15g，淫羊藿 10g。每日 1 剂。以本方为主加减连服 3 月余。2001 年 3 月 1 日复诊：胃纳增加，面色及乏力症状改善，现服美施康定片每次 30mg，每 12 小时服用 1 次，即可控制疼痛。

（陈卫军　邓　宏）

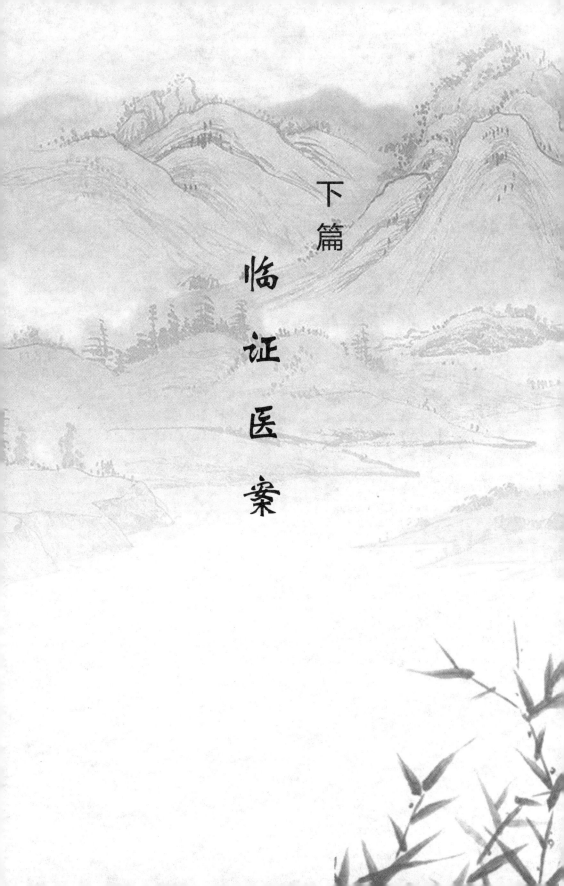

下篇

临证医案

一、脑肿瘤医案

医案1：脑桥延髓内胶质瘤

姓名：陈某　　　　　性别：男

年龄：10岁　　　　　婚姻状况：未婚

职业：无　　　　　　现住址：湖南省岳阳市

就诊时间：2002年9月25日首诊。

主诉：头晕半年余。

现病史：患者于2002年3月开始出现头晕不适，无明显头痛，伴斜视。在当地医院完善MRI检查提示延髓肿瘤。后患者先后至广州、上海、北京某医院求医，均认为手术风险极大，手术死亡率可达98%。患者遂求助于中医治疗。于2002年9月至刘伟胜教授门诊就诊。

临床症见：双目斜视，偶有头晕，无头痛，无呕吐，纳眠尚可，二便调，余未见异常。舌质暗红，舌苔薄白，脉滑。

西医诊断：脑桥延髓胶质瘤

中医诊断：脑瘤（肝风内动）

治法：平肝息风，补益肝肾

处方：天麻15g，钩藤20g（后下），全蝎10g，蜈蚣2条，白芍15g，莪术15g，蒺藜15g，淫羊藿15g，薏苡仁20g，白芷15g，石决明20g（先煎），女贞子15g，桑椹20g，大黄10g（后下），僵蚕15g。水煎服，每日1剂，共21剂。

治疗经过：口服中药后，患者头晕症状改善，双目斜视情况逐步缓解，此后患者坚持在刘伟胜教授门诊随诊，各项症状相对稳定，中药在上方基础上辨证加减。2010年7月21日外院复查CT提示：脑桥下异常信号影（1.4cm×1.4cm），病灶较前对比未见明显扩大及增多。此后于2011年6月24日、2013年7月1日、2014年2月7日、2015年3月11日复查MRI均提示病灶稳定，较前未见明显增大增多。

2015年3月25日患者复诊，经13年治疗后，患者现已无双目斜视，头晕等症状，一般情况良好，大学毕业，已参加工作，病灶仍在，间断复查无明显变化。

按语：脑部肿瘤发病经常以颅压升高为首发症状，并易造成枕大孔疝，小脑幕切迹上疝，其中脑胶质瘤发病率居脑瘤第一位。此病例中发病部位为脑桥延髓处，手术极其困难。

中医辨证方面，脑瘤在临床上具有头痛、头晕、半身不遂、抽搐等临床表现，从辨病角度来讲,应属中医学之"中风""头风"等范畴。刘伟胜教授认为,脑瘤病变在脑,其成因多由痰湿之邪结聚于脑,脑部气滞血瘀,痰瘀阻滞,毒邪凝结所致,得病日久,可耗伤阴液,可致肝肾不足,故临床常用平肝息风、清热解毒、活血通络、化痰软坚、补益肝肾等法治疗。

针对脑瘤患者,刘伟胜教授常用天麻钩藤饮治疗。此病例方药中运用钩藤、天麻、僵蚕等。现代药理学研究证明这类药物具有镇静,延长催眠剂的催眠时间,抗惊厥以及镇痛作用。莪术为活血破瘀药物,其含有的 β- 榄香烯、莪术醇具有抗肿瘤作用,莪术油有放射增敏作用,莪术其他成分能够对抗血栓形成。在脑瘤中,刘伟胜教授使用大黄以通腑泻浊,取"上病下治"之意,结合现代医学,可减轻颅内水肿。最后佐以淫羊藿、桑椹、女贞子等药物加强益气补肾抗瘤之力。

(刘　柏　李柳宁)

医案2:脑瘤晚期

姓名:陈某　　　　　性别:男

年龄:12岁　　　　　婚姻状况:未婚

职业:学生　　　　　现住址:广东省梅州市

就诊时间:2014年5月15日首诊。

主诉:反复头晕头痛半年,发现脑肿物近4月。

现病史:患者于2014年1月因头晕头痛于广州某医院就诊,2014年1月21日颅脑 MRI:鞍内、鞍上、三脑室及桥前池肿物,多考虑生殖细胞瘤,脑积水伴脑脊液外渗。患者家属拒绝行西医治疗,于2014年5月15日至刘伟胜教授门诊就诊。

临床症见:精神疲倦,头晕头痛,纳眠一般,小便尚可,大便3~5次/日,质稀。舌淡暗,苔白,脉沉细。

西医诊断:脑肿瘤(生殖细胞瘤?)

中医诊断:脑癌(痰瘀互结)

治法:化痰祛瘀抑瘤

处方:天麻10g,钩藤15g(后下),白芍20g,全蝎10g,蜈蚣2条,僵蚕15g,大黄8g(后下),川芎10g,白芷15g,蝉蜕8g,芒硝6g(焗服),红景天6g。水煎服,每日1剂,共30剂。

中成药:鸦胆子油软胶囊2粒/次,口服,3次/日,共30日。

治疗经过:2014年6月23日患者复诊,头晕头痛症状减轻,大便次数多。舌淡暗,苔白,脉沉细。中药处方药物维持同前。再服30剂,患者症状再有减轻,大便多。患者每1月复诊一次,中药在上方基础上辨证加减。2014年10月

27日颅脑MR示：与2014年4月21日MRI片比较，颅内病灶较前明显减少，幕上脑室系统恢复正常形态及大小，余同前片。患者在刘伟胜教授门诊治疗至今，病灶缩小，病情得到控制。

按语：患者因先天不足，患生殖细胞瘤且伴脑积水及脑脊液外渗，已无手术机会，因年少拒绝西医治疗，求诊刘伟胜教授中医治疗。患者精神疲倦，声低气微为先天肾气不足、肺气虚弱之象；头晕头痛为水不涵木，肝阳上亢之征；脑部肿物为痰瘀相互搏结所致。刘伟胜教授以急则治其标为原则，予以天麻、钩藤、白芍、僵蚕平肝潜阳，全蝎、蜈蚣引药上行入脑，搜络散结，川芎、白芷、蝉蜕上行通络止痛，大黄、芒硝泻下通腑，开通三焦，红景天扶正益气，以防泻下太过而耗伤中气。配合鸦胆子油软胶囊口服，该药物的主要成分为鸦胆子，有抗肿瘤、调节免疫作用，尤其是可通过血脑屏障，对脑瘤患者有较好疗效。该患者先天不足为本，痰瘀互结为标，刘伟胜教授采取辨证与辨病相结合的方式，采取急则治其标的原则，同时配合可引药入脑且具有抗肿瘤作用的全蝎、蜈蚣等药物，使用通腑醒神的大黄、芒硝的同时不忘扶正，攻补兼施，组方周全，临床上既看到了疗效，又不至于攻伐太过，提高了患者的生活质量与生存时间。

（柴小姝 李柳宁）

医案3：脑胶质瘤术后复发

姓名：倪某　　　　　　性别：男

年龄：37岁　　　　　　婚姻状况：已婚

职业：无　　　　　　　现住址：广东省广州市

就诊时间：2007年6月6日首诊。

主诉：脑胶质瘤术后4月余，抽搐1次。

现病史：患者于2006年11月因头晕至广州某医院检查诊断为脑胶质瘤，行手术治疗，术后病理确诊为脑胶质瘤，并行术后放化疗。2007年5月20日凌晨1点左右出现抽搐一次，约三分钟后症状缓解。自诉目前一般情况可，时有头晕头痛，纳眠可，二便调。经治疗后症状无改善。2007年6月6日至刘伟胜教授门诊就诊。

临床症见：疲倦乏力，少气懒言，时有头晕头痛，无恶心呕吐，无腹胀腹痛，无耳鸣，纳眠可，二便正常。舌淡，苔白，脉弦滑。

西医诊断：脑恶性肿瘤（术后放化疗后）

中医诊断：脑瘤（气虚痰瘀互结）

治法：益气扶正，化痰祛瘀抑瘤

处方：天南星15g，炒薏苡仁30g，醋莪术15g，益智仁15g，白花蛇舌草30g，七叶一枝花30g,全蝎10g,蜈蚣2条,半枝莲15g,天麻20g,钩藤15g(后下),僵蚕10g,川芎10g,白芷15g,大黄10g(后下),甘草10g,水煎服,每日1剂,共21剂。

中成药:安康欣胶囊4粒/次,口服,3次/日,共21日。

治疗经过:2007年6月20日患者复诊,乏力症状改善,头晕头痛症状减轻,无抽搐发作,二便通畅,食欲睡眠好。舌淡,苔白,脉弦滑。中药处方药物维持同前。再服21剂,患者各症状减轻,纳眠可,二便调。患者每3周复诊一次,中药在上方基础上辨证加减。2013年12月15日头颅CT提示肿瘤复发。患者拒绝再次手术及放化疗,坚持在刘伟胜教授门诊治疗至今,一般情况良好,生活自理,获得较好的生活质量。

按语:患者因脑胶质瘤术后复发,求诊刘伟胜教授中医治疗。患者疲倦乏力,少气懒言,为正气不足之象;头晕头痛为癌毒流窜脑部,肝阳上亢之征;颅内肿瘤为痰瘀互结于脑所致;舌淡,苔白,脉弦滑为气虚痰瘀阻络之征。刘伟胜教授予以患者天麻钩藤饮平肝息风,天南星、炒薏米、化痰祛湿;莪术、川芎、大黄活血化瘀,半枝莲、白花蛇舌草、七叶一枝花清热散结抑瘤,全蝎、蜈蚣破血行气、消积抑瘤。配合安康欣胶囊口服,该药物的主要成分为黄芪、党参、人参、丹参、灵芝、山豆根、鸡血藤、半枝莲、淫羊藿、穿破石、白术、石上柏等十八味中药,具有活血化瘀、软坚散结、清热解毒、扶正固本的作用。该患者正气亏虚为本,痰瘀互结为标,刘伟胜教授采取辨证与辨病相结合的方式,在辨证治疗的基础上,同时配合具有抗肿瘤作用的半枝莲、白花蛇舌草、全蝎、蜈蚣等药物,攻补兼施,既改善症状,又能控制肿瘤,使患者取得良好的生活质量,达到"带瘤生存"的目的。

(柴小姝　李柳宁)

医案4:脑星形细胞瘤术后复发放疗后

姓名:李某　　　　性别:女

年龄:19岁　　　　婚姻状况:未婚

职业:学生　　　　现住址:广东省广州市

就诊时间:2009年3月30日首诊。

主诉:脑星形细胞瘤术后6年,复发放疗后1年。

现病史:患者2003年7月外院确诊第四脑室星形细胞瘤,行手术切除术,2008年7月出现走路不稳,复查头颅MRI提示:第四脑室前下部偏左侧不规则形小结节状影,周围无水肿。遂于行局部放疗(具体剂量不详)。2009年3月30日至刘伟胜教授门诊就诊。

临床症见:患者神清,精神稍倦,平衡感稍差,无头晕头痛,纳眠可,二便可,舌淡红,苔薄黄,脉沉。

西医诊断：脑星形细胞瘤术后复发放疗后

中医诊断：脑瘤（肝肾不足，痰瘀阻窍）

治法：补益肝肾，化痰祛瘀

处方：钩藤20g（后下），天麻15g，黄芪15g，茯苓20g，半枝莲20g，白花蛇舌草20g，全蝎10g，白芷10g，白芍15g，枸杞15g，淫羊藿10g，补骨脂10g，菟丝子15g，川断15g，甘草5g。水煎服，每日1剂，共21剂。

中成药：鸦胆子油软胶囊4粒/次，口服，3次/日，共21日。

治疗经过：2009年4月20日患者复诊，精神较前好转，平衡感同前，舌质淡红，舌苔黄微腻，脉沉。中药维持同前，再服28剂。患者每3~4周复诊一次，中药在上方基础上辨证加减。2009年7月患者复查MRI提示第四脑室前下部偏左侧，不规则形结节状影，较前缩小。患者一般情况相对稳定，坚持在刘伟胜教授门诊中医药治疗。

按语：脑恶性肿瘤常见脑胶质瘤，约占40%~50%。目前，国内外对脑瘤的治疗多采用手术、化疗、放疗、X刀、γ刀等，但大多难以治愈。脑星形胶质瘤病程短，发展快，根据恶性程度高低手术切除的多少或放化疗的敏感度，复发有早有晚。刘伟胜教授认为该年轻患者，髓海不足，痰瘀等邪气乘虚而入，积聚盘踞于脑部，日久化生包块而发为脑瘤。属虚实夹杂之证，其内因为久病耗伤肾精、气血亏虚不能上荣于脑，则脑髓失养而致髓海空虚；故刘伟胜教授以补益肝肾、化痰祛瘀为法，方中以枸杞、淫羊藿、补骨脂、菟丝子、川断、白芍补益肝肾、填精益髓，黄芪、茯苓益气健脾祛湿以顾护后天之本，半枝莲、白花蛇舌草、全蝎解毒抗癌祛瘀，以白芷为引经药，甘草调和诸药，经服用后，达到扶正抑瘤、缩小瘤体的疗效，延长了患者的生存期。

（洪宏喜　李柳宁）

医案5：脑膜瘤术后复发

姓名：周某　　　　　性别：女

年龄：69岁　　　　　婚姻状况：已婚

职业：退休　　　　　现住址：广东省广州市

就诊时间：2015年9月18日首诊。

主诉：脑膜瘤术后4年余，反复头痛3年余。

现病史：患者2010年12月31日行脑膜瘤切除术，2012年4月出现头痛，头部胀痛感，伴有一过性眼蒙，2012年10月9日头颅MRI：上矢状窦后部偏右侧肿瘤复发，左侧桥小脑区脑膜瘤，经脱水治疗好转。2013年7月行放疗，期间配合鸦胆子油乳针、甘露醇脱水治疗后症状好转。2014年1月7日复查头颅MR：术后复发，病灶大小大致同前，病灶内新发坏死灶。2014年7月29日复查头颅 MR：对比 2014 年 1 月片病灶较前缩小。2015 年 4 月查头颅 MR 提示脑水肿余大致同前。2015 年 9 月因后枕部颈部疼痛行封闭治疗。2015 年 9 月 18 日至刘伟胜教授门诊就诊。

临床症见：精神尚可，易疲劳，右头部稍胀痛，头晕，视物模糊，左侧肢体少许麻木，口干无口苦，纳眠尚可，大便干结，小便多。舌质暗红，舌苔薄白，脉滑。

西医诊断：脑膜瘤（术后复发）

中医诊断：脑瘤（肝风上扰，湿瘀互结）

治法：平肝息风，祛湿活血抑瘤

处方：钩藤 20g（后下），川芎 15g，蜈蚣 3 条，大腹皮 15g，天麻 20g，白芷 15g，蝉蜕 10g，黄芪 20g，续断 15g，炙甘草 10g，茯苓 20g，全蝎 15g，红豆杉 1 袋，红景天（6g/ 包）2 包，大黄 10g（后下），石决明 20g（先煎），鹿角粉 2 包（冲服）。水煎服，每日 1 剂，共 21 剂。

中成药：鸦胆子油软胶囊 4 粒 / 次，口服，3 次 / 日，共 21 天。并配合 20% 甘露醇 + 地塞米松脱水治疗。

治疗经过：2015 年 10 月 23 日患者复诊，头胀痛、头晕、视物模糊好转，大便可解，舌质暗红，舌苔薄白，脉滑。中药维持同前，再服 28 剂。患者每 3~4 周复诊一次，中药在上方基础上辨证加减。患者间中根据病情需要配合甘露醇脱水治疗，治疗至今有 1 年半时间，一般情况相对稳定，坚持在刘伟胜教授门诊中医药治疗。

按语：脑瘤属于肿瘤病中的危重之症，头痛、呕吐、肢体活动障碍是脑瘤患者常见的表现，根据生长的部位可出现视物不清、语言不利、精神障碍及肢体抽搐等各种症状，严重影响患者的生活质量。

脑瘤之病，痰瘀癌毒阻滞于上，清窍不利，肝风内生，痰毒日久壅滞必致局部痰火瘀热蕴结。刘伟胜教授在临床诊疗中常常发现不少脑瘤患者不仅有头晕、头痛、呕吐等风痰上扰症状，往往同时伴有大便不通或大便干结难解、口干欲饮、舌苔黄腻等中焦腑气不通、邪热内结等表现。刘伟胜教授认为这是上焦癌毒邪热下传中焦所致，对此类患者，治疗上，除了息风化痰之外，还应配伍通腑泻热、清热解毒类的中药以达到通下热毒而泻上焦癌毒之功，所谓"通下而泻上"。该患者以天麻钩藤饮平肝息风化痰，加虫类药以毒攻毒以抗癌，合用大黄、茯苓以通过泻大便、利小便可以交通上下，使上焦之癌毒邪热有出路，从而减轻患者的头痛、头晕等症状，改善脑瘤患者的生活质量，延长生存期。

（洪宏喜　李柳宁）

医案6：脑星形细胞瘤术后

姓名：覃某　　　　　性别：男

年龄：64岁　　　　　婚姻状况：已婚

职业：退休　　　　　现住址：广东省广州市

就诊时间：2015年4月23日首诊。

主诉：脑星形细胞瘤术后2月。

现病史：患者2015年2月于广州某医院确诊左侧额叶少突星形细胞瘤（Ⅱ级），于2015年3月24日于该院行手术切除。术后未行任何诊治。既往吸烟史40余年，10支/日。

临床症见：神疲，呼吸困难，双下肢乏力，行走困难，言语欠清，伴头晕头痛，偶有恶心呕吐，胃纳差，眠可，大小便失禁。舌红，苔薄黄，脉弦。查体：全身浅表淋巴结未扪及肿大，左下肢肌力Ⅲ级，右下肢肌力正常，余无异常体征。

西医诊断：脑星形细胞瘤（术后）

中医诊断：脑瘤（肝阳上亢、肝风内扰）

治法：平肝潜阳，息风止痉

处方：天麻钩藤饮合大承气汤加减：钩藤20g（后下），天麻15g，川芎15g，全蝎10g，蜈蚣3条，僵蚕20g，白芷15g，半枝莲20g，白花蛇舌草20g，补骨脂15g，淫羊藿15g，茯苓15g，甘草10g，红豆杉1袋，大黄10g（后下），芒硝10g（冲服）。水煎服，每日1剂，共7剂。

中成药：鸦胆子油乳胶囊2粒/次，口服，3次/日，共7日。嘱患者泻下次数会增多，若泻下次数多于5次/日，去方中芒硝。

治疗经过：二诊（2015年4月30日）：患者双下肢乏力较前稍有改善，偶可站立，恶心呕吐较前减轻，言语欠清同前，纳差，时有大小便失禁。查体：双下肢肌力3级。舌红，苔薄黄，脉弦细。守方续服。

三诊（2015年7月30日）：患者可扶行，右下肢水肿，无恶心呕吐，言语较前流利，纳眠一般。查体：右下肢水肿，皮色、肤温均正常。查右下肢动静脉彩超提示右下肢动脉未见异常，右下肢静脉血栓形成。舌暗红，苔白腻，脉沉弦。处方：钩藤20g（后下），天麻15g，川芎15g，全蝎10g，蜈蚣3条，僵蚕20g，白芷15g，半枝莲20g，白花蛇舌草20g，补骨脂15g，淫羊藿15g，茯苓15g，甘草10g，红豆杉1袋，大黄10g（后下），芒硝10g（冲服），莪术15g。水煎服，每日1剂，共7剂。

四诊（2015年8月14日）：患者步态正常，右下肢水肿减轻，并于外院行溶栓治疗。查体同前。舌暗红，苔白腻，脉沉弦。钩藤20g（后下），天麻15g，川芎15g，全蝎10g，蜈蚣3条，僵蚕20g，白芷15g，半枝莲20g，白花蛇舌草20g，补骨脂 15g，淫羊藿 15g，茯苓 15g，甘草 10g，红豆杉 1 袋，大黄 10g(后下)，芒硝 10g(冲服)，莪术 15g，桃仁 15g，丹参 15g。水煎服，每日 1 剂，共 7 剂。

五诊(2015 年 10 月 9 日)：患者步态正常，右下肢水肿消退，余基本同前。处方：钩藤 20g，天麻 15g，川芎 15g，全蝎 10g，蜈蚣 3 条，僵蚕 20g，白芷 15g，半枝莲 20g，白花蛇舌草 20g，补骨脂 15g，淫羊藿 15g，茯苓 15g，甘草 10g，红豆杉 1 袋，莪术 15g，桃仁 15g，丹参 15g。后根据症状辨证加减服药至今。

按语：患者为星形细胞瘤术后患者，首次就诊时，在缺乏相关影像学检查的情况下，刘伟胜教授结合患者症状及体征，考虑患者以脑水肿所致的颅高压及压迫症状为著，中医辨证为肝阳上亢、肝风内扰，治疗中坚持"急则治标，缓则治本"的基本原则，以"平肝潜阳，息风止痉"为法，首以攻邪，改善水肿所致的头晕、行走不稳等症状，待患者颅高压症状缓解后，处方去大承气汤，加强补益脾肾、活血化瘀。中医药治疗术后、放化疗后脑水肿有一定的优势，现代医学对于脑水肿一般以对症脱水治疗为主，常症状反复，效果欠佳。从本病案的治疗可以看出，刘伟胜教授在控制脑瘤的基础上加大承气汤加强泻下之力着重改善水肿，待患者肿瘤急症缓解后，再注重抗肿瘤治疗，注重提高患者生存质量。

（陈奕祺　李柳宁）

医案 7：肺癌脑转移

姓名：梁某　　　　　　性别：男
年龄：61 岁　　　　　　婚姻状况：已婚
职业：退休　　　　　　现住址：广东省广州市
就诊时间：2015 年 7 月 10 日首诊。
主诉：确诊肺癌 3 月，头晕头痛 1 月。
现病史：患者于 2015 年 4 月因咳嗽、咳痰及气促于广州某医院就诊，行 PET-CT 提示左肺中央型肺癌，右侧枕叶结节状高代谢灶，考虑脑转移。2015 年 5 月 10 日于该院行肺部病灶切除，术后病理：(左下肺)低分化腺癌。2015 年 6 月患者出现头晕头痛，于该院行头颅 CT：右胼胝体压部后方至半卵圆中心、右顶后叶异常密度灶较前增大，考虑肺癌脑转移。患者于 2015 年 6 月 15 日行脑部放疗。
临床症见：行走无力，右侧明显，言语欠清，头痛，无头晕，无抽搐，气短，恶心，无呕吐，纳眠可，大便干结，小便调，舌红，苔白，脉弦滑。查体：全身浅表淋巴结未扪及肿大，右下肢肌张力减弱，右下肢肌力 3 级，左下肢肌力、肌张力正常。
西医诊断：肺腺癌术后脑转移

中医诊断：脑瘤（风痰内扰，癌毒壅滞）

治法：平肝潜阳，抑瘤抗癌

处方：钩藤20g，天麻15g，川芎15g，全蝎10g，蜈蚣2条，僵蚕10g，大黄10g（后下），半枝莲20g，白花蛇舌草20g，甘草15g，补骨脂15g，淫羊藿15g，泽泻20g，芒硝10g（冲服），砂仁15g（后下），莪术15g。水煎服，每日1剂，共14剂。

二诊（2015年8月15日）：患者病情稳定，下肢仍乏力，头晕、恶心较前减轻，纳眠可，大便干结较前改善，小便调。舌红，苔白，脉弦滑。守方续服。

三诊（2015年9月3日）：患者精神可，下肢乏力较前改善，可扶行，言语较前流利，无头痛头晕，无恶心呕吐，出现咽喉疼痛。舌红，苔薄黄，脉弦滑。处方：钩藤20g，天麻15g，川芎15g，全蝎10g，蜈蚣2条，僵蚕10g，半枝莲20g，白花蛇舌草20g，甘草15g，补骨脂15g，淫羊藿15g，泽泻20g，芒硝10g（冲服），砂仁15g（后下），莪术15g，鱼腥草20g，玄参20g。

五诊（2015年10月15日）：患者咽喉不适缓解，病情稳定。在前方基础上去鱼腥草，加女贞子以补肾填精。

七诊（2015年12月23日）：患者双下肢乏力进一步减轻，可行走，牙龈肿痛，无头痛头晕，无恶心呕吐，无抽搐，纳眠可，二便调。查体：右下肢肌力4级，余无异常。处方：钩藤20g，天麻15g，川芎15g，全蝎10g，蜈蚣2条，僵蚕10g，半枝莲20g，白花蛇舌草20g，甘草15g，石膏20g（先煎），太子参20g，蝉蜕10g。

九诊（2016年1月15日）：患者复查头颅MRI提示病灶稳定。患者双下肢乏力明显改善，言语流利，记忆力正常，无特殊不适，纳眠可，二便调。查体同前。处方：钩藤20g，天麻15g，川芎15g，全蝎10g，蜈蚣2条，僵蚕10g，半枝莲20g，白花蛇舌草20g，茯苓20g，甘草15g，桑椹15g，续断15g，补骨脂15g。

中成药：口服安康欣胶囊4粒／次，口服，3次／日。

按语：本例患者为肺癌脑转移，肺癌病灶经手术切除，但脑转移病灶却因颅内占位效应导致患者出现不适，影响生活质量。患者已行脑部放射治疗，但放疗后仍出现下肢乏力，恶心等症状，最后求治于中医。刘伟胜教授全程采用中医药治疗，以扶正祛邪为基本原则，临证变通。初期患者实证为主，在扶正抑瘤的同时加全蝎、蜈蚣、僵蚕等以毒攻毒、祛风通络，配合大黄、芒硝以通下泻上。并根据患者症状变化随证加减。后患者病情逐渐好转，脑水肿缓解，方剂中去大黄、芒硝，避免攻下太过。脑瘤患者放疗后，肾精不足、脑髓不满等情况更为严重，治疗当以"扶正固本"为法则，用药当中加强补肾健脾，着重先天之本的应用，用药上补充桑椹、续断、补骨脂等药物，从而达到长期控制肿瘤之效。刘伟胜教授认为中医诊疗的精髓在于辨证论治，脑瘤为本虚标实的疾病，发病之根本因正气亏虚、邪毒盘踞于脑所致，治疗上当以扶正祛邪为本，佐以息风、祛痰、化瘀为法对症治疗。刘伟胜教授认为脑瘤应以综合治疗为主，根据病情及患者状态选择治疗方案，改善患者生活质量，减少痛苦，以期达到带瘤生存的目的。

（陈奕祺　李柳宁）

二、头颈癌医案

医案1：鼻咽放疗后

姓名：林某　　　　　性别：男

年龄：55岁　　　　　婚姻状况：已婚

职业：技术人员　　　现住址：广东省广州市

就诊时间：2009年4月28日首诊。

主诉：鼻咽癌放疗后3年余，肝癌术后9个月。

现病史：患者于2006年8月出现鼻塞、流血涕等症状，经完善病理及MRI检查，明确诊断为鼻咽恶性肿瘤，并于2006年9月行局部放疗治疗（具体剂量不详）。2008年发现左外叶原发性肝癌，2008年7月2日已行手术切除（具体术式不详）。术后口服化疗2月，此后间中门诊中医药治疗。2009年4月28日至刘伟胜教授门诊就诊。

临床症见：现患者神清，稍感疲倦，偶有耳道渗液疼痛，稍感鼻塞无鼻涕，无涕血等特殊不适，纳可眠一般，二便调。舌红，苔少，脉弦细。

西医诊断：1. 鼻咽恶性肿瘤（放疗后）

　　　　　2. 肝恶性肿瘤

中医诊断：1. 耳鼻喉癌（气阴两虚，瘀毒互结）

　　　　　2. 肝癌（气阴两虚，瘀毒互结）

治法：益气养阴，祛瘀抑瘤

处方：太子参20g，茯苓10g，炙黄芪15g，莪术20g，全蝎10g，半枝莲20g，白花蛇舌草20g，预知子20g，七叶一枝花15g，女贞子15g，桑椹20g，玄参15g，酸枣仁20g，辛夷花15g，苍耳子15g，柴胡15g。水煎服，每日1剂，共21剂。

治疗经过：2009年8月患者复诊，其耳道渗液及鼻塞等各项症状有所改善，舌质红，舌苔白腻，脉沉弦。处方：白花蛇舌草20g，全蝎10g，炙黄芪15g，山药20g，女贞子15g，预知子20g，半枝莲20g，太子参20g，桑椹20g，七叶一枝花15g，茯苓20g，酸枣仁20g，鸡内金10g，岗稔根30g，肉苁蓉15g。水煎服，每日1剂，共21剂。

2012 年 10 月 16 日复查 CT 及 MRI 未见复发及转移。患者鼻塞,流黄涕,咽痛,纳可,眠差,夜尿 2~3 次,大便调。舌质红,舌苔微黄,脉弦滑。

处方:天花粉 20g,盐山萸肉 15g,肿节风 15g,巴戟天 15g,山药 20g,女贞子 15g,预知子 20g,半枝莲 20g,黄芪 20g,桑椹 20g,茯苓 20g,肉苁蓉 15g,淫羊藿 15g,麦冬 15g,五味子 5g,白花蛇舌草 20g,防风 15g,红豆杉 1 袋。水煎服,每日 1 剂,共 30 剂。

此后 2013 年 3 月至 10 月复查 CT 及 MRI 未见明显肿瘤复发征象。2014 年 3 月 25 日来诊,患者时有流脓涕,鼻塞,纳可,眠较差,容易出汗,夜尿 2~3 次,大便调。舌质红,舌苔微黄,脉弦滑。处方:菟丝子 15g,天花粉 20g,盐山萸肉 15g,肿节风 15g,巴戟天 15g,山药 20g,女贞子 15g,预知子 20g,半枝莲 15g,黄芪 20g,桑椹 20g,茯苓 20g,肉苁蓉 15g,麦冬 15g,五味子 10g,白花蛇舌草 15g,红豆杉 1 袋,酸枣仁 20g,玄参 20g,辛夷 15g。水煎服,每日 1 剂,共 30 剂。此后患者各项症状逐步减轻,中药在上方基础上辨证加减。患者在刘伟胜教授门诊治疗至今,一般情况良好。

按语:鼻咽癌是我国常见恶性肿瘤之一,自然生存期 18.7 个月。目前西医对早期鼻咽癌主要采取放疗为主,配合化疗治疗。中医药与放射治疗联合应用,有很好的减毒增效作用,减轻放疗后出现的毒副反应,提高患者生存质量。

此病案中,刘伟胜教授认为,放射治疗属毒热之邪,耗气伤阴,故在放疗后应给予益气养阴的中药,如黄芪、太子参、五味子、玄参、麦冬等,既能明显地减轻放疗所致的各种毒副反应,又能提高其临床治疗效果,即在保证其治愈率或缓解率提高的同时亦要注意提高患者的生存质量和生存期。除益气养阴药物外,为预防肿瘤复发,方药中还配合予以抗瘤中药如红豆杉、白花蛇舌草等加强抗瘤之力。预防复发除抗瘤中药外,还应注意先天之本在肾,因而在益肺胃之阴的同时,不忘加入滋养肾阴之品,如山萸肉、女贞子、桑椹、菟丝子等,以体现中医治未病的思想,从而遏制病情的发展。

(刘 柏 李柳宁)

医案 2:鼻咽癌放化疗后

姓名:王某 　　　性别:男

年龄:43 岁 　　　婚姻状况:已婚

职业:个体户 　　现住址:广东省广州市

就诊时间:2015 年 9 月 28 日首诊。

主诉:反复涕血伴颈淋巴结肿大 8 月余。

现病史:患者 8 月余前开始出现鼻涕中带少量血丝、右侧颈淋巴结稍肿大,查EB病毒阳性。遂于广州某中医院行组织活检,考虑右侧非角化性未分化型癌,组织挤压明显。2015年1月21日于广州某医院行右颈Ⅱ区淋巴结穿刺活检镜下:纤维组织及淋巴组织中见异型细胞片巢状或散在分布,符合恶性肿瘤形态。MRI提示鼻咽肿物考虑鼻咽癌;颅底骨质未见破坏;右侧咽后、右颈Ⅱ区肿大淋巴结考虑转移,双颈Ⅱ、Ⅲ区多发小淋巴结。随后以PF(5-FU+顺铂)方案、DP(多西他赛+顺铂)方案诱导化疗两程后,进行根治性放疗30次,NPDT 70Gy/30F,LNDT 66Gy/30F。后予同期化疗1程:顺铂增敏。放化疗后恶心、纳差、口干等症状明显。2015年9月28日至刘伟胜教授门诊就诊。

临床症见:疲倦,面颊稍稍紧张感,鼻腔有分泌物、偶伴少许血丝,口干,怕冷,纳眠差,二便调。舌淡红,苔少,脉细数。

西医诊断:鼻咽恶性肿瘤(放化疗后)

中医诊断:耳鼻喉癌(气阴两虚、痰瘀互结)

治法:益气养阴,化痰散结

处方:党参20g,法半夏10g,女贞子10g,葛根30g,猫爪草15g,黄芪30g,川芎10g,天山雪莲1包,陈皮5g,补骨脂10g,三七片10g,石上柏15g,甘草5g,仙鹤草15g,黄精20g,山药20g,水煎服,共14剂。

治疗经过:2015年10月12日患者复诊,疲倦感减轻,面颊肌肉较前放松,口干减轻,胃纳改善。舌淡红,苔少,脉细数。患者睡眠质量较低,《医效秘传·不得眠》云:"夜以阴为主,阴气盛则目闭而安卧,若阴虚为阳所胜,则终夜烦扰而不眠也。"中药处方去黄芪、天山雪莲性温热之品,加珍珠母潜阳安神,五指毛桃性平之品益气补虚,余药物同前。再服14剂,患者胃纳、睡眠明显改善,疲倦感消失,一般情况良好。患者每2~3周复诊一次,中药随证加减。2015年11月查鼻咽镜结合活检未见转移。2016年5月6日复查MRI:鼻咽顶后壁黏膜稍增厚,较前好转,考虑放疗后改变。右侧咽后、颈部淋巴结同前。患者在刘伟胜教授门诊治疗至今,定期复查,病情稳定,获得较高的生存质量。

按语:该患者为鼻咽癌放化疗后,放疗为鼻咽癌首选治疗手段,但易于耗伤气血津液致气阴两虚,不能濡养肌肉,则出现面肌紧张感;津液不上承则口干;虚热内生,烦扰心神则眠差。化疗易于损伤脾胃,脾失健运,运化功能障碍,则纳差;脾虚健运失司,水湿停滞,则疲倦。鼻咽癌总的病机为痰瘀毒搏结于颈部足少阳胆经循行之处而成痰核,放疗耗气伤阴、化疗脾胃受损。刘伟胜教授以党参、葛根、黄芪、天山雪莲等健脾益气;陈皮、山药补肺胃之阴;因先天之本在于肾,同时加入女贞子、补骨脂、黄精滋养肾阴;以法半夏、石上柏、猫爪草、海蛤壳化痰抑瘤散结;以川芎、三七、丹参、莪术、仙鹤草活血化瘀止血。若失眠加茯神、珍珠母、酸枣仁、龙骨、牡蛎潜阳安神；若淋巴结肿大，加半夏、山慈菇等加强散结之功；若口干加芦根生津止渴，麦冬、北沙参养阴益气、生津利咽；若咳嗽有痰，加法半夏、陈皮、桔梗、瓜蒌皮、浙贝母化痰止咳；若鼻塞不通，加石菖蒲、苍耳子、辛夷解毒通鼻窍；若热毒偏盛，加金银花、连翘清热解毒等。该病例很好地体现出中医中药在鼻咽癌放化疗后增敏减毒的优势。

（杜秀婷 李柳宁）

医案3：喉癌术后放化疗后

姓名：谢某　　　　　性别：男
年龄：52岁　　　　　婚姻状况：已婚
职业：工人　　　　　现住址：广东省江门市

就诊时间：2010年8月9日首诊。

主诉：喉癌术后2年余。

现病史：患者喉癌术后2年，2008年3月10日中山二院喉癌手术切除术，颈部淋巴结术后病理：喉癌转移，放疗33次，化疗（顺铂＋艾素）3次，末次化疗（2010年2月）。定期复查未见肿瘤复发及转移，现为求中医药预防复发及转移2010年8月9日至刘伟胜教授门诊求诊。

临床症见：现颈部牵掣不适，声嘶，痰多色黄难咯，纳眠一般，大便干，小便可，舌暗，苔黄腻，脉沉滑。

西医诊断：喉恶性肿瘤（术后放化疗后）

中医诊断：喉癌（气阴两虚，痰瘀热结）

治法：益气养阴，清热化痰，祛瘀抑瘤

处方：北沙参20g，麦冬15g，五味子5g，半枝莲15g，白花蛇舌草15g，全蝎10g，女贞子20g，黄芪15g，甘草5g，猫爪草20g，风栗壳15g，夏枯草15g，浙贝母10g，桔梗15g，苦参10g，大黄10g（后下）。水煎服，每日1剂，共21剂。

治疗经过：2010年9月6日患者复诊，咯痰等症状减轻，大便好转。舌暗，苔黄，脉沉滑。中药处方加鱼腥草，余药物维持同前。再服21剂，患者各症状减轻，纳眠可，二便调。患者每3周复诊一次，中药在上方基础上辨证加减。患者在刘伟胜教授门诊治疗至今，未见肿瘤复发及转移，中药门诊过程中获得较好的生活质量。

按语：患者因喉癌术后放化疗后，颈部不适、咯痰等症状明显，求诊刘伟胜教授中医治疗。患者声嘶，痰黄难咯为气阴两虚，肺失宣降，津液不足之象；颈部不适、喉部肿瘤，为痰瘀相互搏结所致。刘伟胜教授予以患者太子参、麦冬、五味子益气养阴，予以苦参、夏枯草、风栗壳、浙贝母、桔梗清热化痰止咳，予全蝎、半枝莲、白花蛇舌草、猫爪草等消积抑瘤，女贞子、黄芪益气补肾，大黄通腑降浊。该患者正气亏虚为本,痰瘀热结为标,加之放化疗后进一步损伤阴液,刘伟胜教授采取辨证与辨病相结合的方式,在辨证治疗的基础上,同时配合具有抗肿瘤作用的半枝莲、白花蛇舌草、蜈蚣、全蝎等药物,攻补兼施,既改善症状,又能控制肿瘤,使患者取得良好的生活质量,达到预防复发及转移的目的。

(何春霞　李柳宁)

医案4:下咽癌术后放化疗后

姓名:蔡某　　　　性别:女
年龄:60岁　　　　婚姻状况:已婚
职业:退休　　　　现住址:广东省广州市
就诊时间:2016年6月29日首诊。
主诉:下咽癌术后5月,放化疗后2月。
现病史:2016年1月行下咽癌手术,病理:乳头状鳞癌,分期:T2N2M0,Ⅳa期,术后行化疗3程(具体方案不详),放疗28次,2016年4月结束治疗。
临床症见:精神稍倦,稍乏力,咽干,反酸,失眠,时有咳嗽咯痰,痰白质黏,背部疼痛不适,纳一般,二便调。舌淡红,苔少,脉弦细。
西医诊断:下咽鳞癌(T2N2M0,Ⅳa期,术后放化疗后)
中医诊断:耳鼻喉癌(气阴两虚,痰瘀互结)
治法:益气养阴,化湿祛瘀
处方:太子参20g,麦冬15g,玄参15g,天花粉30g,有瓜石斛40g,生地黄15g,紫苏梗15g,桔梗10g,浙贝20g,龙骨20g(先煎),牡蛎20g(先煎),威灵仙15g,猫爪草15g,山慈菇15g,半枝莲20g,白花蛇舌草20g,全蝎10g。水煎服,每日1剂,共15剂。
食疗方:臭草30g,鱼腥草50g,大米50g,绿豆50g,煮粥顿服。每日1次。
治疗经过:2016年8月3日患者复诊,诸症减。原方基础上加砂仁10g(后下),麦芽30g,补骨脂15g,肉苁蓉15g,再服15剂,经治疗,患者一般情况良好,病情稳定。嘱患者停服臭草绿豆粥。患者2~3周复诊1次,坚持主任门诊中医药治疗,中药在上方基础上辨证加减,现患者生活基本正常。
按语:下咽癌治疗主要以放疗和手术治疗为主,其次为化疗,还有靶向、免疫治疗和中医中药治疗。刘伟胜教授认为,放疗射线为热毒之邪,易化火灼阴,损伤正气,造成人体气阴两虚,局部津液不足。本方采用益气养阴,生津利咽治法,方拟生脉散为主方,重用天花粉、石斛等益气养阴,桔梗、苏梗等通宣引经,直达病所,采用山慈菇、半枝莲、白花蛇舌草、全蝎抗癌中药,配合臭草绿豆粥清上焦之热。另外,本例患者久病,加之放疗损伤气阴,肾阴不足,疗程中应加入补骨脂、肉苁蓉等滋补肾之品。治法攻补有度，药食结合，患者生活质量，疗效甚佳。

（韦海林 李柳宁）

医案 5：鼻咽癌放疗后

姓名：何某　　　　　　性别：女

年龄：38 岁　　　　　　婚姻状况：已婚

职业：职员　　　　　　现住址：广东省广州市

就诊时间：2012 年 2 月 21 日首诊。

主诉：鼻咽癌放疗后半月。

现病史：2011 年 12 月 5 日患者于某医院确诊为鼻咽非角化性癌（T1N0M0，Ⅰ期）行放疗 33 次，2012 年 2 月 4 日复查 MRI：对比 2011 年 12 月 5 日旧片，病灶较前缩小，左侧咽旁及双上颈部淋巴结较前缩小。患者放疗结束之后求中医药治疗。

临床症见：倦怠，心悸，鼻干，颈部皮肤（放疗后）红肿灼伤，口干，纳可，眠差，二便调。舌质红，舌苔微黄，脉弦细。

西医诊断：鼻咽恶性肿瘤（T1N0M0，Ⅰ期，放疗后）

中医诊断：鼻咽癌（气阴两虚）

治法：益气养阴，解毒抑瘤

处方：生脉散加减：太子参 20g，麦冬 20g，北沙参 20g，五味子 5g，白花蛇舌草 20g，全蝎 10g，女贞子 20g，鱼腥草 20g，甘草 5g，猫爪草 20g，半枝莲 20g，旱莲草 20g，天花粉 20g，红景天 6g。水煎服，每日 1 剂。

中成药：西黄胶囊 2 粒 / 次，口服，2 次 / 日。具有解毒散结，消肿止痛，扶正抑制肿瘤作用。

预防与调护计划：放疗后注意清淡饮食、多吃蔬菜水果、避免辛辣燥热刺激之品。保持好心情，注意气候变化、预防感冒，保持鼻及咽喉卫生。建议配合予鱼腥草、臭草、绿豆、大米各 50g 煲粥，每日服用 1 次为减轻放疗后黏膜损伤，一般放疗前直至放疗结束效果最佳既能明显减轻放疗后所致的各种不良反应，并且可以提高疗效。

治疗经过：2012 年 4 月 10 日患者来复诊症见倦怠，偶头晕心悸，口干缓解，纳可，眠差，二便调。舌质红，舌苔微黄，脉弦细。上方加钩藤 20g，酸枣仁 20g 为平肝潜阳、养心安神。2012 年 5 月 4 日复查 MR 提示病灶较前缩小，淋巴结稳定。患者转颈稍受限，鼻干、颈部皮肤红肿灼伤考虑放疗后引起局部组织损伤，口干及睡眠已改善。上方加增液汤加减：玄参、桑椹为加强滋阴补肾。2013 年 6 月复查鼻咽镜及耳内镜检查未见异常。经过治疗 4 月余患者转颈稍受限较前缓解。之后定期我科复查及中医药治疗,病情稳定。随访至2014年3月11日,近三年未见肿瘤复发及转移,患者无明显不适,病情逐渐好转,临床症状有所改善。

按语:患者西医诊断明确,为鼻咽非角化性癌(T1N0M0,Ⅰ期),目前放疗是鼻咽癌初期首选的治疗方法,效果显著,但放射治疗后会产生严重损伤,所以康复期是至关重要的。刘伟胜教授认为放疗是毒热之邪,则耗阴伤津,肺胃阴伤是主要的病机,而见鼻干、口干、颈部皮肤(放疗后)红肿灼伤等,热毒伤阴较甚而见舌质红,舌苔微黄,脉弦细之象。所以在治疗当中除了清热解毒之外,需要注意益肺胃之阴,同时不忘加滋补肾阴药品。刘伟胜教授根据中医辨证施治的原则,标本兼顾,先治标后治本,扶正与祛邪为法。该患者鼻咽癌因放疗后预防及改善周围黏膜损伤,以益气养阴,清热解毒为主,采用生脉散加减,方中养阴生津用麦冬、玄参、北沙参、五味子、天花粉等,抗瘤解毒加半枝莲、白花蛇舌草、猫爪草、鱼腥草等。当病情逐渐好转,以补益脾肾、益气养阴为主,补肾益精选用桑椹、淫羊藿、女贞子、旱莲草等,从而收到较好疗效。经过治疗,患者一般情况可,病情稳定,延长了生存期并获得良好生活质量。近三年来患者定期复查未见复发及转移,至今仍继坚持门诊中医治疗。

(蔡佩玲　李柳宁)

医案6:甲状腺癌术后复发

姓名:叶某　　　　　　性别:男

年龄:63岁　　　　　　婚姻状况:已婚

职业:无　　　　　　　现住址:广东省广州市

就诊时间:2008年4月3日首诊。

主诉:甲状腺癌术后3年,发现肿瘤局部复发1天。

现病史:患者于2005年3月8日在南方医院行甲状腺癌切除术,2008年4月2日在广州某医院复查CT示:左侧甲状腺区邻近食道可见一软组织影(2.5cm×1.5cm),考虑术后复发。

临床症见:现时有咳嗽,遇异味刺激咳甚,无痰,无吞咽困难及呼吸困难,无声嘶,口干无口苦,纳眠可,二便调,舌暗红,苔薄白,脉弦细。

西医诊断:甲状腺癌(术后复发)

中医诊断:甲状腺癌(阴虚血瘀)

治法:疏肝养阴,祛瘀散结,解毒抗癌

处方:柴胡10g,白芍15g,夏枯草15g,黄药子10g,猫爪草15g,浙贝15g,桑椹15g,女贞子15g,甘草10g,全蝎10g,莪术15g,苦参15g,人参叶10g,风栗壳10g,山慈菇10g。水煎服,每日1剂,共14剂。

治疗经过:2008年4月17日患者复诊,咳嗽症状较前减轻,舌暗红,苔白,脉弦细。效不更方,继续上方口服,再服28剂,经治疗,患者咳嗽症状逐渐缓解,病情稳定。坚持刘伟胜教授门诊中医药治疗。

2008年5月15日患者复诊,精神可,无明显咳嗽,口干好转,纳眠可,二便调,舌淡红,苔白,脉弦细。中药在上方基础上去黄药子、山慈菇、苦参、风栗壳、柴胡、白芍,改人参叶为太子参健脾补气,加白花蛇舌草、半枝莲解毒抗癌,加补骨脂、川断、淫羊藿补肾固本,再服14剂。复诊未见特殊不适,中药辨证加减继续服用。2010年12月29日患者于广州某医院复查甲状腺彩超提示:甲状腺双侧术后,局部未见异常声像,双侧未见肿大淋巴结。患者仍继续坚持门诊中医药治疗,定期复查未见肿瘤再复发转移征象。

按语:患者甲状腺癌术后3年出现复发,肿瘤刺激引起咳嗽,一直坚持中医药治疗,疗效显著,临床达到完全缓解。本患者采用中医药抗肿瘤复发,刘伟胜教授认为该病发病与肺肝脾肾相关,患者以咳嗽为主症,处方以四逆散合二至丸为主加减以疏肝养阴,祛瘀散结,解毒抗癌,标本兼治。待咳嗽逐渐缓解,则以健脾补肾贯彻整个治疗过程中,通过培补先后天之本以提高机体自身抗肿瘤作用,以期达到防治目的;配合半枝莲、白花蛇舌草、全蝎、猫爪草等清热解毒、攻毒散结、抗癌抑瘤中药,以达到更好的抗肿瘤之功效,因此取得了很好的疗效。

（洪宏喜　李柳宁）

三、肺癌医案

医案1:肺鳞癌术后

姓名:黄某　　　　　性别:男
年龄:66岁　　　　　婚姻状况:已婚
职业:无　　　　　　现住址:广东省广州市
就诊时间:2006年7月19日首诊。
主诉:肺癌术后6月。
现病史:患者2006年1月因诊断肺癌,于2006年1月20日行肺癌切除术,术后病理:鳞状细胞癌(Ⅱ期),术后化疗4程,治疗后患者自觉疲倦乏力,食欲欠佳,2006年7月19日至刘伟胜教授门诊就诊。
临床症见:稍疲倦乏力,偶有咳嗽,活动后时有气促,饭后腹胀反酸,腰椎疼痛,纳稍差,眠可,二便调。舌淡暗,苔白,脉沉。
西医诊断:肺鳞状细胞癌(Ⅱ期术后)

中医诊断：肺癌（脾肾两虚）

治法：健脾补肾，扶正抑瘤

处方：党参 30g，黄芪 20g，茯苓 15g，炙甘草 10g，砂仁 5g（后下），女贞子 15g，肉苁蓉 15g，补骨脂 15g，续断 15g，淫羊藿 15g，白花蛇舌草 20g，半枝莲 20g，蜈蚣 2 条，猫爪草 20g，全蝎 10g，红豆杉 1 袋，延胡索 15g。水煎服，每日 1 剂，共 14 剂。

中成药：康艾注射液 40ml，静脉滴注，每日 1 次，共 14 日。

治疗经过：2006 年 8 月 2 日患者复诊，腹胀反酸等症状减轻，进食好转。舌淡暗，苔白，脉沉。中药处方去砂仁，余药物维持同前。再服 21 剂，间断静脉滴注康艾注射液，患者各症状减轻，纳眠可。患者每 3~4 周复诊一次，中药在上方基础上辨证加减。每年复查胸部 CT，未见肿瘤复发转移。患者在刘伟胜教授门诊治疗至 2017 年，一般情况良好，经常到国内外旅游，现在是一名健康、乐观的老人。

按语：患者为早期肺癌术后，由于手术损伤及化疗毒副反应，患者治疗后出现疲倦乏力、纳差腹胀等症状，患者遂来刘伟胜教授门诊就诊，采用中医药抗肿瘤复发及转移治疗，且获得较好的生活质量。本病例采用了健脾补肾的治疗方法，肾为先天之本，脾为后天之本，气血生化之源，健脾补肾是重要的扶正固本的治法，对于预防肿瘤复发、转移有重要意义。方中配伍使用虫类药物全蝎、蜈蚣，具有活血化瘀、攻积破坚、以毒攻毒的作用，选用白花蛇舌草、半枝莲、猫爪草等具有清热解毒抗肿瘤作用的中草药，起到解毒抗癌之功效。处方攻补兼施，扶正抑瘤，既改善症状，又能预防肿瘤复发转移。配合中成药康艾注射液静脉滴注，该药物由黄芪、人参、苦参素组成，具有益气扶正，增强机体免疫功能。经过刘伟胜教授门诊积极治疗，患者取得良好的生活质量。

（张力文　李柳宁）

医案 2：肺腺癌术后

姓名：刘某　　　　　性别：女

年龄：68 岁　　　　　婚姻状况：已婚

职业：无　　　　　　现住址：广东省广州市黄埔善安坊

就诊时间：2010 年 10 月 20 日首诊。

主诉：肺癌术后 1 月。

现病史：患者 2010 年 9 月因咳嗽于某医院行胸部 CT 检查，提示：右肺上叶后段占位性病变伴周围性改变，考虑周围型肺癌，2010 年 9 月 13 日行肺癌手术，手术病理：低分化腺癌，分期 T2aN0M0。2010 年 10 月 20 日至刘伟胜教授门诊就诊。

临床症见:咳嗽,痰多,无血丝痰,气促,胸闷,胸痛,右侧胸背部麻木感,纳眠一般,二便可,舌红苔黄,脉细。

西医诊断: 肺腺癌(T2aN0M0 术后)

中医诊断: 肺癌(气阴两虚,痰热内蕴)

治法: 益气养阴,化痰清热

处方: 太子参 20g,麦冬 20g,五味子 5g,苇茎 20g,桃仁 10g,薏苡仁 20g,冬瓜子 20g,鱼腥草 20g,全蝎 10g,蜈蚣 2 条,半枝莲 20g,白花蛇舌草 20g,甘草 5g,大黄 10g(后下)。水煎服,每日 1 剂,共 14 剂。

中成药: 康艾注射液 40ml,静脉滴注,每日 1 次,共 14 日。

治疗经过: 2010 年 11 月 10 日患者复诊,右侧胸背部麻木感,咳嗽,痰色白,胸痛,纳眠一般,二便调,舌红苔白,脉细滑。中药处方加款冬花 15g,紫菀 15g,余药物维持同前。再服 21 剂,间断静脉滴注康艾注射液,患者各症状减轻,纳眠可。患者每 3~4 周复诊一次,中药在上方基础上随证加减。每年复查胸部 CT,未见肿瘤复发转移。患者在刘伟胜教授门诊治疗至今,一般情况良好,家中普通家务劳动均可承担,家庭生活基本正常。

按语: 肺癌术后肿瘤复发转移是目前困扰患者及家属的主要问题,西医主要采取放疗、化疗的方法抗肿瘤复发转移,但由于放化疗的毒副反应等原因,很多患者拒绝进行术后放化疗治疗,所以很多患者寻求中医药方法进行术后治疗,抗肿瘤复发转移。本病例以生脉散益气养阴,扶正补虚;予以苇茎汤清化痰热,改善咳嗽咯痰症状;生脉散联合苇茎汤是刘伟胜教授治疗肺癌的常用方剂,在临床过程中疗效显著。方中配伍使用虫类药物全蝎、蜈蚣,具有活血化瘀、攻积破坚、以毒攻毒的作用,选用白花蛇舌草、半枝莲清热解毒、抗癌抑瘤。全蝎、蜈蚣、白花蛇舌草、半枝莲在现代研究中也显示了很好的抗肿瘤疗效。鱼腥草具有清热化痰之功效,配合苇茎汤联合应用增强疗效;大黄是在"肺与大肠相表里"的理论指导下应用的,对于肺病患者,刘伟胜教授常配合应用大黄清泻大肠积滞以调畅肺部气机,改善咳嗽气促等症状。经过刘伟胜教授门诊积极治疗,患者取得良好的生活质量。

(张力文 李柳宁)

医案 3:肺癌放化疗后

姓名:崔某　　　　　性别:男

年龄:58 岁　　　　　婚姻状况:已婚

职业:文员　　　　　现住址:广东省广州市

就诊时间:2014 年 12 月 9 日首诊。

主诉:咳嗽 1 年余。

现病史：患者2013年4月开始出现咳嗽咯痰，至某医院行胸部CT提示右肺下叶背段脊柱旁不规则软组织肿块，考虑周围型肺癌，右侧肺门、纵隔多发淋巴结肿大，腹膜后淋巴结肿大，胸椎、腰1椎体、肋骨多发转移瘤。2013年8月行病理穿刺活检提示非小细胞肺癌，考虑淋巴上皮瘤样癌。后8月底在某医院行肺内病灶放疗30次（具体剂量不详），复查CT提示肺内肿瘤较前缩小。2014年5月22日广州某医院复查胸部CT提示右肺病灶稍缩小，胸腰椎及肋骨转移瘤大致相仿，右下肺放射性炎症。2014年7—8月患者出现发热，复查CT提示肿瘤进展，故于2014年9月于某医院行AP（培美曲塞＋奈达铂）方案化疗1程。2014年12月9日至刘伟胜教授门诊就诊。

临床症见：现患者精神疲倦乏力，面色少华，咳嗽咯痰明显，少许胸痛，纳眠可，二便调，舌淡红，苔白腻，脉弦细。

西医诊断：肺恶性肿瘤（术后复发　双肺多发转移）

中医诊断：肺癌（气虚痰瘀互结）

治法：益气扶正，祛痰止咳，祛瘀抑瘤

处方：女贞子20g，红景天2包，薏苡仁20g，桃仁10g，半枝莲20g，白花蛇舌草20g，全蝎10g，蜈蚣2条，茯苓20g，白术15g，炙甘草10g，黄芪20g，太子参15g，续断15g，补骨脂15g，淫羊藿15g，肉苁蓉15g，巴戟天15g，砂仁10g（后下），款冬花15g，紫菀15g。水煎服，每日1剂，共30剂。

中成药：紫龙金片4片/次，口服，3次/日，共30日。

治疗经过：经治疗后患者各项症状逐步改善，2015年1月20日患者体质恢复，在外院再行1程AP方案化疗。2015年2月3日患者复诊，现患者精神稍倦，咳嗽同前，咯痰较多，色黄白相间，胸痛好转，纳眠可，二便调，舌淡红，苔白腻，脉弦细。上方去款冬花、紫菀，加用枇杷叶15g，鱼腥草15g，苦杏仁15g。水煎服，每日1剂，共35剂。患者服药后咳嗽咯痰症状逐步好转，体力改善，此后中药在上方基础上辨证加减。至今一般情况尚可，生活可自理。

按语：刘伟胜教授认为针对晚期肺癌患者，如在西医治疗时配合中医药治疗，不但能减轻放化疗的毒副反应，且对于增强其近期疗效及远期疗效皆有较好的帮助，而且能帮助患者更好耐受放化疗。

此患者为肺癌晚期放化疗的患者，患者接受放化疗，病情虽一度得到缓解，但亦出现治疗相关性放射性肺炎、肿瘤相关性疲倦等不良反应，故刘伟胜教授用药上以扶正抗癌为主，以求减轻患者相关症状，安全度过治疗间歇期，发挥中医药减毒增效的作用。方药以四君子汤为底方，配合益气补肾药物。在辨证的基础上，加强辨病药物使用，如女贞子、淫羊藿、续断、补骨脂、巴戟天等益气补肾的扶正药物，现代医学证明，其皆能调控机体免疫功能，激活淋巴细胞和抗癌因子活性，达到改善患者肿瘤相关性疲倦及抑制肿瘤生长的目的。半枝莲、白花蛇舌草、全蝎、蜈蚣等清热解毒、祛瘀散结之品,除了能促进淋巴细胞增多外,通过多通路抑制作用,能直接抑制肿瘤细胞生长。总之,辨病与辨证用药相结合,起到了良好的治疗效果。

（刘　柏　李柳宁）

医案 4:肺癌术后复发,脑转移放疗后

姓名:梁某　　　　　性别:女
年龄:49 岁　　　　　婚姻状况:已婚
职业:务农　　　　　现住址:广东省广州市

就诊时间:2013 年 9 月 18 日首诊。

主诉:肺癌术后 2 年余,头痛 9 月。

现病史:患者 2011 年 8 月诊断为右肺上叶肺癌,后行右肺上叶肺癌根治术,术后病理提示中分化腺癌。后给予 PC(培美曲塞 + 顺铂)方案化疗 6 周期,末次化疗时间:2012 年 2 月。2012 年 8 月 11 日某医院 CT 提示行右肺癌术后,双肺多发转移,后行胸前镜下左上肺转移灶切除术,术后病理提示腺癌。此后患者拒绝行化疗,门诊间断中药治疗为主。2013 年 1 月患者感头痛头晕,某医院 MRI 提示颅内多发转移瘤,2013 年 2 月行脑部放射治疗(具体剂量不详),2月 20 日脑部放疗完毕。2013 年 4 月 23 日颅脑 MRI 提示颅脑转移瘤部分病灶较前缩小。2013 年 9 月 18 日至刘伟胜教授门诊就诊。

临床症见:现患者偶有干咳,无痰,头痛无头晕,纳眠一般,二便可。舌质淡,舌苔黄微腻,脉细。

西医诊断:肺恶性肿瘤(术后复发　双肺、脑多发转移)

中医诊断:肺癌(气虚痰湿)

治法:温补脾肾,化湿活血,祛瘀抑瘤

处方:钩藤 15g,川芎 10g,天麻 15g,白芷 15g,僵蚕 15g,茯苓 20g,猪苓 20g,蜈蚣 2 条,全蝎 10g,熟附子 15g,续断 15g,补骨脂 15g,大黄 10g(后下),芒硝 10g(冲服),甘草 10g。水煎服,每日 1 剂,共 21 剂。

中成药:①鸦胆子油乳注射液 30ml,静脉滴注,每日 1 次,共 21 日;②复方红豆杉胶囊 2 粒 / 次,口服,3 次 / 日,共 21 日。

治疗经过:2013 年 10 月 9 日患者复诊,头痛症状明显改善,纳可眠欠佳,小便调,大便稀。舌质淡,舌苔黄微腻,脉细。上方加用延胡索 20g,酸枣仁 30g。水煎内服,共 14 剂。此后患者各项症状逐步减轻,中药在上方基础上辨证加减。患者在刘伟胜教授门诊治疗至 2017 年,一般情况良好,生活自理。

按语:肺癌脑转移的发生率较高,是肺癌治疗失败的常见原因。对原发灶已控制,脑单个转移灶的治疗一般可采用手术治疗,但真正能进行手术的病例

仅占 20% 左右，放疗是现代医学治疗脑转移的主要手段。

脑转移瘤在临床上具有头痛、头晕、半身不遂、抽搐等临床表现。刘伟胜教授认为，脑瘤病变在脑，其成因多由痰湿之邪结聚于脑，脑部气滞血瘀，痰瘀阻滞，毒邪凝结所致，在其病变过程中，脑络痹阻日久，化热动风，风火相煽，耗伤阴液，可致肝肾不足，故临床常用平肝息风、清热解毒、活血通络、化痰软坚、补益肝肾等法治疗。

此病案中，刘伟胜教授采用天麻钩藤饮为主方；其中配有（1）祛风药：钩藤、天麻、僵蚕等。现代药理学证明这类药物具有镇静，延长催眠剂的催眠时间，抗惊厥以及镇痛作用。（2）利湿药：猪苓、茯苓等。除有利尿作用外，猪苓所含的猪苓多糖具有抗肿瘤作用。（3）通腑泻浊药：大黄、芒硝等，取"上病下治"之意，可减轻颅内水肿。

（刘　柏　李柳宁）

医案 5：肺癌Ⅳ期（腹膜后淋巴结、骨转移）

姓名：吴某　　　　　性别：男

年龄：73 岁　　　　　婚姻状况：已婚

职业：退休　　　　　现住址：广东省广州市

就诊时间：2011 年 5 月 27 日首诊。

主诉：咳嗽咯血痰 1 月余。

现病史：患者于 2011 年 4 月开始出现咳嗽咯血痰，2011 年 5 月 19 日至广州某医院行全身 PET-CT 检查：右肺上叶结节（2.5cm×2.7cm），腹膜后多发淋巴结肿大及右侧髂骨 / 腰 4 椎体代谢增高，考虑为右上肺癌并腹膜后淋巴结及骨转移，右侧蝶骨脑膜瘤；建议患者行穿刺活检及相关治疗，患者因个人原因拒绝行穿刺活检及放化疗，要求中医药治疗，遂于 2011 年 5 月 27 日至刘伟胜教授门诊就诊。

临床症见：偶有咳嗽，时有咳少量血痰，纳眠尚可，余未见异常。舌质暗红，舌苔微黄，脉弦。

西医诊断：1. 肺恶性肿瘤Ⅳ期（腹膜后淋巴结、骨转移）

　　　　　2. 脑膜瘤

中医诊断：肺癌（阴虚毒热）

治法：养阴清热

处方：北沙参 20g，麦冬 20g，五味子 5g，葶苈 20g，桃仁 10g，薏苡仁 20g，冬瓜子 20g，鱼腥草 20g，黄芩 15g，全蝎 10g，蜈蚣 2 条，半枝莲 20g，白花蛇舌草 20g，女贞子 20g，甘草 5g。水煎服，每日 1 剂，共 21 剂。

中成药：①康艾注射液 60ml，静脉滴注，每日 1 次，共 21 日；②复方红豆杉胶囊2粒/次，口服，3次/日，共21日。

治疗经过：2011年7月1日：患者复诊，症见：咳嗽好转，咳痰，暂无血痰，纳眠尚可，容易汗出，头晕，手脚无力，二便尚调。舌质暗红，舌苔微黄，脉弦。前方基础上去沙参、冬瓜仁、黄芩，加用党参30g，肉苁蓉20g，法半夏10g，猫爪草10g。水煎服，每日1剂，共18剂。

2011年9月9日：患者神疲乏力，心烦眠差，咳嗽咯痰较前好转，偶有胸闷不适感，动则气促，目前手脚较冷，舌质淡，苔薄白，脉滑。处方：党参15g，麦冬10g，五味子5g，桃仁10g，薏苡仁20g，黄芪20g，全蝎10g，半枝莲20g，白花蛇舌草20g，女贞子20g，甘草5g，猫爪草10g，淫羊藿15g，酸枣仁20g，延胡索20g，熟附子10g，浮小麦15g。水煎服，每日1剂，共14剂。

2012年5月11日：患者神疲乏力，少许咳嗽咳痰，痰白，心烦眠差，偶有胸闷不适感，动则气促，双下肢无浮肿，二便一般，舌质淡，苔薄白，右脉滑，左脉细。2012年5月9日我院复查CT：右上肺前段结节（2.3cm×2.6cm），符合肺癌；诊断为右上肺周围型肺癌；CA125、CA199、NSE、SCC均正常，CEA：27.59μg/ml。处方：桃仁10g，薏苡仁20g，黄芪20g，全蝎10g，半枝莲15g，白花蛇舌草15g，女贞子20g，甘草5g，猫爪草10g，淫羊藿15g，红景天（6g/包）2包，砂仁10g（后下），白术15g，党参15g，五味子5g，藿香15g，防风15g。水煎服，每日1剂，共14剂。

2014年1月：患者神疲乏力，咳嗽，咯痰，痰中血丝时多时少，稍心烦，偶有胸闷不适感，动则气促，双下肢稍浮肿，腰痛无力，纳一般，眠可，大便烂稀3~4次/日，量少，小便调。舌质暗红，舌苔微黄，脉弦。处方：补骨脂15g，甘草10g，仙鹤草15g，石榴皮20g，淫羊藿10g，党参20g，麦冬15g，五味子25g，红景天（6g/包）2包，女贞子20g，续断15g，茯苓15g，砂仁10g（后下），三七片15g，紫珠草15g，黄芪20g，全蝎20g，法半夏20g，猫爪草20g，诃子20g。水煎服，每日1剂，共21剂。此后患者各项症状相对稳定，中药在上方基础上辨证加减。目前仍在刘伟胜教授门诊治疗，一般情况尚可。

按语：刘伟胜教授认为肺癌发病多因肺脾气虚，毒、热外邪侵袭，或痰瘀内生而致。在治疗上扶正与祛邪相结合，辨病与辨证相结合。扶正则重视补益脾肾，祛邪则以清热解毒、祛痰散结、活血化瘀为主。肺癌晚期，多气阴两虚，而毒热之邪又稽留未去。此病案患者初诊体质较好，以咳嗽咯血痰为主，故采用中药攻邪抗癌为主的治疗，以沙参麦门冬汤＋千金苇茎汤为主方，配合清热解毒类及虫类的抗瘤药物，如半枝莲、白花蛇舌草、全蝎、蜈蚣等。治疗中期，患者身体逐步亏虚，故用药方面兼顾祛邪及扶正，加用了健脾补肾的药物，如党参、白术、女贞子、黄芪、淫羊藿等。治疗后期患者肺脾肾俱虚，故当以扶正为主。处方以四君子汤、生脉散为底方配合女贞子、淫羊藿、补骨脂、续断等补肾的药物,以期达到益气扶正抑瘤的目的。

刘伟胜教授认为中医药对实体瘤的疗效低于西医方法(手术、放疗、化疗)治疗,而对晚期肺癌的远期疗效优于西医方法(手术、放疗、化疗)治疗。以中医药为主的综合治疗,对于不愿或不适于西医手术或放化疗的患者,可有效地控制病情发展,改善生活质量,延长生存期。

(刘　柏　李柳宁)

医案6:肺癌术后复发

姓名:何某　　　　　性别:女

年龄:50岁　　　　　婚姻状况:已婚

职业:无　　　　　　现住址:广东省广州市

就诊时间:2012年10月22日首诊。

主诉:肺癌术后3年余,复发术后化疗后2月。

现病史:患者2009年3月因体检发现肺占位就诊,经CT诊断为肺癌。于2009年4月17日于当地医院行肺癌根治术,术后病理诊断为肺腺癌。术后行4周期化疗(具体药物不详)。至2012年8月复查CT提示右下肺结节,考虑肺癌术后复发,再次行手术切除,病理诊断腺癌。术后行AP(培美曲塞+顺铂)方案化疗1程。因出现恶心呕吐等副反应,寻求中医药治疗,2012年10月22日至刘伟胜教授门诊就诊。

临床症见:精神疲倦,恶心呕吐,伴黑色胃内容物,胃纳差,睡眠可,二便调。舌质淡,舌苔黄微腻,脉弦细。

西医诊断:肺恶性肿瘤(术后复发化疗后)

中医诊断:肺癌(气虚痰瘀阻络)

治法:健脾益肾,止咳化痰,祛瘀散结

处方:桃仁15g,薏苡仁20g,冬瓜子20g,半枝莲20g,白花蛇舌草20g,女贞子20g,桑椹20g,猫爪草20g,甘草5g,续断15g,补骨脂20g,淫羊藿20g,党参20g,熟附子15g,肉桂3g(焗服)。水煎服,每日1剂,共30剂。

治疗经过:服中药治疗后患者恶心呕吐症状逐渐改善,并继续坚持配合服用中药完成3程辅助化疗。定期复查未见肿瘤复发转移。2014年1月6日复诊:患者自诉晨起咯痰,痰中夹黑褐色血块,胃纳差,睡眠可,二便调。舌质淡,舌苔黄微腻,脉弦细。中药处方加肿节风20g、苦参15g,余药物维持同前。再服60剂,患者各症状减轻,未再诉咯血痰,胃纳改善,眠可,二便调。此后电话随访患者一般情况良好,定期复查未见肿瘤复发。

按语:患者因肺癌术后复发,化疗毒副反应明显,求诊刘伟胜教授中医治疗。刘伟胜教授辨其证为气虚痰瘀阻络,治疗以党参、川断、补骨脂、淫羊藿、女贞子、桑椹补益脾肾，桃仁、薏苡仁、冬瓜子止咳化痰，半枝莲、白花蛇舌草、猫爪草散结抑瘤，并佐以熟附子、肉桂引火归元。化疗容易引起消化道反应、骨髓抑制、机体免疫功能降低等，产生恶心呕吐、头晕耳鸣、神疲乏力、胃纳不佳等症状。刘伟胜教授提出肺癌化疗治疗过程中"扶正"与"解毒"相结合的原则，"正虚"主要是肾精亏虚，"邪毒"主要是痰热之邪留恋肺脏。苇茎汤为刘伟胜教授治疗肺癌的常用方剂。苇茎汤，为清热剂，具有清肺化痰，逐瘀排脓之功效。主治肺痈，热毒壅滞，痰瘀互结证，见身有微热，咳嗽痰多，甚则咳吐腥臭脓血，胸中隐隐作痛，舌红苔黄腻，脉滑数。临床常用于治疗肺脓肿、大叶性肺炎、支气管炎等肺热痰瘀互结者。而刘伟胜教授用苇茎汤治疗肺癌正是取其清肺化痰逐瘀以攻伐邪实之力。本案患者属于肺癌术后化疗中，故去寒性苇茎，保留桃仁、薏苡仁、冬瓜仁化痰逐瘀，肺癌术后，祛瘀生新。同时加川断、补骨脂、淫羊藿、女贞子、桑椹多味补益肾气药物正是体现了刘伟胜教授治癌症善用补肾药物的特点。他指出：肿瘤化疗骨髓抑制属于中医"虚劳"范畴，辨证多为肾精亏虚，损气、伤精是其渐进发展的连续过程。故善用益气养精补肾生髓的立法原则以预防及治疗肿瘤化疗骨髓抑制。

（陈志坚　李柳宁）

医案7：肺癌术后化疗后

姓名：刘某　　　　　性别：男

年龄：59岁　　　　　婚姻状况：已婚

职业：无　　　　　　现住址：广东省广州市

就诊时间：2008年10月6日首诊。

主诉：肺癌术后1月余，2疗程化疗后。

现病史：患者2008年8月体检发现右上肺占位，8月15日某医院CT考虑为右肺上叶周围型肺癌（5.0cm×5.7cm）并周围阻塞性改变及纵隔淋巴结转移；行手术切除。2008年9月行TP（紫杉醇＋顺铂）方案化疗2程。为寻求中医药治疗。2008年10月6日至刘伟胜教授门诊就诊。

临床症见：现无明显不适，无咳嗽咯痰，无胸闷胸痛，纳眠可，二便调，舌暗红苔白，脉弦滑。

西医诊断：肺恶性肿瘤

中医诊断：肺癌（气阴两虚，痰瘀互结）

治法：益气养阴，化痰散结

处方：苇茎20g，冬瓜仁20g，太子参20g，五味子5g，白花蛇舌草20g，蜈蚣2条，桃仁15g，薏苡仁20g，麦冬15g，半枝莲20g，全蝎10g，猫爪草15g，炙甘草10g。水煎服，每日1剂，共12剂。

中成药:西黄胶囊4粒/次,口服,3次/日,共14日。

治疗经过:患者继续完成化疗至4程,末次化疗时间为2008年12月。2009年4月8日复诊,患者诉四肢肢端麻木,左上肢指节疼痛,考虑为化疗后神经毒性。刘伟胜教授在原方基础上加淫羊藿15g、续断15g、补骨脂15g、黄芪20g,治疗约28剂后,上诉症状逐渐减轻。患者每4周复诊一次,中药在上方基础上辨证加减。患者在刘伟胜教授门诊治疗至2014年4月,一般情况良好,定期复查未见肿瘤复发,病情稳定。

按语:患者因肺癌术后,为求中医药治疗预防肿瘤复发,求诊刘伟胜教授中医治疗。刘伟胜教授治疗肺癌常用《千金》苇茎汤合生脉散,正体现了肺癌患者正虚邪实的症候特点,肺癌患者往往既有发热,咳嗽,胸痛,气促等热痰壅肺之证,也常因年老体虚,或术后放化疗后,伴有精神萎靡,自觉短气,心中动悸,自汗出,胃纳欠佳等心肺气阴亏陨之侯。其病虚实兼杂,但清热涤痰,则气阴更耗;只补益气阴,则必助热痰之势。故刘伟胜教授以《千金》苇茎汤与生脉散合用,既攻又补而获奇效。配合西黄胶囊口服,该药物的主要成分为人工牛黄、人工麝香、没药(制)、乳香(制)。有抗肿瘤、解毒散结,消肿止痛作用,对肿瘤患者也有较好疗效。该患者正气亏虚为本,痰瘀互结为标,加之化疗后进一步损伤脾胃,刘伟胜教授采取辨证与辨病相结合的方式,在辨证治疗的基础上,同时配合具有抗肿瘤作用的蜈蚣、全蝎、白花蛇舌草、半枝莲、猫爪草等药物,攻补兼施,达到长期防止肿瘤复发的目的。

(陈志坚 李柳宁)

医案8:肺癌术后

姓名:任某 性别:男
年龄:55岁 婚姻状况:已婚
职业:无 现住址:广东省佛山市
就诊时间:2010年1月28日首诊。

主诉:肺癌术后15月,气促1月。

现病史:患者于2008年10月在广州某医院行左肺上叶切除术后,术后病理提示为肺中分化腺癌(T2N0M0),并行化疗治疗。2010年1月患者开始出现气促症状,无发热,于广州某医院复查CT提示无明显复发征象。2010年1月28日至刘伟胜教授门诊就诊。

临床症见:现患者时有气促,活动后加重,无咳嗽咯痰,二便调。舌红,苔薄白,脉沉弦。

西医诊断:肺恶性肿瘤(术后)

中医诊断:肺癌(气阴两虚,痰瘀阻络)

治法：益气养阴，化痰散结

处方：太子参20g，麦冬15g，五味子5g，半枝莲20g，白花蛇舌草20g，全蝎10g，蜈蚣2条，女贞子20g，黄芪20g，续断15g，补骨脂15g，甘草5g，猫爪草20g，淫羊藿15g。水煎服，每日1剂，共21剂。

治疗经过：2010年2月23日患者复诊：气促症状明显改善。继续服药治疗，患者每4周复诊一次，中药在上方基础上辨证加减。2010年4月复查CT未见肿瘤复发征象。

2010年5月11日复诊：诉咳嗽明显，无咯痰，肢体乏力，四肢骨疼痛，左胸部紧束感，纳可，眠差，伴大便难解。舌淡暗，苔黄厚腻，脉弦。中药改方：苇茎20g，桃仁10g，薏苡仁20g，冬瓜仁20g，鱼腥草20g，黄芩15g，全蝎10g，蜈蚣2条，半枝莲20g，白花蛇舌草20g，女贞子20g，甘草5g，大黄10g（后下），芒硝10g（冲服）。经治疗后，患者咳嗽逐渐缓解。中药改方：苇茎20g，桃仁10g，薏苡仁20g，冬瓜仁30g，鱼腥草20g，黄芩15g，全蝎10g，蜈蚣2条，半枝莲20g，白花蛇舌草20g，女贞子20g，甘草5g，大黄10g（后下），续断15g，补骨脂15g。2010年8月20日于广州某医院复查CT：胸部无明显复发征象，左侧胸膜稍增厚。患者每3到4周复诊一次，定期复查CT及MRI均未见肿瘤复发。

患者在刘伟胜教授门诊治疗至2014年4月，一般情况良好，生活自理，获得较好的生活质量。

按语：刘伟胜教授重视辨证论治，认为只有抓住病机，才能对症下药，进而有效地解除患者痛苦，缓解病情。肿瘤的病机错综复杂，主要以正虚邪实为主。故扶正应贯穿恶性肿瘤治疗的始终，通过增强正气的方法，祛邪外出，疾病向愈，即所谓"养正积自除"，尤其重视补肾温阳。晚期肺癌常发生于中老年人，正如《素问·阴阳应象大论》云："年四十而阴气自半也，起居衰矣。"究其源乃年老体衰，正气虚弱之故。年龄愈大，肾气愈衰，肾藏精功能减退，机体脏腑功能失调，防御功能降低，导致正气内虚，邪毒内结，发为癌瘤。《景岳全书·积聚》云："脾肾不足及虚弱失调之人，多有积聚之病"。故脏腑功能衰弱，阴阳气血亏虚，则使其本虚。而肿块或残留癌细胞的存在及其浸润压迫等有形实邪为标实，故本虚标实是肿瘤的基本病理基础。因此，恶性肿瘤大多有肾元亏虚等证，通过中药"补肾培元"可提高机体的细胞免疫功能和调节内分泌失调状态，使正气得复，邪气得散。故采用扶正与祛邪相结合，调补先后天功能，增强和调动机体的抗癌能力，是当前恶性肿瘤治疗中发展起来的一种最有效的法则，对预防和治疗肿瘤以及带瘤延年有着十分重要的意义。

（陈志坚　李柳宁）

医案 9：肺癌术后化疗后

姓名：陈某　　　　　性别：男
年龄：54 岁　　　　　婚姻状况：已婚
职业：无　　　　　　现住址：广东省广州市

就诊时间：2008 年 12 月 15 日首诊。

主诉：肺癌术后 1 月余，化疗 1 程后。

现病史：患者患者体检发现左下肺部占位，到广州某医院就诊，行手术治疗，术后病理示腺癌，术后 AP 方案（培美曲塞＋顺铂）化疗 1 次。患者术后活动后轻度气促，术口时有牵掣痛，2008 年 12 月 15 日至刘伟胜教授门诊就诊。

临床症见：精神疲倦，乏力，活动后轻度气促，胸壁术后时有掣痛，腰膝酸软，无咳嗽咯痰，无胸痛，纳差，眠可，二便调，舌暗红苔薄白，脉弦滑。

西医诊断：肺恶性肿瘤（术后）

中医诊断：肺癌（脾肾两虚，湿瘀互结）

治法：健脾益肾，化湿活血，祛瘀抑瘤

处方：太子参 20g，麦冬 20g，五味子 5g，苇茎 20g，桃仁 10g，薏苡仁 20g，冬瓜仁 20g，鱼腥草 20g，黄芩 15g，全蝎 10g，蜈蚣 2 条，半枝莲 20g，白花蛇舌草 20g，女贞子 20g，甘草 5g。水煎服，每日 1 剂，共 14 剂。

中成药：安康欣胶囊 4 粒 / 次，口服，3 次 / 日，共 14 日。

治疗经过：2009 年 1 月 5 日患者复诊，气促及术口疼痛减轻，纳差好转，舌暗红苔薄白，脉弦滑。在辅助化疗 4 次期间坚持口服刘伟胜教授的中药，未出现明显恶心呕吐及骨髓抑制等副反应。中药在上方基础上辨证加减。2011 年 10 月 12 日肿瘤标志物 NSE、Cyfra21-1、TPSA、CEA 正常。2011 年 11 月 3 日头颅 MRI 未见明显占位性病变。颈、胸、上腹部 CT 未见明显异常。2012 年 11 月复查 CT 提示未见明显变化。2013 年 5 月 10 日胸片未见复发转移；腹部 B 超示脂肪肝，余无特殊异常；双侧颈部、锁骨上淋巴结 B 超未见转移。2013 年 12 月 CT 提示肿瘤未见复发。患者在刘伟胜教授门诊治疗至今，平均每月复诊一次，一般情况良好，生活质量高。

按语：患者因肺癌术后、化疗后，为预防复发及转移求诊刘伟胜教授中医治疗。患者疲倦乏力，纳差为脾胃虚弱之象；腰膝酸软，为肾气不足之征；肺内肿物为痰湿瘀血相互胶结所致。刘伟胜教授予以患者太子参、麦冬、五味子、女贞子等生脉散加味益气养阴补肾，予冬瓜仁、薏苡仁健脾祛湿，取《千金》苇茎汤祛湿化痰清肺，全蝎、蜈蚣、半枝莲、白花蛇舌草破血行气、散结抑瘤。配合安康欣胶囊口服，该药物的主要成分为黄芪、党参、人参、丹参、灵芝、山豆根、鸡血藤、半枝莲、淫羊藿、穿破石、白术、石上柏等十八味中药，具有活血化瘀、软坚散结、清热解毒、扶正固本的作用,对肺癌术后患者有预防复发转移的疗效。该患者本虚标实,以正气亏虚为本,湿瘀互结为标,且标实为主,手术切除后元气大伤,加之化疗后进一步损伤脾胃,刘伟胜教授采取辨证与辨病相结合的方式,在辨证治疗的基础上,同时配合具有抗肿瘤作用的白花蛇舌草、半枝莲、全蝎、蜈蚣等药物,攻补兼施,既改善症状,又能控制肿瘤,使患者获得了治愈的效果,长期生存无复发,给患者争取了时间。

(柴小姝　李柳宁)

医案 10: 肺癌术后复发

姓名: 黄某　　　　　　性别: 男

年龄: 56 岁　　　　　　婚姻状况: 已婚

职业: 无　　　　　　　现住址: 广东省广州市

就诊时间: 2001 年 12 月 5 日首诊。

主诉: 肺癌术后 15 年,咳嗽 3 年余。

现病史: 患者于 2001 年 1 月出现咳嗽,无痰,到当地医院查胸片及胸部 CT 提示右下肺占位,考虑肺癌。在该院行右下肺切除术,术后病理: 肺癌(具体不详)。术后患者疲倦乏力,右胸部术口时有牵掣痛,咳嗽,痰少色白,2001 年 12 月 5 日至刘伟胜教授门诊就诊。

临床症见: 疲倦乏力,右胸部术口时有牵掣痛,咳嗽,痰少色白,活动后轻度气促,小便尚可,大便不畅。舌红,苔白,脉缓。

西医诊断: 肺恶性肿瘤(术后)

中医诊断: 肺癌(气虚痰瘀阻络)

治法: 益气化痰,祛瘀抑瘤

处方: 太子参 25g,麦冬 15g,五味子 6g,半枝莲 20g,白花蛇舌草 25g,茯苓 20g,全蝎 6g,蜈蚣 2 条,补骨脂 15g,女贞子 18g,桑椹 18g,甘草 6g。水煎服,每日 1 剂,共 15 剂。

中成药: 槐耳颗粒 1 袋/次,口服,2 次/日,共 21 日。

治疗经过: 患者在外院行术后辅助化疗 1 疗程后出院,于 2001 年 12 月 26 日患者复诊,疲倦,痰多,口干,舌红,苔黄,脉缓。中药加用苇茎 20g 清热化痰,续断 15g 补肾益髓预防化疗后骨髓抑制,黄芪 20g 益气扶正。此后患者一直在刘伟胜教授门诊就诊,曾出现胸痛等不适,服药后症状减轻,纳眠可,二便调。患者每月复诊一次,中药在上方基础上辨证加减。2014 年 9 月 11 日广州某医院 PET-CT 示右上肺后段见混合密度肿块,部分组织代谢增高,考虑复发;右上肺近纵隔见一软组织,考虑多起源于肺癌。患者强烈要求继续在刘伟胜教授门诊中药治疗,改槐耳颗粒为复方红豆杉胶囊 2 粒,口服,1 日 3 次,中药处方如下: 北沙参 15g,麦冬 20g,五味子 5g,半枝莲 20g,白花蛇舌草 20g,女贞子

20g,黄芪20g,补骨脂15g,甘草5g,猫爪草20g,鱼腥草20g,桑白皮15g,淫羊藿15g,大黄10g(后下),芒硝10g(冲服)。至今,该患者症见轻度咳嗽,较前好转,可自理日常生活,本人及家属对治疗均满意。

按语:患者因肺癌术后,拒绝行术后化疗,为预防复发及转移求诊刘伟胜教授中医治疗。患者疲倦乏力,活动后轻度气促为气虚之象;右胸术口掣痛,咳嗽痰多,为痰瘀互结于肺所致。刘伟胜教授予以患者生脉散加补骨脂、桑椹、女贞子益气养阴扶正,予以全蝎、蜈蚣、半枝莲、白花蛇舌草化瘀散结、消积抑瘤。配合槐耳颗粒口服,该药物的主要成分为槐耳菌,有抗肿瘤、调节免疫作用,对肺癌合并便秘的患者有较好疗效。"肺与大肠相表里",故肺热当清大肠,槐耳颗粒正取此意。患者于13年后复发,该患者正气亏虚为本,痰瘀互结为标,刘伟胜教授采取辨证与辨病相结合的方式,在辨证治疗的基础上,同时配合具有抗肿瘤作用的全蝎、蜈蚣、白花蛇舌草、半枝莲等药物,标本兼治,达到了十余年的抑瘤时间,复发后继续根据中医辨证论治,获得了"带瘤生存"的疗效。

(柴小姝　李柳宁)

医案11:肺癌术后

姓名:李某　　　　性别:男

年龄:50岁　　　　婚姻状况:已婚

职业:无　　　　　现住址:广东省广州市

就诊时间:2012年12月7日首诊。

主诉:咳嗽半年,肺癌术后4月余。

现病史:患者于2012年6月开始出现咳嗽,于广州某医院就诊,确诊为左上肺低分化鳞癌(分期不详),2012年7月13日行手术治疗,术后仍少许咳嗽,纳差。平素大量吸烟史,约日2~3包。舌质淡红,舌苔白腻,脉沉细。2012年12月7日至刘伟胜教授门诊就诊。

临床症见:少许咳嗽,乏力,少气懒言,畏寒肢冷,食欲不振,小便尚可,大便不畅。舌淡暗,苔白,脉沉细。

西医诊断:肺恶性肿瘤(术后)

中医诊断:肺癌(气虚痰湿)

治法:益气补肺,祛湿化痰抑瘤

处方:北沙参20g,麦冬20g,五味子5g,苇茎20g,桃仁10g,薏苡仁20g,冬瓜仁20g,鱼腥草20g,黄芩15g,全蝎10g,蜈蚣2条,半枝莲20g,白花蛇舌草20g,女贞子20g,甘草5g。水煎服,每日1剂,共14剂。

中成药:①康艾注射液60ml,静脉滴注,隔日1次,共14日;②胸腺五肽注射液10mg,肌内注射,隔日1次,共14日。

治疗经过：2012年12月7日患者复诊，咳嗽症状改善，耳鸣等症状减轻，大便通畅，进食好转。舌淡暗，苔白，脉沉细。中药处方去大黄、芒硝，余药物维持同前。再服14剂，患者各症状减轻，纳眠可，二便调。患者每3周复诊一次，中药在上方基础上辨证加减。患者在刘伟胜教授门诊治疗至今，一般情况良好，生活自理，获得较好的生活质量。

按语：患者因肺癌术后，自觉乏力、咳嗽等不适，求诊刘伟胜教授中医治疗。患者咳嗽、少气懒言、畏寒肢冷，为肺气不足之象；乏力、食欲不振，为脾气亏虚之征；由于肺与大肠相表里，肺失宣肃故，大便不畅；舌质淡红，舌苔白腻，脉沉细为气虚痰湿之征。刘伟胜教授予患者生脉散补肺气、养肺阴，予《千金》苇茎汤清肺化痰，黄芩、鱼腥草清热化痰，白花蛇舌草、半枝莲清热解毒散结抑瘤，全蝎、蜈蚣破血行气、消积抑瘤，甘草调和诸药。配合中成药康艾注射液静脉滴注及胸腺五肽注射液肌内注射。其中，康艾注射液的主要成分为人参、黄芪、苦参，有抗肿瘤、益气扶正作用，胸腺五肽注射液可调节机体免疫。该患者术后正气亏虚，痰湿互结为标，刘伟胜教授采取辨证与辨病相结合的方式，在辨证治疗的基础上，同时配合具有抗肿瘤作用的白花蛇舌草、半枝莲、全蝎、蜈蚣等药物，攻补兼施，既改善症状，又能预防肿瘤的复发及转移，使患者取得良好的生活质量。

（柴小姝　李柳宁）

医案12：老年肺癌晚期

姓名：吴某　　　　　性别：男

年龄：86岁　　　　　婚姻状况：已婚

职业：无　　　　　　现住址：广东省广州市

就诊时间：2014年10月31日首诊。

主诉：发现肺内占位7年余，确诊肺癌1月。

现病史：患者2007年体检发现肺部小结节，未予以重视及治疗。2014年6月6日胸片示：右上肺团片影（42mm×26mm），较前明显增大，肿瘤？建议复查。2014年9月外院PET-CT示：右肺上叶后段高代谢结节灶，考虑周围型肺癌可能；纵隔及双侧肺门多发淋巴结转移；余肺内多发粟粒影及小斑片影，部分代谢轻度增高，考虑感染性病变可能性大。外院穿刺活检病理：鳞状上皮细胞癌。SCC：2.4ng/dl。2014年10月31日至刘伟胜教授门诊就诊。

临床症见：疲倦乏力，干咳无痰，四肢畏寒，易出汗，纳可，眠差多梦，小便黄，大便干结。舌暗红，苔白，脉细。

西医诊断：肺恶性肿瘤

中医诊断：肺癌（气虚痰瘀阻络）

治法：益气化痰，祛瘀抑瘤

处方：北沙参 20g，麦冬 20g，五味子 5g，苇茎 20g，桃仁 10g，薏苡仁 20g，冬瓜子 20g，鱼腥草 20g，黄芩 15g，全蝎 10g，蜈蚣 2 条，半枝莲 20g，白花蛇舌草 20g，女贞子 20g，甘草 5g，红豆杉 1 袋。水煎服，每日 1 剂，共 21 剂。

中成药：注射用胸腺五肽 10mg，肌内注射，隔日 1 次，共 21 日。

治疗经过：2014 年 11 月 24 日患者复诊，咳嗽减轻，大便通畅，进食、睡眠好转。舌暗红，苔白，脉细。中药处方加补骨脂、川断补肾，余药物维持同前。再服 21 剂，患者各症状减轻，纳眠可，二便调。患者每 3 周复诊一次，中药在上方基础上辨证加减。患者在刘伟胜教授门诊治疗至今，一般情况良好，生活自理，获得较好的生活质量。

按语：患者为老年肺癌晚期，无手术、放疗、化疗机会，求诊刘伟胜教授中医治疗。患者疲倦乏力，干咳无痰，四肢畏寒，易出汗为肺气亏虚之象；肺内肿物为痰湿瘀血相互搏结所致；舌暗红，苔白，脉细为气虚痰瘀阻络之征。刘伟胜教授予以患者生脉散益气扶正，《千金》苇茎汤加减清肺化痰，逐瘀排脓，半枝莲、白花蛇舌草、红豆杉清热散结抑瘤，全蝎、蜈蚣活血化瘀抑瘤。配合胸腺五肽肌注，该药物有抗肿瘤、调节免疫作用。该患者年老正气亏虚为本，痰瘀互结为标，刘伟胜教授采取辨证与辨病相结合的方式，在辨证治疗的基础上，同时配合具有抗肿瘤作用的全蝎、蜈蚣等药物，攻补兼施，既改善症状，又能控制肿瘤，使患者取得良好的生活质量，达到"带瘤生存"的目的。

（柴小姝　李柳宁）

医案 13：肺癌晚期

姓名：张某　　　　　性别：男

年龄：64 岁　　　　　婚姻状况：已婚

职业：无　　　　　　现住址：广东省汕头市

就诊时间：2011 年 7 月 11 日首诊。

主诉：发现肺内占位 3 周。

现病史：患者于 2011 年 6 月 18 日体检发现左上肺部肿块，2011 年 7 月 5 日深圳某门诊部 PET-CT 提示：左上胸部见不规则团块状，左肺上叶尖后段肿块（6.5cm×3.6cm×3.8cm），肿块外周见斑片状磨玻璃样密度影，可见小淋巴结影（最大直径约 0.8cm）。双侧锁骨上淋巴结未见肿大淋巴结。患者因个人原因拒绝行手术及化疗、放射治疗。吸烟史（40 年，1 包／日）。患者出现咳嗽，咯黄痰，无气促，纳眠一般，二便调，舌红苔黄，脉细。2011 年 7 月 11 日至刘伟胜教授门诊就诊。

临床症见：疲倦乏力，少气懒言，咳嗽，咯黄色痰，量多，无气促，纳眠一般，二便调,舌红苔黄,脉滑。

西医诊断:肺恶性肿瘤

中医诊断:肺癌(气虚痰湿夹热)

治法:补益肺气,清热化痰,祛湿抑瘤

处方:苇茎20g,桃仁10g,薏苡仁20g,冬瓜子20g,鱼腥草20g,半枝莲20g,白花蛇舌草20g,盐女贞子20g,甘草5g,薄荷10g(后下),苦杏仁10g,连翘15g。水煎服,每日1剂,共7剂。

治疗经过:建议患者行相关肿瘤指标检查(CEA、CA125、CA199、NSE、SCC等),肺部穿刺活检明确病理,患者拒绝行病理穿刺活检。2011年7月18日患者复诊,咳嗽症状减轻,痰多色黄,舌红,苔黄,脉细。中药处方去薄荷,加连翘清热解毒,大黄苦寒泄热,余药物维持同前。另患者强烈要求不行西医治疗,给予加用复方红豆杉胶囊2粒,口服,1日3次,加强抑瘤之力。中药持续服21剂,患者各症状减轻,纳眠可,二便调。患者每3周复诊一次,中药在上方基础上辨证加减。2011年10月胸部CT疗效评价稳定(SD)(4.01cm×7.58cm)。2012年6月27日胸部CT:左肺上叶不规则磨玻璃肿块伴两肺多发淡薄结节较前变化不大(3.62cm×7.64cm)。2013年7月16日复查胸部CT:左肺上叶不规则磨玻璃肿块伴两肺多发淡薄结节较前增大增多(4.26cm×7.8cm)。2013年12月11日查CEA:2.3、CA153:8.4,CA199:17.4,SCC:0.34。患者在刘伟胜教授门诊治疗至今,无咳嗽咯痰,无痰中血丝,纳眠可,二便调,生活自理,生活质量好。

按语:患者发现肺内占位,患者拒绝行手术及化疗、放射治疗,求诊刘伟胜教授中医治疗。患者疲倦乏力,少气懒言,为肺气不足之象;咳嗽,痰多,色黄,为痰热蕴肺之征;肺内肿物,为痰湿热结所致。刘伟胜教授予以患者《千金》苇茎汤清热化痰,化痰排脓,鱼腥草清热化痰,半枝莲、白花蛇舌草清热散结抑瘤,女贞子补肾纳气,薄荷、苦杏仁、连翘清热解毒化痰,甘草调和诸药。该患者正气亏虚为本,痰湿热结为标,刘伟胜教授采取辨证与辨病相结合的方式,在辨证治疗的基础上,同时配合具有抗肿瘤作用的半枝莲、白花蛇舌草等药物,攻补兼施,既改善症状,又能控制肿瘤,使患者取得良好的生活质量,达到"带瘤生存"的目的。

(柴小姝 李柳宁)

医案14:肺癌合并上腔静脉综合征

姓名:邓某　　　　性别:男

年龄:55岁　　　　婚姻状况:已婚

职业:无　　　　　现住址:广东省茂名市

就诊时间:2015年4月2日首诊。

主诉：发现肺癌6月余，面目、双上肢水肿5月余。

现病史：患者2014年10月14日查CT示右肺门肿块，考虑中央型肺癌伴阻塞性肺炎，周围侵犯，右上肺大片实变。10月25日出现面目伴双上肢水肿，查CT示肿物较前明显增大，侵犯上腔静脉。11月1日给予特罗凯靶向治疗，面目伴双上肢水肿逐渐消退。现仍咳嗽少痰、呼吸稍困难，经治疗后症状无改善。2015年4月2日至刘伟胜教授门诊就诊。

临床症见：面目及双上肢少许水肿，口干，咳嗽少痰，稍气促，纳差，眠可，小便调，大便秘结。舌暗红，苔白，脉弦细。

西医诊断：肺恶性肿瘤，上腔静脉综合征

中医诊断：肺癌（气阴两虚，痰湿瘀阻型）

治法：益气养阴，温阳利水，化痰祛瘀抑瘤

处方：太子参20g，全蝎10g，冬瓜仁20g，薏苡仁20g，麦冬15g，蜈蚣2条，桃仁10g，半枝莲20g，五味子5g，郁金15g，苇茎20g，白花蛇舌草20g，大黄15g（后下），甘草5g，红景天2包，仙灵脾15g，续断15g，补骨脂15g。水煎服，每日1剂，共21剂。

中成药：复方红豆杉胶囊2粒/次，口服，3次/日，共21日。

治疗经过：2015年4月25日患者复诊，水肿基本消退，咳嗽、气促等症状减轻，大便通畅，进食好转。舌暗红，苔白，脉弦细。中药处方去大黄，余药物维持同前。再服21剂，患者各症状减轻，纳眠可，二便调。患者每3周复诊一次，中药在上方基础上辨证加减。患者在刘伟胜教授门诊治疗至今，一般情况良好，生活自理，获得较好的生活质量。

按语：患者因肺癌晚期合并上腔静脉综合征，经靶向治疗后，上腔静脉综合征有所改善，但仍咳嗽咯痰、气促，求诊刘伟胜教授中医治疗。患者口干、少痰、大便秘结为气阴两虚，阴液不足之象；面目及双上肢水肿，气促为气虚水湿运化失司，聚湿成痰，痰凝气滞，气滞血瘀，故痰湿瘀血相结于上焦之征。刘伟胜教授予以患者太子参、麦冬、五味子以益气养阴，予以红景天、仙灵脾、续断、补骨脂以温阳利水，予冬瓜仁、薏苡仁、苇茎化痰止咳，全蝎、蜈蚣、郁金、白花蛇舌草、半枝莲、桃仁破血行气、消积抑瘤，大黄通腑泄浊。配合复方红豆杉胶囊口服，该药物的主要成分为红豆杉、红参、甘草，有祛邪散结、抗肿瘤、调节机体免疫力的作用，用于中晚期肿瘤患者的治疗。该患者气阴两虚为本，痰湿瘀互结为标，加之靶向治疗后进一步损伤脾胃，刘伟胜教授采取辨证与辨病相结合的方式，在辨证治疗的基础上，同时配合具有抗肿瘤作用的全蝎、蜈蚣、白花蛇舌草、半枝莲等药物，攻补兼施，既改善症状，又能控制肿瘤，使患者取得良好的生活质量，达到"带瘤生存"的目的。

（何春霞　李柳宁）

医案15：肺癌术后化疗后

姓名：郭某　　　　　性别：男

年龄：54岁　　　　　婚姻状况：已婚

职业：无　　　　　　现住址：广东省广州市

就诊时间：2010年10月13日首诊。

主诉：肺癌术后1年余，咳嗽2月余。

现病史：患者2009年9月于广州某医院肺手术病理：腺癌，已行化疗6疗程后；于2010年8月出现咳嗽，伴少痰、胸闷、纳眠差，经治疗后症状无改善。2010年10月13日至刘伟胜教授门诊就诊。

临床症见：咳嗽，痰少色白，胸闷，无胸痛，纳眠差，二便调。舌红苔黄，脉细。

西医诊断：左下肺癌手术化疗后（T1N2M0）

中医诊断：肺癌（气阴两虚，痰瘀热结）

治法：益气养阴，清热化痰，祛瘀抑瘤

处方：太子参20g，麦冬20g，五味子5g，苇茎20g，桃仁10g，薏苡仁20g，冬瓜仁20g，鱼腥草20g，全蝎10g，蜈蚣2条，半枝莲20g，白花蛇舌草20g，女贞子20g，甘草5g，淫羊藿15g。水煎服，每日1剂，共14剂。

中成药：复方斑蝥胶囊3粒/次，口服，3次/日，共14日。

治疗经过：2010年10月27日患者复诊，咳嗽咯痰等症状减轻，进食好转。舌红，苔黄，脉细。中药处方加酸枣仁，余药物维持同前。再服14剂，患者各症状减轻，纳眠可，二便调。患者每2周复诊一次，中药在上方基础上辨证加减。患者在刘伟胜教授门诊治疗至今，一般情况良好，生活自理，获得较好的生活质量。

按语：患者因肺癌术后化疗后，毒副反应明显，求诊刘伟胜教授中医治疗。患者咳嗽，痰少色白，为肺气阴两虚，肺失宣降，津液不足之象；胸闷为痰瘀互结，气滞不通之征；纳差为气虚，脾失健运之象。刘伟胜教授予以患者太子参、麦冬、五味子、女贞子、淫羊藿益气养阴，补肺益肾，予以苇茎、桃仁、薏苡仁、冬瓜子、鱼腥草清热化痰，予全蝎、蜈蚣、半枝莲、白花蛇舌草祛瘀抑瘤。配合复方斑蝥胶囊口服，该药物的主要成分为斑蝥、刺五加、莪术、熊胆粉、人参、三棱、山茱萸、甘草、黄芪、半枝莲、女贞子，有破血消癥，攻毒蚀疮之效，用于原发性肝癌、肺癌、直肠癌、前列腺癌、膀胱癌、恶性淋巴瘤、妇科恶性肿瘤、甲状腺癌、骨癌、鼻咽癌等恶性肿瘤治疗。该患者气阴两虚为本，痰瘀热结为标，加之化疗后进一步损伤脾胃，刘伟胜教授采取辨证与辨病相结合的方式，在辨证治疗的基础上，同时配合具有抗肿瘤作用的全蝎、蜈蚣、半枝莲、白花蛇舌草等药物，攻补兼施，既改善症状，又能控制肿瘤，使患者取得良好的生活质量，达到抗复发及转移的目的。

（何春霞　李柳宁）

医案 16：老年早期肺癌

姓名：雷某　　　　　　性别：男

年龄：77 岁　　　　　　婚姻状况：已婚

职业：无　　　　　　　现住址：广东省广州市

就诊时间：2012 年 11 月 5 日首诊。

主诉：发现肺部占位 1 月余。

现病史：患者 2012 年 10 月体检发现右肺阴影，查 CT 考虑周围型肺癌，11 月活检，病理：右下肺腺癌，T1bN0M0。15 年前乙状结肠癌手术史。患者及家属拒绝进一步检查及治疗，要求以中医药保守治疗。2012 年 11 月 5 日至刘伟胜教授门诊就诊。

临床症见：精神稍疲倦，无咳嗽咳痰，纳眠可，小便调，大便时干结。舌暗红，苔微黄，脉细。

西医诊断：肺恶性肿瘤；结肠恶性肿瘤个人史

中医诊断：肺癌（气阴两虚，痰瘀热结）

治法：益气养阴，清热化痰，祛瘀抑瘤

处方：太子参 15g，麦冬 20g，五味子 15g，苇茎 20g，桃仁 10g，薏苡仁 20g，冬瓜仁 20g，半枝莲 20g，白花蛇舌草 20g，全蝎 10g，蜈蚣 2 条，黄芩 15g，淫羊藿 15g，红景天 12g，女贞子 15g，桑椹 15g，大黄 10g（后下）。水煎服，每日 1 剂，共 7 剂。

中成药：安康欣胶囊 4 粒／次，口服，3 次／日，共 7 日。

治疗经过：2012 年 11 月 15 日患者复诊，纳稍差，大便仍干结，余未诉特殊不适。舌淡暗，苔白，脉沉细。中药处方加藿香，余药物维持同前。再服 21 剂，患者大便改善，纳眠可，二便调。患者每 3 周复诊一次，中药在上方基础上辨证加减。患者在刘伟胜教授门诊治疗至今，一般情况良好，未见明显转移及病情进展，生活自理，获得较好的生活质量。

按语：患者因体检发现早期肺腺癌，既往肠癌病史，年龄较大，拒绝手术等积极治疗，求诊刘伟胜教授中医治疗。患者稍疲倦，大便干结，舌红，苔黄，脉细为气阴两虚，阴虚内热，津液不足之象；肺肿瘤，为痰瘀相互搏结所致。刘伟胜教授予以患者太子参、麦冬、五味子、女贞子、淫羊藿、桑椹益气养阴，予以苇茎、桃仁、薏苡仁、冬瓜仁清热化痰，予全蝎、蜈蚣、半枝莲、白花蛇舌草祛瘀抑瘤，予大黄以通腑降浊。配合安康欣胶囊口服，该药物的主要成分为黄芪、人参、丹参、灵芝、山豆根、鸡血藤、半枝莲、淫羊藿、穿破石、党参、白术、石上柏等十八味中药组成，有活血化瘀、软坚散结、清热解毒、扶正固本的作用。用于肺癌、胃癌、肝癌等肿瘤的辅助治疗。该患者气阴两虚为本，痰瘀热结为标，刘伟胜教授采取辨证与辨病相结合的方式，在辨证治疗的基础上，同时配合具有抗肿瘤作用的全蝎、蜈蚣、半枝莲、白花蛇舌草等药物,攻补兼施,既改善症状,又能控制肿瘤,使患者取得良好的生活质量,达到带瘤生存的目的。

(何春霞 李柳宁)

医案17:肺癌术后

姓名:陆某　　　　　　性别:男

年龄:75岁　　　　　　婚姻状况:已婚

职业:无　　　　　　　现住址:广东省广州市

就诊时间:2012年9月28日首诊。

主诉:肺癌近1月。

现病史:2012年9月3日于广州某医院行右上肺癌切除术,术后病理提示:腺癌,淋巴结无转移。EGFR:突变型。术后无放化疗。全身骨ECT:未见明显转移征象。2012年9月28日至刘伟胜教授门诊就诊。

临床症见:咳嗽,气促,耳鸣,纳眠差,大便次数多,小便调。舌质淡,舌苔白腻,脉细。

西医诊断:肺恶性肿瘤

中医诊断:肺癌(气虚痰湿瘀阻型)

治法:益气利湿,化痰祛瘀抑瘤

处方:黄芪20g,白术20g,陈皮15g,升麻15g,柴胡10g,党参20g,半枝莲15g,白花蛇舌草20g,全蝎10g,蜈蚣2条,续断15g,补骨脂15g,甘草10g,法半夏15g,紫菀15g,款冬花15g,鱼腥草20g,蜜麻黄6g。水煎服,每日1剂,共14剂。

治疗经过:2012年10月8日患者复诊,咳嗽、气促等症状减轻,睡眠好转,进食好转,仍有少许腹泻。舌质淡,舌苔白腻,脉细。中药处方加石榴皮,余药物维持同前。再服14剂,患者各症状减轻,纳眠可,二便调。患者每2周复诊一次,中药在上方基础上辨证加减。患者在刘伟胜教授门诊治疗至今,一般情况良好,生活自理,获得较好的生活质量。

按语:患者因肺癌术后,拒绝行放化疗以预防复发及转移,求诊刘伟胜教授中医治疗。患者咳嗽为气虚痰湿内阻于肺,肺失宣降之象;气促为气虚水湿运化失司,聚湿成痰,痰凝气滞,气滞血瘀,故痰湿瘀血相结于上焦之征;纳眠差为气虚机体失养的表现;耳鸣为肾气虚,清窍失养之征;大便次数多为气虚湿浊下泄之象。刘伟胜教授予以患者黄芪、白术、党参、升麻、柴胡的补中益气汤加减以益气健脾止泻,予陈皮、法夏、紫菀、款冬花、鱼腥草、蜜麻黄以化痰止咳及宣肺平喘,予以续断、补骨脂以补肾,予半枝莲、白花蛇舌草、全蝎、蜈蚣以解毒祛瘀抑瘤。该患者气虚为本,痰湿瘀互结为标,刘伟胜教授采取辨证与辨病相结合的方式,在辨证治疗的基础上,同时配合具有抗肿瘤作用的全蝎、蜈蚣、白花蛇舌草、半枝莲等药物,攻补兼施,既改善症状,又能控制肿瘤,使患者取得良好的生活质量,达到预防复发及转移的目的。

（何春霞　李柳宁）

医案18：肺癌脑转移

姓名：宋某　　　　　　　性别：女

年龄：48岁　　　　　　　婚姻状况：已婚

职业：无　　　　　　　　现住址：广东省广州市

就诊时间：2011年6月21日首诊。

主诉：头痛1年余。

现病史：患者2009年甲状腺癌行手术治疗。2010年3月出现头痛,于2010年3月22日查PET-CT提示：甲状腺癌术后未见复发征象；右肺中叶外段肿块,符合右肺中叶肺癌影像；左侧大脑额叶转移。2010年4月19日行γ刀治疗。后服用易瑞沙口服治疗至今。2011年6月9日复查胸部CT：右肺下叶少量纤维灶,右侧叶间裂胸膜轻度增厚,与2011年2月22日对比,大致相同。现仍咳嗽少痰、呼吸稍困难,经治疗后症状无改善。2011年6月21日至刘伟胜教授门诊就诊。

临床症见：现疲倦乏力,头痛,性格改变,纳可眠差,二便调。舌红苔白,脉弦。

西医诊断：肺恶性肿瘤,脑转移

中医诊断：肺癌（气虚痰瘀阻络型）

治法：益气化痰,祛瘀抑瘤

处方：党参20g,茯苓20g,天麻10g,钩藤15g(后下),白芍20g,全蝎10g,蜈蚣2条,僵蚕15g,大黄10g(后下),芒硝10g(冲服),半枝莲20g,白花蛇舌草20g,白芷15g,川芎10g,苦参20g,红豆杉1袋。水煎服,每日1剂,共14剂。

中成药：鸦胆子油胶囊4粒/次,口服,3次/日,共21日。

治疗经过：2011年7月4日患者复诊,头痛、乏力等症状减轻。舌红,苔白,脉弦。中药处方加淫羊藿、续断、补骨脂,余药物维持同前。再服14剂,患者各症状减轻,纳眠可,二便调。患者每2周复诊一次,中药在上方基础上辨证加减。患者在刘伟胜教授门诊治疗至今,一般情况良好,生活自理,获得较好的生活质量。

按语：患者因肺癌脑转移瘤,经γ刀、靶向治疗后,但仍头痛伴性格改变,求诊刘伟胜教授中医治疗。患者疲倦乏力、眠差为气虚机体失养之象；头痛、性格改变为痰瘀内阻,清窍失养之征。刘伟胜教授予以患者党参、茯苓益气化痰,予以天麻、钩藤、全蝎、蜈蚣、僵蚕、白芷、川芎以行气祛痰、息风通窍,予以芒硝、大黄以通腑泄浊,予半枝莲、白花蛇舌草、苦参、红豆杉解毒消积抑瘤。配合鸦胆子油胶囊口服,该药物的主要成分为鸦胆子油、豆磷脂,对各种癌症疗效好,尤其对肺癌,肺癌脑转移,消化道肿瘤,脑瘤疗效显著,对肝癌的治疗有辅助作用,是中、晚期及手术、放化疗后各类肿瘤患者最理想的治疗药物。该患者气虚为本,痰瘀互结为标,加之放疗、靶向治疗后进一步损伤脾胃,刘伟胜教授采取辨证与辨病相结合的方式,在辨证治疗的基础上,同时配合具有抗肿瘤作用的全蝎、蜈蚣、白花蛇舌草、半枝莲、苦参、红豆杉等药物,攻补兼施,既改善症状,又能控制肿瘤,使患者取得良好的生活质量,达到"带瘤生存"的目的。

(何春霞 李柳宁)

医案19:肺癌合并骨转移

姓名:曾某　　　　　性别:男

年龄:60岁　　　　　婚姻状况:已婚

职业:无　　　　　　现住址:广东省汕头市

就诊时间:2013年12月23日首诊。

主诉:咳嗽咯痰5月余,胸痛及腰痛3月余。

现病史:患者2013年7月出现咳嗽咯痰,偶痰中带血丝,2013年7月17日至广州某医院就诊,查全身PET-CT示:右肺上叶尖段肿块,代谢活跃,考虑周围型肺癌(大小约5.5cm×3.5cm×6.4cm),并纵隔、右肺门多发淋巴结转移,右肺上叶多发转移,胸骨转移。建议进一步行病理活检,患者拒绝,给予对症止咳化痰处理,咳嗽咯痰症状无明显缓解。至2013年9月出现胸腰痛,查骨ECT示:胸骨下端及L5椎体局灶型骨代谢异常活跃灶,考虑转移。胸部CT提示双肺新见多发转移,病情进展。在当地医院给予胸骨及腰椎局部放疗止痛,经放疗后,胸痛及腰痛症状减轻。2013年12月23日至刘伟胜教授门诊就诊。

临床症见:咳嗽,痰少,泡沫痰,痰中带少许血丝,声嘶,稍胸痛及腰痛,胸部放疗处瘙痒不适,食欲不振,小便尚可,大便不畅。舌暗,苔白,脉弦。

西医诊断:肺恶性肿瘤(骨转移瘤放疗后)

中医诊断:肺癌(气阴两虚,痰瘀热结)

治法:益气养阴,清热化痰,祛瘀抑瘤

处方:桃仁15g,黄芩10g,鱼腥草20g,半枝莲20g,白花蛇舌草20g,蜈蚣2条,女贞子20g,桑椹20g,猫爪草20g,甘草10g,太子参20g,麦冬15g,五味子5g,淫羊藿20g,黄芪30g,红景天2包,莪蒾20g,续断15g,补骨脂15g,全蝎10g,款冬花15g,紫菀15g。水煎服,每日1剂,共30剂。

治疗经过:2014年1月28日患者复诊,咳嗽咯痰等症状减轻,进食好转。

舌暗,苔白,脉弦。中药处方去黄芪,余药物维持同前。再服 30 剂,患者各症状减轻,纳眠可,二便调。患者每月复诊一次,中药在上方基础上辨证加减。患者在刘伟胜教授门诊治疗至 2015 年 12 月 20 日死亡,死亡原因为肺部感染,中药门诊过程中获得较好的生活质量。

按语:患者因肺癌合并多发骨转移,骨转移瘤放疗后,咳嗽咯痰等肺癌相关症状明显,求诊刘伟胜教授中医治疗。患者咳嗽痰少,为肺阴虚,肺失宣降,津液不足之象;痰中带血丝为痰热内蕴,血热妄行之征;胸腰痛为肾气不足,肾主骨,加痰瘀互结,不通则痛的表现;肺部肿瘤转移,为痰湿瘀血相互搏结所致。刘伟胜教授予以患者太子参、麦冬、五味子益气养阴,予以黄芩、鱼腥草、苇茎、款冬花、紫菀清热化痰止咳,予桃仁、蜈蚣、全蝎行气活血止痛,半枝莲、白花蛇舌草等消积抑瘤,女贞子、桑椹、淫羊藿、续断、补骨脂补肾壮骨。该患者正气亏虚为本,痰瘀热结为标,加之放疗后进一步损伤阴液,刘伟胜教授采取辨证与辨病相结合的方式,在辨证治疗的基础上,同时配合具有抗肿瘤作用的半枝莲、白花蛇舌草、蜈蚣、全蝎等药物,攻补兼施,既改善症状,又能控制肿瘤,使患者取得良好的生活质量,达到"带瘤生存"的目的。

(何春霞 李柳宁)

医案 20:老年肺癌术后

姓名:崔某　　　　性别:女

年龄:82 岁　　　　婚姻状况:已婚

职业:退休　　　　现住址:广东省广州市

就诊时间:2012 年 2 月 2 日首诊。

主诉:肺癌术后 7 年余。

现病史:2005 年肺鳞癌手术后行放射治疗,2006 年出现心包积液及胸积液,经治疗后好转。2011 年 2 月 23 日胸片:未见新病灶,肺气肿。2012 年 2 月 22 日我院胸片:慢性支气管炎肺气肿,右侧胸膜局部增厚,粘连。2012 年 2 月 2 日至刘伟胜教授门诊就诊。

临床症见:精神疲倦,头晕,咳嗽,咯白黏痰,无气促胸痛,口干口苦,纳一般,眠差,二便调。舌淡暗,苔白花剥,脉弦细。

西医诊断:肺鳞癌(术后化疗后)

中医诊断:肺癌(气阴两虚、痰瘀互结)

治法:益气养阴,化痰祛瘀抑瘤

处方:太子参 25g,麦冬 15g,五味子 5g,茯苓 20g,枇杷叶 15g,桔梗 15g,浙贝母 15g,苦杏仁 15g,玄参 15g,款冬花 15g,酸枣仁 20g,钩藤 20g(后下),茵陈 15g,菊花 15g,柏子仁 20g,枸杞子 15g,女贞子 20g,桑椹 15g。水煎服,每日 1

剂,共 14 剂。

治疗经过:2012 年 2 月 16 日患者复诊,诉精神好转,口干减轻,咳嗽咯痰减少,痰较前易咯出,头晕、口苦好转,仍睡眠欠佳,舌暗红,苔白花剥,脉弦细。中药处方去钩藤、茵陈、菊花,加巴戟天,淫羊藿,余药物维持同前。再服 28 剂,患者每 4 周复诊一次,中药在上方基础上辨证加减。每年复查胸部 CT,未见肿瘤复发转移。

按语:患者为肺癌术后,由于手术损伤及放疗毒副反应,患者治疗后出现疲倦头晕、咳嗽咯痰、口干口苦等气阴两虚、痰瘀化热、肝阳上亢症状,刘伟胜教授在治疗上,先在扶正基础上,予平肝息风、清肺化痰之品,使得中上焦之热邪得出,复诊时去平肝息风之品,加巴戟天、淫羊藿以补肾固本,该患者年老体弱,加之前期受放疗热毒所伤,久则耗气伤阴,加之肾气亏虚,痰瘀内结,气机不畅,其整体属于上实下虚之证,故清上补下,使上下交通,阴阳得以调和,处方攻补兼施,扶正祛邪并用,切合病机,故收到良好效果,减轻了放疗的毒副反应,改善了患者的症状,使其具有较好的生活质量。

(洪宏喜 李柳宁)

医案 21:肺癌术后

姓名:何某　　　　　性别:男
年龄:52 岁　　　　　婚姻状况:已婚
职业:无　　　　　　现住址:广东省广州市
就诊时间:2008 年 5 月 12 日首诊。

主诉:肺癌术后 4 月。

现病史:患者 2008 年 1 月因诊断左肺癌,于 2008 年 1 月 10 日行左肺癌切除术,术后病理:鳞状细胞癌(Ⅱa 期),术后化疗 4 程,末次化疗时间为 2008 年 4 月。治疗后患者自觉疲倦,肢体乏力,2008 年 5 月 12 日至刘伟胜教授门诊就诊。

临床症见:精神稍疲倦,肢体乏力,偶有咳嗽,咯少量稀白痰,无明显气促,纳眠可,大便难解,小便清长,夜尿频,3~4 次 / 晚,舌淡暗,苔薄白,脉沉。

西医诊断:肺鳞状细胞癌(Ⅱa 期术后)

中医诊断:肺癌(脾肾两虚)

治法:健脾补肾,扶正抑瘤

处方:党参 20g,川断 15g,白术 15g,陈皮 10g,黄芪 20g,补骨脂 15g,茯苓 20g,女贞子 20g,全蝎 10g,蜈蚣 2 条,甘草 5g,锁阳 15g,淫羊藿 15g,肉苁蓉 15g。水煎服,每日 1 剂,共 14 剂。

中成药:康艾注射液 40ml,静脉滴注,每日 1 次,共 14 日。

治疗经过：2008年5月22日我院复查胸部CT示：左肺癌术后改变，左侧胸膜增厚、粘连。2008年5月26日患者复诊，疲倦、肢体乏力、小便清长等症状减轻，咯痰减少，夜尿减少为2~3次/晚，大便通畅，舌淡暗，苔薄黄，脉沉。中药处方去锁阳、肉苁蓉，加白花蛇舌草、半枝莲、猫爪草，余药物维持同前。再服21剂，间断配合胸腺五肽注射液1mg，肌内注射，隔日一次。患者咳嗽咯痰等各症状逐渐减轻，大便可解，纳眠可。患者每3~4周复诊一次，中药在上方基础上辨证加减。定期每年复查胸部CT，未见肿瘤复发转移。患者在刘伟胜教授门诊治疗至今已8年余，一般情况良好，生活质量满意。

按语：患者为早期肺癌术后，由于手术损伤及化疗毒副反应，患者治疗后出现疲倦、肢体乏力、咳嗽咯痰、大便难解等症状，刘伟胜教授采用中医药抗肿瘤复发及转移治疗，且获得较好的生活质量。本病例采用了健脾补肾的治疗方法，肾为先天之本，脾为后天之本，气血生化之源，健脾补肾是重要的扶正固本的治法，对于预防肿瘤复发、转移有重要意义。方中配伍使用虫类药物全蝎、蜈蚣以攻积破瘀、搜剔攻毒的作用，选用白花蛇舌草、半枝莲、猫爪草等具有清热解毒，散结抗肿瘤中草药，起到解毒抗癌之功效。处方攻补兼施，扶正抑瘤，既改善症状，又能预防肿瘤复发转移。配合中成药康艾注射液静脉滴注，该药物由黄芪、人参、苦参素组成，具有益气扶正抗癌之力，配合胸腺五肽增强机体免疫功能，中西医结合，提高疗效。经过刘伟胜教授门诊积极治疗，患者取得良好的生活质量。

（洪宏喜　李柳宁）

医案22：肺癌术后放化疗后

姓名：麦某　　　　　性别：男

年龄：47岁　　　　　婚姻状况：已婚

职业：无　　　　　　现住址：广东省广州市

就诊时间：2009年7月15日首诊。

主诉：肺癌术后5月余。

现病史：患者2009年2月因诊断肺癌，于2009年2月10日外院行左下肺癌切除术，术后病理：鳞状细胞癌（Ⅲa期），术后行辅助放化疗，治疗后患者自觉乏力，咳嗽，口干，2009年7月15日至刘伟胜教授门诊就诊。

临床症见：少许头晕，自觉乏力，咳嗽，咯少量黄白黏痰，无气促，口干无口苦，胃纳可，睡眠差，二便调。舌暗红，苔白花剥，脉弦细。

西医诊断：肺鳞状细胞癌（Ⅲa期术后放化疗后）

中医诊断：肺癌（气阴两虚，痰瘀互结）

治法：益气养阴，化痰祛瘀抑瘤

处方：桃仁 15g，薏苡仁 20g，鱼腥草 20g，半枝莲 20g，白花蛇舌草 20g，全蝎 10g，蜈蚣 2 条，女贞子 20g，桑椹 20g，猫爪草 20g，甘草 5g，太子参 15g，麦冬 15g，五味子 5g，红豆杉 1 袋，酸枣仁 20g，钩藤 20g（后下）。水煎服，每日 1 剂，共 14 剂。

治疗经过：2009 年 7 月 29 日患者复诊，诉头晕好转，咳嗽咯痰减少，痰色白量少，睡眠改善。舌淡暗，苔薄白，脉弦细。中药处方去酸枣仁、钩藤，加淫羊藿，余药物维持同前。再服 28 剂，患者每 4 周复诊一次，中药在上方基础上辨证加减。每年复查胸部 CT，未见肿瘤复发转移。

按语：患者为肺癌术后，由于手术损伤及放化疗毒副反应，患者治疗后出现乏力、咳嗽咯痰、口干等症状，刘伟胜教授采用中医药治疗，既减轻了放化疗的毒副反应，改善了患者的生活质量，且达到抗肿瘤复发及转移的目的。本病例采用了益气养阴，化痰祛瘀抑瘤的治疗方法，既益气养阴减轻放化疗后气阴两虚的症状，亦化痰祛瘀兼抗癌抑瘤以祛邪，通过扶正祛邪相结合，而达到了既养阴不恋邪，祛邪不伤正的效果。方中取苇茎汤方以化痰祛瘀，并配伍使用虫类药物全蝎、蜈蚣取其祛瘀攻毒、攻积破坚的作用，选用白花蛇舌草、半枝莲、猫爪草、红豆杉等具有清热解毒抗肿瘤作用的中草药，起到解毒抗癌之功效；合用生脉散和二至丸以益气养阴扶正，处方攻补兼施，扶正抑瘤，既改善症状，又能预防肿瘤复发转移。经过刘伟胜教授门诊积极治疗，患者取得良好的疗效及满意的生活质量。

（洪宏喜　李柳宁）

医案 23：肺癌化疗及术后

姓名：苏某　　　　　性别：男
年龄：57 岁　　　　　婚姻状况：已婚
职业：无　　　　　　现住址：广东省广州市
就诊时间：2012 年 9 月 7 日首诊。
主诉：肺癌术后 2 月余。

现病史：患者 2012 年 3 月因"发现肺部占位 2 月"在南方医院行 PET-CT 提示：左下肺占位性病变，考虑左肺周围型肺癌伴空洞。2012 年 3 月行穿刺活检提示高分化腺癌。2012 年 4 月 5 日、4 月 28 日、5 月 24 日行培美曲塞 + 洛铂化疗 3 程。2012 年 6 月 26 日行胸腔镜下左下肺癌根治术。术后病理：左下肺高至中分化腺癌（Ⅰa 期 T1BN0M0）。患者术后为求中医药治疗，2012 年 9 月 7 日至刘伟胜教授门诊就诊。

临床症见：现觉气促，少许咳嗽，咯少量黄黏痰，声嘶，时有泛酸，口干无口苦，纳眠可，二便调。舌暗红，苔少，脉弦细。

西医诊断：肺鳞状细胞癌（Ⅰa期术后）

中医诊断：肺癌（阴虚痰热）

治法：养阴清热，化痰抑瘤

处方：北沙参20g，麦冬20g，苇茎20g，桃仁10g，薏苡仁20g，冬瓜子20g，鱼腥草20g，全蝎10g，蜈蚣2条，半枝莲20g，白花蛇舌草20g，女贞子20g，甘草5g，砂仁10g（后下），海螵蛸20g。水煎服，每日1剂，共21剂。

中成药：安康欣胶囊4粒/次，口服，3次/日，共21日。

治疗经过：2012年9月29日患者复诊，诉泛酸、口干好转，咳嗽咯痰减少，痰少色白，大便烂，日2~3次，夜尿多。舌淡暗，苔薄白，脉弦细。中药处方去砂仁、海螵蛸，加淫羊藿20g，续断15g，补骨脂15g，余药物维持同前。再服21剂，患者每3~4周复诊一次，中药在上方基础上辨证加减，咳嗽、气促等症状逐渐减轻。每年复查胸部CT，未见肿瘤复发转移。

按语：患者为肺癌术后，由于手术及化疗损伤正气，患者治疗后出现气促、咳嗽咯痰、声嘶等症状，患者遂来刘伟胜教授门诊就诊，采用中医药治疗，既减轻临床症状，且达到抗肿瘤复发及转移的效果。本病例以标本兼治为则，养阴清热、化痰抑瘤并重，扶正祛邪相结合，使邪去正安。方中取苇茎汤方以清肺化痰祛瘀，并配伍使用虫类药物全蝎、蜈蚣破瘀消积，白花蛇舌草、半枝莲以清热解毒抗癌，又以沙参、麦冬、女贞子以养阴扶正，后期加淫羊藿、续断、补骨脂以阳中求阴，阴阳双补，补肾纳气，固本培元。处方攻补兼施，扶正抑瘤，配合扶正抑瘤之安康欣胶囊口服，既改善症状，又能预防肿瘤复发转移。经过刘伟胜教授门诊积极治疗，患者取得良好的疗效及长期的稳定。

（洪宏喜　李柳宁）

医案24：肺癌术后化疗后

姓名：冼某　　　　　性别：女

年龄：71岁　　　　　婚姻状况：已婚

职业：退休　　　　　现住址：广东省广州市海珠区

就诊时间：2014年9月1日首诊。

主诉：肺癌术后7月余。

现病史：患者2014年1月因诊断肺癌，于2014年1月12日外院行肺癌切除术，术后病理：腺癌（Ⅱb期），术后行辅助化疗，治疗后患者咳嗽，胸痛，2014年9月1日至刘伟胜教授门诊就诊。

临床症见：精神疲倦，自觉乏力，咳嗽，咯痰少，胸痛，无气促，口干无口苦，胃纳一般，睡眠差，二便调。舌暗红，苔少，脉弦细。

西医诊断：肺腺癌（Ⅱb期术后化疗后）

中医诊断:肺癌(气阴两虚血瘀)

治法:益气养阴,祛瘀抑瘤

处方:太子参20g,麦冬15g,五味子5g,半枝莲20g,白花蛇舌草20g,全蝎10g,蜈蚣2条,女贞子20g,黄芪20g,续断15g,补骨脂15g,桑椹20g,甘草5g,猫爪草20g,郁金15g,三七片10g。水煎服,每日1剂,共14剂。

治疗经过:2014年9月15日患者复诊,诉精神好转,乏力、口干减轻,咳嗽减少,痰少,纳眠改善,仍少许胸痛,舌暗红,苔薄白,脉弦细。中药处方去郁金,加延胡索,余药物维持同前。再服28剂,患者每4周复诊一次,中药在上方基础上辨证加减。每年复查胸部CT,未见肿瘤复发转移。

按语:患者为肺癌术后,由于手术损伤及化疗毒副反应,患者治疗后出现疲倦乏力、咳嗽、口干等症状,患者遂来刘伟胜教授门诊寻求中医药治疗,刘伟胜教授采用了益气养阴,祛瘀抑瘤的治疗方法,既益气养阴减轻化疗后气阴两虚的症状,亦祛瘀兼抗癌抑瘤以通络祛邪,通过扶正祛邪相结合,而达到了既养阴不恋邪,祛邪不伤正的效果。方中取生脉散和二至丸以益气养阴扶正,并配伍续断、补骨脂以阴中求阳,阴阳双补,使用虫类药物全蝎、蜈蚣取其祛瘀攻毒抑瘤的作用,选用白花蛇舌草、半枝莲、猫爪草等具有清热解毒抗肿瘤中草药,起到解毒抗癌之功效;合用处方攻补兼施,扶正抑瘤,既改善症状,又能预防肿瘤复发转移。经过刘伟胜教授门诊积极治疗,既减轻了化疗的毒副反应,改善了患者的生活质量,且达到抗肿瘤复发及转移的目的。

（洪宏喜　李柳宁）

医案25:肺癌术后化疗后

姓名:覃某　　　　　性别:男

年龄:68岁　　　　　婚姻状况:已婚

职业:退休　　　　　现住址:广东省广州市

就诊时间:2009年4月20日首诊。

主诉:肺癌术后1月,化疗1程后。

现病史:患者于2009年3月在南方某三甲医院行左下肺癌根治术,术后病理诊断为:乳头状腺癌,术后分期为T2aN0M0 IB期。术后行辅助化疗1周期,后因出现严重恶心、呕吐胃肠道反应,Ⅲ骨髓抑制,伴全身疲倦、乏力、纳眠差等不适症状,且合并心律失常。遂停止化疗后,选择中医药治疗而至刘伟胜教授处就诊。

临床症见:精神疲乏力、语声低微,间有咯吐白黏痰,纳呆,眠欠佳,舌红苔薄白,舌下脉络轻度迂曲,脉沉缓。

西医诊断:肺癌(Ⅰb期术后化疗后)

中医诊断:肺癌(脾肾两虚,痰瘀互结)

治法:健脾补肾,祛瘀解毒

处方:太子参20g,淮山药20g,茯苓20g,半枝莲20g,白花蛇舌草20g,全蝎6g,蜈蚣2条,女贞子15g,桑椹18g,续断18g,补骨脂15g,炙甘草6g。水煎服,每日1剂,共30剂。

治疗经过:二诊:2010年2月15日。持续服用上方后精神明显好转,但近来咳嗽、痰黄黏量多,无胸痛、气促等症,体重增加,胃纳较前改善,眠仍欠佳,舌红苔少,脉沉略细。于前方基础上酌加麦冬15g,五味子6g,全蝎12g,法夏15g,鱼腥草25g,春砂仁8g(后下)以养阴清肺,祛痰止咳,适全蝎用量倍增,以加强抗癌之力。

三诊:2011年5月2日。患者自近期易感冒,痰多,无头痛,睡眠可,纳一般,多汗,小便调,无胸痛,舌红苔微黄,脉沉缓。处以紫菀15g,款冬花15g,北杏15g,鱼腥草20g,桔梗15g,杷叶15g,法夏15g,党参20g,白术15g,川断15g,破故纸15g,甘草6g,全蝎10g,蜈蚣1条,半枝莲20g,白花蛇舌草20g以加强益气扶正,降气止咳之力。

四诊:2013年12月5日。患者间有咳嗽咯痰、色白而稀少,胃纳一般,偶有嗳气,大便调,夜尿偏多,舌暗红,苔白夹黄,脉弦细。2013年11月15日复查胸部增强CT提示:左肺癌根治术后改变,未见明显复发及局部转移征象,轻度肺气肿。处以太子参20g,麦冬15g,五味子10g,淮山20g,猫爪草20g,白花蛇舌草20g,半枝莲20g,鱼腥草20g,女贞子20g,续断15g,补骨脂15g,全蝎10g,蜈蚣2条,春砂仁(后下)10g,麦芽30g,炙甘草10g,再继续以扶正培本、软坚攻毒散结、兼以养阴为治则随证加减。末次随访至2014年3月16日,患者生活能自理,无明显特殊不适症状。

按语:刘伟胜教授认为肺癌的发病应从整体着眼,外因六淫、内因情志所伤、饮食劳倦等致正气虚损,脏腑功能失调,邪毒侵肺,肺气贲郁,津液失于输布,聚津成痰,痰凝气滞,痰瘀毒结于肺脏,日久形成肺积。尤其强调正虚在发病中的作用,正如《景岳全书·积聚》曰:"脾肾不足及虚弱失调之人,多有积聚之病。"明·李中梓《医宗必读》也认为"积之成也,正气不足,而后邪气踞之"。其发病与肺、脾、肾三脏密切相关。《杂病源流犀烛·积聚癥瘕痃癖痞源流》说"邪积胸中,阻塞气道,气不宣通,为痰为食为血,皆得与正相搏,邪既胜,正不得而制之,遂结成形而有块。"可见肺癌又是一个全身属虚,局部属实的疾病。故刘伟胜教授在肺癌的辨治中,扶正培本法贯彻于整个治疗过程中,常以续断、补骨脂同用,对于提高机体抗肿瘤及防治复发、转移有重要意义。配伍使用虫类药物全蝎、蜈蚣,具有活血化瘀、攻积破坚、解毒消肿等以毒攻毒加强之力作用;根据辨证酌情选用白花蛇舌草、半枝莲等具有清热解毒抗肿瘤中草药,并可导瘀毒之邪从下而行;但考虑虫类有毒及清热解毒药多苦寒之性,久服易于伤脾胃,故常加入健脾胃药如春砂仁、谷麦芽等。

本案例为一肺癌术后老年患者,证属正气虚损为主,刘伟胜教授在治疗上扶正与祛邪灵活掌握,时刻不忘辨病与辨证相结合,处方中益气扶正、消瘀散结、祛除癌毒等诸药合用,补而不滞,清而不伐,攻补同用,标本兼治,既提高机体免疫功能,也达到了抑制肺癌生长和转移的目的。

(刘　鹏　李柳宁)

医案 26:肺癌术后

姓名:韩某　　　　　性别:女
年龄:66 岁　　　　婚姻状况:已婚
职业:无　　　　　　现住址:广东省广州市

就诊时间:2013 年 1 月 9 日首诊。

主诉:肺癌术后 1 月。

现病史:患者 2012 年 12 月 13 日于外院行左上肺癌根治术,病理:腺癌(T1aN0M0,Ⅰa 期)。术后未予辅助化疗、放射治疗。为预防肿瘤复发、转移,2013 年 1 月 9 日至刘伟胜教授门诊就诊。

临床症见:乏力明显,面色苍白,畏寒,气逆咳嗽,少痰,色白质稀,流清涕,纳尚可,眠一般,易腹泻,小便清长。舌质暗红,苔薄白,脉细。

西医诊断:肺恶性肿瘤(术后)

中医诊断:肺癌(气虚痰湿)

治法:温补脾肾,温化痰湿,祛瘀抑瘤

处方:黄芪 30g,补骨脂 15g,淫羊藿 10g,肉豆蔻 10g,女贞子 15g,菟丝子 15g,党参 30g,炒白术 10g,茯苓 15g,炒薏仁 15g,砂仁 10g(后下),白扁豆 20g,山药 15g,五味子 10g,莪术 10g,炙甘草 10g。水煎服,每日 1 剂,共 14 剂。

治疗经过:2013 年 1 月 23 日患者复诊,乏力明显改善,畏寒减轻,咳嗽、流清涕好转,时有腹泻,纳眠可。舌质暗红,苔薄白,脉稍细。原方去白扁豆、山药、炒薏仁,加吴萸、桂枝、干姜、熟附子,再进 14 剂,患者各症状减轻,生活如常人,无明显不适,后逐渐减少剂量和服用频次,门诊治疗至今,未见肿瘤复发。

按语:患者肺癌术后,病理提示分期较早,按照西医规范治疗,无需辅助化疗、放射治疗及靶向药物治疗,但患者疾病症状依然存在,生活质量受到影响,故而求诊刘伟胜教授中医治疗。患者乏力明显,为一身之气虚弱的表现,心气不足则面色苍白,阳气不足则畏寒,气逆咳嗽为肺不纳气,流清涕为气不摄津,脾气虚弱无力运化,水湿上射则为咳稀白痰、下注则为腹泻,肾阳虚膀胱无以气化则小便清长，故而以黄芪资一身之气，补骨脂、淫羊藿、肉豆蔻、女贞子、菟丝子补先天之肾气，参苓白术等益后天之气，温肾暖脾、固本培元，再配以单味莪术祛瘀抑瘤。该患者气亏虚为本，加之手术后气血大伤，正气既虚，邪气易凑，观整首处方，虽治肺癌，却无一味专肺之药，诸症仍解，正是体现了以人为本、辨证论治为主兼顾辨病的中医特色，有效地缓解了症状，预防了肿瘤的复发。

（田万鹏　李柳宁）

医案 27：肺癌术后

姓名：曾某　　　　　　性别：女

年龄：51 岁　　　　　　婚姻状况：已婚

职业：无　　　　　　　现住址：广东省广州市

就诊时间：2009 年 4 月 20 日首诊。

主诉：肺癌术后 3 月余。

现病史：患者因"咳嗽 1 月"于 2008 年 12 月至广州某医院行 CT 检查，发现左下肺占位。后于 2009 年 1 月 9 日省医行手术治疗，术后病理提示：左下肺大细胞癌，T2N0M0，Ⅰb 期。术后 CT：左下肺癌术后改变，左侧少量胸前积液，较前吸收。患者术后拒绝化疗和其他治疗故求中医药治疗。

临床症见：左胸术口麻木，时有咳嗽，咯痰，时有胸闷痛，无气促，无头痛头晕，无周身骨痛，纳眠一般，二便调。舌淡苔白腻，脉弦滑。

西医诊断：肺恶性肿瘤

中医诊断：肺癌（气阴两虚）

治法：益气养阴，补肾抑瘤

处方：太子参 20g，麦冬 15g，五味子 5g，半枝莲 20g，白花蛇舌草 20g，全蝎 10g，蜈蚣 2 条，女贞子 20g，黄芪 20g，川断 15g，补骨脂 15g，甘草 5g，猫爪草 20g。水煎服，每日 1 剂。

中成药：复方斑蝥胶囊 2 粒 / 次，口服，3 次 / 日。提高免疫力、抑制肿瘤。

治疗经过：2009 年 10 月患者复诊，精神少疲倦，咳嗽痰少质稠色白，偶有腰痛，无发热，纳眠一般，二便调。舌淡边有齿痕苔白腻，脉弦滑。胸片提示左下肺癌术后改变，左侧胸膜增厚粘连，不排除合并少量胸腔积液。改用莘茎汤合生脉散加减为益气养阴、宣肺化痰、补肾抑瘤。患者每 2 周复诊一次，再辨证使用中药加减治疗。咳嗽咯痰加剧时，则加入款冬花、紫菀、枇杷叶、鱼腥草、黄芩、桔梗等为润肺化痰止咳；刘伟胜教授常注意固护先天之本，则加淫羊藿、女贞子、川断、补骨脂、巴戟天、红景天等为补肾并可以提高免疫力。患者 2011 年 9 月复诊无明显咳嗽咯痰，左侧胸部隐痛缓解，其余无特殊不适，复查胸部

CT检查未见明显复发转移征象，癌标无明显异常。2013年6月患者复查胸片未见异常象征。总体来说，患者行手术后未接受西医治疗，但通过单纯的中药治疗后，癌症病情获得较好控制，随访至今2014年未见肿瘤复发及转移，患者临床症状改善，生活自理，获得较好的生活质量。

按语：患者西医诊断明确，为左下肺大细胞癌，术后拒绝化疗和其他治疗故求单纯中医药治疗。根据临床表现，本病为正虚，邪毒侵肺，肺气失职，津液失输布，聚津成痰，痰凝气滞，痰瘀毒结于肺脏。患者术后损伤则脾虚正气未复，气血两伤，故见疲倦乏力、咳嗽咯痰。舌淡苔白腻、脉弦滑均为气虚痰瘀互结之象。肺癌病位在肺，"子病及母"与后天之本脾胃有关，所以在治疗上扶正与攻邪结合，辨病与辨证相结合，扶正则重补益肺脾"培土生金"，且注意补益肾先天之本为扶正的重要手段，可以提高免疫力。祛邪则以清热解毒、祛痰散结、活血化瘀、抗肿瘤。刘伟胜教授根据患者临床症状而对症施治，采用苇茎汤合生脉饮加减为基础方，同时配合具有抗肿瘤作用的半枝莲、白花蛇舌草、全蝎、蜈蚣等药物，并且加补肾和提高免疫力之药物。治疗后症状获得改善，患者虽然术后未进行放化疗或任何其他西医治疗，病情稳定可以获得较好控制，取得延长生存期及良好生活质量。

（蔡佩玲　李柳宁）

医案28：肺癌晚期

姓名：陈某	性别：女
年龄：57岁	婚姻状况：已婚
职业：农民	现住址：广东省

就诊时间：2012年10月17日首诊。

主诉：发现肺内占位7年。

现病史：2005年患者体检发现双肺多发占位、结节影，当时无不适，未予重视，一直服用中药治疗；2012年6月复查PET-CT示：双肺多发结节，考虑肺CA并肺内多发转移；盆腔巨大肿块，考虑为恶性病变可能性大。于广州某医院行肺穿刺活检病理示：病变未除外梭形细胞肿瘤可能。2012年6月行全子宫切除术+双侧附件切除术，术后病理：子宫平滑肌瘤。患者未行肺部肿瘤放化疗而现求中医药治疗。

临床症见：精神尚可，时咳嗽，活动后稍气促，余无不适，患者平时心情开朗。

西医诊断：1. 肺恶性肿瘤（双肺转移）

　　　　　2. 子宫平滑肌瘤（术后）

中医诊断：肺癌（气虚痰瘀毒结）

治法：清热宣肺，益气养阴，化痰散结

处方：麦冬 20g，五味子 15g，北沙参 20g，苇茎 20g，桃仁 10g，薏苡仁 20g，半枝莲 20g，白花蛇舌草 20g，全蝎 10g，蜈蚣 2 条，淫羊藿 15g，红景天 2 包，女贞子 15g，桑椹 15g，莪术 15g，山慈菇 15g。水煎服，每日 1 剂，共 14 剂。

中成药：①西黄胶囊 2 粒 / 次，口服，3 次 / 日；②紫龙金片 4 粒 / 次，口服，3 次 / 日；③复方红豆杉胶囊 2 粒 / 次，口服，3 次 / 日；以提高免疫力、抑制肿瘤。

治疗经过：患者坚持定期复查及中医药治疗每 2~3 个月复诊一次，偶在当地医院以上方加减服药，2014 年 1 月 8 日复诊，患者一般情况可，咳嗽气促已缓解，未见特殊不适，近期复查胸部 CT 大致同前，提示疗效稳定（SD），但是临床症状有所改善，延长了生存期，患者平时经常在村子里做活动，不影响正常生活。

按语：患者患肺癌，拒绝西医治疗，求诊刘伟胜教授中医药治疗。双肺多发转移已经进入晚期肺癌，一般中位生存期时间 3~6 个月，可是从发病到目前已经近 10 年，患者一般情况可，生活质量没受到影响。患者一直坚持采用中医药治疗，平素心情较开朗乐观。刘伟胜教授认为情绪与肺癌有密切关系，中医认为七情致病"忧（悲）伤肺"，经常悲伤忧愁时，可使肺气抑郁，耗散气阴。所以良好的情绪对于肺癌的预防和治疗可以产生积极的作用。肺癌发病多肺脾气虚，"脾为生痰之源""肺为贮痰之器"，痰瘀毒结而成块。刘伟胜教授认为在治疗上扶正与攻邪结合，辨病与辨证相结合，扶正则重补益脾肾，祛邪则以清热解毒、祛痰散结、活血化瘀为主。并加抗肿瘤中药，且根据患者临床症状改变而对症施治。刘伟胜教授采用苇茎汤合生脉饮加减为基础方，清热解毒中药如半枝莲、白花蛇舌草、山慈菇，以毒攻毒药如全蝎、蜈蚣、莪术活血化瘀，并加淫羊藿、红景天、女贞子、桑椹补肾填髓。现代药理研究证实其具有提高免疫力作用，可调节肿瘤细胞生长、增殖、分化和凋亡。经过治疗，患者一般情况可，临床症状改善，病情稳定可以获得较好控制，取得延长生存期及良好生活质量，至今仍继坚持门诊中医治疗。

（蔡佩玲　李柳宁）

医案 29：肺癌晚期

姓名：戴某　　　　性别：男

年龄：61 岁　　　　婚姻状况：已婚

职业：未提供　　　　现住址：广东省广州市

就诊时间：2011 年 10 月 10 日首诊。

主诉：发现肺内占位 3 月。

现病史：2011 年 7 月出现咳嗽，偶咯痰中带血丝，于广州某医院诊断为左肺癌，2011 年 9 月 30 日广州某医院胸部 CT 提示：左肺上叶尖后段肿块

（2.9cm×2.6cm），考虑周围型肺癌，右下肺内基底段小结节，考虑转移，并双肺尖少许纤维灶。既往患者有30年余吸烟史（3包/日）。患者拒绝手术放化疗等治疗，而求中医治疗。

临床症见：咳嗽少，咯痰色黄，暂无血丝，无胸痛、气促，纳可，二便调。无消瘦。舌质暗红，舌苔黄腻，脉弦滑。

西医诊断：肺恶性肿瘤（肺内转移）

中医诊断：肺癌（气阴两虚，痰结毒滞）

治法：益气养阴，清肺化痰

处方：北沙参20g，麦冬20g，五味子5g，苇茎20g，桃仁10g，薏苡仁20g，冬瓜子20g，鱼腥草20g，黄芩15g，全蝎10g，蜈蚣2条，半枝莲20g，白花蛇舌草20g，女贞子20g，甘草5g。水煎服，每日1剂，共7剂。

中成药：①西黄胶囊2粒/次，口服，3次/日；②紫龙金片4粒/次，口服，3次/日；③复方红豆杉胶囊2粒/次，口服，3次/日；④胸腺五肽注射液1mg，肌肉注射，隔日1次；以提高免疫力、抑制肿瘤。

治疗经过：患者为肺癌，拒绝任何西医治疗，并未病理确诊，故求刘伟胜教授中医药治疗。患者影像结果发现右肺小结节，考虑复发转移，已经进入晚期肺癌，并本身有吸烟多年史，也是诱导肺癌发生的原因之一。因患者未病理确诊，刘伟胜教授建议再检查肿瘤指标，但结果提示均未见异常（NSE：9.5ng/ml；SCC：0.4ng/ml；CA199：7.18U/ml；CA125：5.32U/ml；CEA：1.26ng/ml）。患者坚持定期复查及中医药治疗每个月复诊一次，偶在当地医院以上方加减服药。

2014年1月20日复诊，患者一般情况可，偶有晨起咳嗽，余其无特殊不适，近段时间刘伟胜教授在治疗中注意加减补肾药物如淫羊藿、补骨脂、续断、桑椹、女贞子等。之后于当地医院定期复查及中医药治疗，病情稳定，随访至2014年4月28日，患者无明显不适，故至今于刘伟胜教授处继求中医药治疗，达到延长生存期，不影响生活的目的。

按语：患者因考虑年老体弱拒绝进一步系统检查、病理确诊及西医治疗，为求刘伟胜教授中医药治疗。一般肺癌初期症状不明显，一旦发现就已经进入中晚期，如早发现、早期诊断、早期治疗可以降低肺癌病死亡率，既往有多年吸烟史是一个重要的致癌因素，更需要注意定期检查早期治疗以预防疾病恶性进展。患者反复咳嗽，偶咯痰中带血丝是肺癌常见的首发症状之一，后患者检查发现右肺小结节，考虑已经进入晚期肺癌，一般未接受治疗的中位生存期时间为4~5个月，可是从发病到目前已经3年余，患者一般情况可，生活质量没受到影响。患者一直坚持采用中医药治疗为主。刘伟胜教授认为在治疗上扶正与攻邪、辨病与辨证相结合，肺癌发病多肺脾气虚，"脾为生痰之源""肺为贮痰之器",痰瘀毒结而成块。另外肺癌常见肺阴虚,阴虚燥热化火,损伤肺络,则咳嗽,咯痰中带血,故在治疗上也应以清热润肺、滋阴降火、凉血止血为法,采用苇茎汤合生脉饮加减为基础方。祛邪则以清热解毒、祛痰散结、活血化瘀为主,常用清热解毒、抗肿瘤之中药如半枝莲、白花蛇舌草、山慈菇、鱼腥草、全蝎、蜈蚣等。肺脾同治,肺癌病位在肺,但"子病及母",所以肺癌病机离不开脾胃,扶正则重补益肺脾"培土生金"。患病日久可及伤肾,所以后期应注意补益肾先天之本、滋补肺肾。《素问·上古天真论》云"肺属金,肾属水,金水相生",肺肾之阴相互滋生为扶正的重要手段,即可以提高免疫力。可选淫羊藿、补骨脂、续断、女贞子、桑椹强补肾填髓,现代药理研究证实其具有提高免疫力作用,可调节肿瘤细胞生长、增殖、分化和凋亡。经过单纯中医药治疗,患者一般情况可,临床症状改善,病情稳定,获得生存期延长及良好生活质量。

(蔡佩玲　李柳宁)

医案30:肺癌晚期化疗后

姓名:吴某　　　　　性别:男

年龄:59 岁　　　　婚姻状况:已婚

职业:无　　　　　现住址:广东省广州市

就诊时间:2011 年 2 月 21 日首诊。

主诉:确诊肺癌 3 周,1 程化疗后。

现病史:患者于 2011 年 1 月 28 日在广州某医院行肺活检穿刺术提示:腺癌;PET-CT 显示:右上肺结节约 2.8cm,右侧胸部多发结节,右侧腋窝,心膈角,膈上及腹膜后淋巴结代谢增高。诊断为:右上肺腺癌(cT2aN0M1a、b)(右侧胸膜、腹膜后淋巴结)Ⅳ期。2011 年 1 月 31 日行健择 + 卡铂化疗一程,为求中医药辅助治疗,特来门诊求诊。

临床症见:气促明显,间中咳嗽,右侧胸隐痛,纳一般,睡眠差,大便干结,夜尿多。听诊:右侧下肺可闻及少许湿啰音;舌质淡红,舌苔薄白,脉细。

西医诊断:右上肺恶性肿瘤(腺癌,cT2aN0M1a、b)Ⅳ期

中医诊断:肺癌(脾肾气虚,痰瘀阻络)

治法:益气养阴,补肾抑瘤

处方:北沙参 20g,麦冬 20g,五味子 5g,苇茎 20g,桃仁 10g,薏苡仁 20g,冬瓜子 20g,鱼腥草 20g,全蝎 10g,蜈蚣 2 条,半枝莲 20g,白花蛇舌草 20g,甘草 5g。水煎服,每日 1 剂。

中成药:①康艾注射液 40ml,静脉滴注,每日 1 次;②胸腺五肽注射液 1mg,肌内注射,隔日 1 次;③复方红豆杉胶囊 2 粒 / 次,口服,3 次 / 日;④灵芝孢子粉

胶囊4粒/次,口服,3次/日;以提高免疫力、抑制肿瘤。

治疗经过:2011年3月21日患者复查胸部CT提示:右肺CA(26mm×24mm),较前有所缩小,右肺、右侧胸膜多发转移未见明显变化,右下肺叶炎症。2011年4月7日:此次就诊患者气促较前有所缓解,间中有咳嗽,少痰,右侧胸隐痛稍缓解,于前方基础上酌加益气补肾之品续服;因患者为肺癌晚期,病情较重,且已经行一程化疗,正气更虚,给予康艾、胸腺五肽注射液扶助正气,并嘱定期复查。2011年5月6日复查胸部CT提示:右肺上叶病灶较前进一步有所缩小(30mm×24mm)。癌胚抗原(CEA)较3月由315ng/ml降至125.48ng/ml。患者症状皆逐渐较前有所缓解,且影像学显示原发病灶缩小;患者化疗期间往往伤及脾胃,刘伟胜教授注意化湿和胃品如砂仁等以顾护后天之本。2011年7月5日广州某医院复查CEA:52.33ng/ml;NSE:10.74U/ml;2011年7月6日复查胸部CT提示:右肺癌伴右肺、右侧胸膜多发M,对比2011年5月6日片,原发灶稍缩小(20mm×19mm),肺内部分病灶及叶间胸膜转移病灶缩小。患者中断就诊2年,期间改为泰素帝单药化疗2程,患者病情出现反复,2013年7月19日再次复查胸部CT提示:右肺癌伴右肺、右侧胸膜多发转移,肺内转移病灶增多、增大,叶间胸膜转移病灶体积增大,右下肺少许炎症。患者再次坚持中药治疗,故于既往方剂的基础上酌减祛邪之品而重在扶正。2013年12月20日复查胸、腹CT提示:右肺癌伴右肺、右侧胸膜多发转移,右下肺少许炎症,原发灶大小、形态基本同前,部分转移灶较前略小。CEA:47.5ng/ml。2014年3月21日复查胸部CT示癌灶大致同前。

患者在近4年时间,患者病情出现好转-恶化-好转的征象,期间曾中断过两年未定期返回我科复查及中医药治疗,也正是病情出现反复;但患者后来再次坚持中医药治疗后患者病情得到有效控制,随访至2014年4月24日,患者病情较前好转,生活质量可,继续于刘伟胜教授行中医药治疗。

按语:患者西医诊断明确,为右上肺腺癌,术后反复化疗。患者初诊时化疗后为求缓解相关症状而转刘伟胜教授处求中医药治疗,患者一开始发现就是双肺伴胸膜多发转移,已经进入晚期肺癌,一般中位生存期时间3~6个月,可是从发病到目前已经近3年余,患者一般生活质量控制可;期间患者曾中断过2年后返回继续坚持中医药治疗。刘伟胜教授认为肺癌发病多肺脾气虚,"脾为生痰之源""肺为贮痰之器",痰瘀毒结而成块。患者术后损伤则脾虚正气未复,气血两伤,多次化疗伤及脾胃。刘伟胜教授认为在治疗上扶正与攻邪结合,辨病与辨证相结合,扶正则重补益脾肾,祛邪则以清热解毒、祛痰散结、活血化瘀为主。并加抗肿瘤中药,且根据患者临床症状改变而对症施治。刘伟胜教授采用葶苈汤合生脉饮加减为基础方,清热解毒中药如半枝莲、白花蛇舌草,以毒攻毒药如全蝎、蜈蚣活血化瘀,并加淫羊藿、红景天、女贞子、桑椹补肾填髓,现代药理研究证实其具有提高免疫力作用,可调节肿瘤细胞生长、增殖、分化和凋亡。患者病情得到有效控制。

（蔡佩玲　李柳宁）

四、乳腺癌医案

医案 1：乳腺癌术后

姓名：喻某　　　　　性别：女

年龄：67 岁　　　　　婚姻状况：已婚

职业：无　　　　　　现住址：广东省广州市

就诊时间：2014 年 9 月 5 日首诊。

主诉：乳腺癌术后 8 月。

现病史：患者 2014 年 1 月因诊断乳腺癌于中山大学附属肿瘤医院行乳腺癌切除术,术后病理：黏液癌（T2N0M0）,ER(+),PR(+),拒绝放化疗,口服他莫昔芬内分泌治疗。患者于 2014 年 9 月 5 日至刘伟胜教授门诊就诊。既往高血压、冠心病病史。

临床症见：疲倦乏力,干咳,多汗,纳眠欠佳,大便不畅,小便调。舌淡,苔薄白,脉弦。

西医诊断：乳腺癌（T2N0M0 术后）

中医诊断：乳腺癌（脾肾两虚,气滞血瘀）

治法：健脾补肾,行气活血

处方：太子参 20g,黄芪 30g,砂仁 10g（后下）,稻芽 15g,麦芽 15g,肉苁蓉 15g,补骨脂 15g,续断 15g,淫羊藿 15g,巴戟天 15g,白花蛇舌草 20g,半枝莲 20g,全蝎 10g,浮小麦 20g,白芍 15g,郁金 15g,柴胡 15g,酸枣仁 20g,大黄 10g（后下）。水煎服,每日 1 剂,共 30 剂。

治疗经过：2014 年 10 月 8 日患者复诊,纳眠好转,汗出减少,大便通畅。舌淡,苔薄白,脉弦。中药处方去大黄,余药物维持同前。再服 30 剂,患者各症状减轻。患者每月复诊一次,中药在上方基础上辨证加减。定期复查肿瘤标志物及乳腺彩超、CT 等,未见肿瘤复发转移。患者在刘伟胜教授门诊治疗至今,一般情况良好,生活基本正常。

按语：病者乳腺癌术后,高龄体虚,拒绝放化疗,进行内分泌治疗,配合中医药预防复发转移。刘伟胜教授认为,该患者年老,加之手术打击,正气亏虚,脾肾两虚。治疗应扶正固本、益气健脾、补肾填精为主。方选黄芪、太子参、稻芽、麦芽以益气健脾,健中州之气；选肉苁蓉、补骨脂、续断、淫羊藿、巴戟天以补肾助阳,调摄冲任。扶正固本对术后正气亏虚的肿瘤患者有非常重要的临床价值。刘伟胜教授临床经验证明健脾益肾法,对扶助正气,预防复发及转移,提高机体的抗邪能力,提高患者生存质量,延长生存期有明显疗效,以实现"带瘤生存"的治疗目的。本患者除正气亏虚之外,还合并肝郁气滞血瘀、腑气不通之征,中药配合白芍、郁金、柴胡、大黄等药物疏肝理气活血,通腑泻浊,对症处理,改善临床症状。大便通畅后,去大黄,以免过下伤正。予以白花蛇舌草、半枝莲、全蝎抗癌抑瘤,起到抗肿瘤作用。

(张力文 李柳宁)

医案2:乳腺癌术后脑转移

姓名:李某　　　　性别:女
年龄:45岁　　　　婚姻状况:已婚
职业:无　　　　　现住址:广东省广州市

就诊时间:2013年6月8日首诊。

主诉:右侧乳腺癌术后3年余,反复头痛、失眠2年。

现病史:患者2009年11月于外院行右乳腺癌根治术,因激素受体双阳,服用法乐通。2011年中期出现头痛失眠,2012年11月因脑转移行肿瘤切除术,术后放疗50Gy/25F,并行卵巢去势,内分泌药改用弗隆。因眠差,服用抗精神药物,治疗效果不佳。2013年6月8日至刘伟胜教授门诊就诊。

临床症见:头痛,头晕眼花,手麻,心烦易怒,眠差,纳可,二便调。舌淡红,苔白,脉细。

西医诊断:乳腺恶性肿瘤术后(右乳癌并脑转移术后)

中医诊断:乳腺癌(肝肾阴虚,阴虚火旺,肝风上扰)

治法:滋阴清热,息风止痛

处方:知母10g,黄柏15g,茯神20g,泽泻15g,天麻15g,钩藤15g,蔓荆子15g,白芷10g,太子参20g,麦冬15g,五味子10g,细辛3g,栀子15g,女贞子15g,墨旱莲15g,金荞麦20g,鱼腥草20g。水煎服,每日1剂,共7剂。

西药:来曲唑片2.5mg/次,口服,1次/日,共30日。

治疗经过:患者服上药后,2013年7月头颅MR:左额顶部术后软化灶。临床症见:头晕头痛改善,手麻,眠一般,纳可,二便调,舌淡红,苔白,脉弦细。中医辨证为肝血不足,虚热内扰,瘀血内阻,采用疏肝养血除烦,活血化瘀法。处方:柴胡15g,法半夏15g,太子参30g,黄芩15g,酸枣仁30g,川芎15g,知母15g,茯苓20g,麦冬15g,龙葵20g,猫爪草20g,珍珠母30g(先煎),丹参15g,甘草10g。水煎服,每日1剂,共14剂。患者每2周复诊1次,中药在此方的基础上辨证加减,至今仍在刘伟胜教授门诊治疗至今,生活状态良好。

按语:患者因右乳腺癌并脑转移切除术后,又经过放疗、行卵巢去势,损伤机体,因失眠、头痛服用抗精神药物不效,寻求刘伟胜教授中医治疗。患者头痛、头晕,是久病损伤肝肾之阴,肾阴不足,髓海亏虚,故头晕;肝阴不足,肝风上扰,故头痛;肾阴亏损,阴精不能上承,因而心火偏亢,失于下降,又因肝肾阴精亏损,阴不敛阳,相火易不受制约而偏亢,故患者眠差、心烦易怒,舌淡红,苔白,脉细亦是肝肾阴虚的表现。刘伟胜教授治法以滋阴清热、息风止痛为主,方药以生脉散为底,益气生津,以女贞子、墨旱莲滋补肝肾之阴,知母、黄柏、泽泻清泻相火,栀子清心火,茯神宁心安神,水火得以既济,心肾相交;天麻、钩藤平息肝风,蔓荆子、白芷、细辛祛风止头痛。患者服药7剂后,二诊时,头晕、头痛得以改善,但仍手麻、睡眠一般,刘伟胜教授辨证为肝血不足,虚热内扰,瘀血内阻,方用小柴胡汤合酸枣仁汤,小柴胡汤疏利肝气,酸枣仁汤补养肝血,清热除烦,珍珠母安神,丹参活血化瘀,龙葵、猫爪草解毒化瘀。虽是乳腺癌,但刘伟胜教授在治疗上没有一味地抗癌,根据患者的病史,辨证施药,从整体上改善患者的症状,又能抗肿瘤,使患者获得较好的生活质量。

(任晓琳　李柳宁)

五、食管癌医案

医案1:食道癌术后

姓名:陈某　　　　　性别:男

年龄:66岁　　　　　婚姻状况:已婚

职业:退休　　　　　现住址:广东省广州市

就诊时间:2007年5月4日首诊。

主诉:食道癌术后1年余。

现病史:患者2006年3月感吞咽困难,后完善检查明确为食道癌,遂于2006年3月15日于成都某医院行根治手术,病理提示为高中分化鳞癌。术后未行放化疗。2007年5月胸片:双肺门影增大,少量胸腔积液。超声:早期肝硬化未排除。

临床症见:现疲倦乏力,咳嗽,咯痰少量,无吞咽困难,胁肋部术口时有疼痛不适,少许口干缓解,偶有呕吐,纳眠可,二便调。舌红苔薄白,脉弦细。既往高血压病史。

西医诊断:食道恶性肿瘤(术后)

中医诊断:食道癌(肝郁脾虚,瘀毒内结)

治法:疏肝健脾,化湿活血,祛瘀抑瘤

处方：柴胡15g，黄药子10g，薏苡仁20g，全蝎10g，补骨脂15g，七叶一枝花15g，郁金15g，蜈蚣2条，黄芪20g，白花蛇舌草20g，莪术15g，甘草10g，女贞子15g，海螵蛸20g，桑椹15g。水煎服，每日1剂，共30剂。

中成药：复方斑蝥胶囊3粒/次，口服，3次/日，共30日。

治疗经过：2007年11月患者复诊，咳嗽改善，痰少，色黄，现术口痛，咳嗽，咯痰少量，咽干，鼻干，无吞咽困难，大便烂，小便可。舌暗红，苔白，脉弦滑。改方：全蝎10g，女贞子15g，预知子20g，山药15g，蜈蚣2条，桑椹15g，淫羊藿15g，黄药子10g，黄芪20g，太子参20g，杷叶15g，天花粉30g，鱼腥草20g，甘草10g。水煎服，每日1剂，共30剂。2008年6月患者复诊症见：术口牵引痛，晨起咽痒，咳嗽减轻，咯痰不畅，咽干、鼻干减轻，无吞咽困难，大便烂，小便可。纳眠可，舌淡暗，苔薄根白腻，脉弦滑。处方：蜈蚣2条，桑椹15g，淫羊藿15g，黄芪20g，太子参20g，茯苓15g，甘草10g，麦冬15g，五味子10g，枇杷叶15g，全蝎10g，女贞子15g，山药15g，款冬花15g，紫菀15g。水煎服，共30剂。2014年6月患者复诊，复查胸片：左下胸膜增厚，其未见明显病变。B超：肝硬化可能。CEA：6.54ng/ml，CA199：<0.60ng/ml，CA125：28.88ng/ml，SCC：0.9ng/ml；症见：现肋骨疼痛缓解，术口时有疼痛不适，少许咳嗽，咳痰，无吞咽困难，口干缓解，呕吐，纳眠可，二便调。舌质暗红，舌苔微黄，脉滑。处方：柴胡10g，黄芪20g，红豆杉3g，桑椹20g，白芍15g，党参20g，续断15g，茵陈10g，郁金20g，茯苓20g，补骨脂15g，全蝎10g，炙甘草10g，延胡索20g，款冬花15g，紫菀15g，苦杏仁15g，枇杷叶15g，鱼腥草15g。水煎服，每日1剂，共30剂。患者经刘伟胜教授治疗后，各项症状改善，间中外院门诊复查未提示复发，目前一般情况良好，生活自理，获得较好的生活质量。

按语：食管癌属中医学"噎膈"范畴。噎膈为胃与食管的病变，属于本虚标实之证。患者为术后患者，初诊时患者感胁肋痛、疲倦乏力，呕吐，脉弦等症，刘伟胜教授考虑手术损及肝经，正气亏虚，且局部痰瘀搏结，故给予疏肝健脾为主，配合扶正补肾、活血通络之品。症状改善后，后期为防止复发，结合患者术后体虚特点，给予大量扶正之品如黄芪、党参、太子参、女贞子、桑椹、淫羊藿等。但扶正同时亦不忘抗瘤，加用全蝎、蜈蚣、红豆杉等加强抑瘤作用，其中更配合复方斑蝥胶囊以加强抗肿瘤之力。此病案中刘伟胜教授以中医辨证加上辨病论治，把握扶正祛邪先后缓急，特别体现了顾护脾胃的思想。除予虫类药（如以毒攻毒之全蝎、蜈蚣）及清热解毒类抗瘤药（黄药子、预知子、七叶一枝花、白花蛇舌草、红豆杉）外，刘伟胜教授重点突出扶正，方药中加用了大量健脾补肾药物。体现了时时顾护正气的治疗策略。

（刘 柏 李柳宁）

医案 2：食管癌放化疗后

姓名：陈某　　　　　　性别：女

年龄：73 岁　　　　　　婚姻状况：已婚

职业：无　　　　　　　现住址：广东省广州市

就诊时间：2015 年 10 月 30 日首诊。

主诉：食管癌放化疗后 5 年余，声嘶伴咳嗽咯痰 1 年余。

现病史：患者 2010 年 7 月因"吞咽不畅"于我院就诊，诊断为食管鳞状细胞癌；之后给予根治性放化疗，术后一直定期复查未见肿瘤复发及转移。2014 年 1 月出现声嘶伴咳嗽咯痰，查鼻咽镜示声带不全麻痹伴慢性咽炎，经治疗后症状无改善。2015 年 10 月 30 日至刘伟胜教授门诊就诊。

临床症见：声音嘶哑，咳嗽咯痰，痰多色白，咽痒，胸背部疼痛，嗳气，口苦，口唇干裂，纳眠一般，二便调。舌红，苔少，脉沉细。

西医诊断：食管恶性肿瘤（放化疗后）

中医诊断：食管癌（气阴两虚，痰瘀互结）

治法：益气养阴，化痰止咳，祛瘀抑瘤

处方：天花粉 20g，款冬花 15g，紫菀 15g，鱼腥草 20g，柴胡 15g，郁金 15g，预知子 20g，桑椹 20g，白芍 15g，全蝎 10g，重楼 20g，枳实 15g，蜈蚣 1 条，女贞子 20g，补骨脂 15g，莪术 15g，红景天 6g，海螵蛸 20g，法半夏 15g，猫爪草 15g。水煎服，每日 1 剂，共 7 剂。

中成药：槐耳颗粒 1 袋 / 次，口服，3 次 / 日，共 7 日。

治疗经过：2015 年 11 月 8 日患者复诊，咳嗽咯痰改善，咽痒、嗳气、胸背部疼痛等症状减轻。舌红，苔少，脉沉细。中药处方去柴胡、郁金，余药物维持同前。再服 21 剂，患者各症状减轻，纳眠可，二便调。患者每 3 周复诊一次，中药在上方基础上辨证加减。患者在刘伟胜教授门诊治疗至今，一般情况良好，生活自理，获得较好的生活质量。

按语：患者因食管癌放化疗后，放化疗后毒副反应明显，求诊刘伟胜教授中医治疗。患者声嘶，口苦，口唇干裂，为气阴两虚，津液失布之象；咳嗽咯痰，咽痒为肺脾气虚，痰浊内阻，肺失宣降之征；胸背部疼痛，为痰瘀相互搏结，不通则痛所致。刘伟胜教授予以患者天花粉、桑椹、女贞子、补骨脂、红景天、白芍以益气养阴，予以法半夏、款冬花、紫菀、鱼腥草化痰止咳，予柴胡、郁金、全蝎、蜈蚣行气活血止痛，八月札、莪术、猫爪草、全蝎、蜈蚣破血行气、消积抑瘤，酌加海螵蛸、枳实行气消嗳。配合槐耳颗粒口服，该药物的主要成分为槐耳菌质，有扶正固本、活血消症、抗肿瘤的作用，用于治疗肿瘤所致的神疲乏力、少气懒言、脘腹疼痛或胀闷、纳谷少馨、大便干结或溏泄、或气促、咳嗽、多痰、面色㿠白、胸痛、痰中带血、胸胁不适等症，改善患者生活质量。该患者气阴亏虚为本,痰瘀互结为标,加之放化疗后进一步损伤气阴,刘伟胜教授采取辨证与辨病相结合的方式,在辨证治疗的基础上,同时配合具有抗肿瘤作用的预知子、莪术、猫爪草、全蝎、蜈蚣等药物,攻补兼施,既改善症状,又能控制肿瘤,使患者取得良好的生活质量,达到预防肿瘤复发转移及改善放化疗后遗症的目的。

(何春霞 李柳宁)

六、胃癌医案

医案1:胃窦低分化腺癌根治术后

姓名:王某 性别:女

年龄:45岁 婚姻状况:已婚

职业:家政 现住址:广东省广州市

就诊时间:2009年4月24日首诊。

主诉:胃癌术后近1年,腹胀2月。

现病史:患者2008年5月感腹胀痛不适,在外院行胃镜及CT检查明确诊断为胃癌,后于2008年6月17日在广州某医院行胃癌根治术,病理提示低分化腺癌,术后化疗6程(具体方案不详),末次化疗时间:2008年10月。近2个月来感腹胀不适,遂来刘伟胜教授门诊求诊。

既往史:乙肝病史多年。

临床症见:现患者疲倦乏力,面色少华,无腹痛,感腹胀,睡眠较差,易醒,纳食一般,二便可,舌红苔薄黄,脉细。

西医诊断:胃窦低分化腺癌(根治术后)

中医诊断:胃癌(脾虚湿蕴)

治法:健脾益气,利湿抑瘤

处方:半枝莲15g,陈皮5g,甘草5g,山药20g,炒谷芽20g,黄芪20g,白芍20g,女贞子20g,七叶一枝花15g,白花蛇舌草15g,太子参20g,柴胡10g,酸枣仁15g,炒麦芽20g,预知子20g,茯苓20g。水煎服,每日1剂,共21剂。

中成药:康艾注射液40ml,静脉滴注,每日1次,共14日。

治疗经过:2009年12月4日患者复诊,2009年11月25日外院查胃镜活检检查:吻合口轻度慢性胃炎,无复发;上腹部CT未见异常;CA199 31.37μg/ml。现患者无腹痛,有矢气,腹胀不适改善,睡眠较差,易醒,口干明显,纳食一般,大便较溏,时有腰酸不适,舌红苔薄黄,脉细。处方:陈皮5g,半枝莲15g,甘草5g,山药20g,白芍20g,女贞子20g,七叶一枝花15g,白花蛇舌草15g,太子参

· 177 ·

20g,柴胡 10g,酸枣仁 15g,预知子 20g,茯苓 20g,黄芪 20g,炒白术 15g,山豆根 10g,淫羊藿 10g。水煎服,每日 1 剂,共 21 剂。

2010 年 8 月 27 日患者复诊,2010 年 8 月 2 日复查 CT 提示胃癌术后改变,未见明确复发或转移征象,肝多发小囊肿,右肾结石与钙化灶鉴别。复查胸片心肺未见明确异常。X 线片:腰椎轻度退变,骨质增生。各项肿瘤标志物未见明显异常。症见:疲倦乏力明显,无咳嗽,睡眠改善,食后少许腹胀,纳食一般,大便质烂,舌质暗红,舌边红,苔薄白。脉细。处方:黄芪 20g,白术 15g,淫羊藿 10g,钩藤 15g,半枝莲 15g,陈皮 5g,甘草 5g,山药 20g,女贞子 20g,重楼 15g,白花蛇舌草 15g,太子参 20g,酸枣仁 15g,预知子 20g,茯苓 20g,砂仁 10g(后下)。水煎服,每日 1 剂,共 14 剂。

2012 年 4 月 16 日患者复诊,完善胃镜:未见复发病灶。胸片、血常规未见明显异常,CEA:1.70μg/ml。症见:易疲倦,无气促,偶有腰酸,无反酸水,无腹胀腹痛,时感肠鸣,纳眠一般,大便偏烂,小便调。舌质暗红,苔薄白,脉细。处方:女贞子 20g,半枝莲 15g,白术 15g,重楼 15g,预知子 20g,甘草 5g,白花蛇舌草 15g,茯苓 20g,山药 15g,黄芪 15g,党参 15g,砂仁 10g(后下),淫羊藿 15g,山楂 15g,红豆杉 1 袋,石榴皮 20g。水煎服,每日 1 剂,共 14 剂。此后患者每 2 周复诊一次,中药在上方基础上辨证加减。至今其一般情况良好,间断复查 CT 未见肿瘤复发。

按语:刘伟胜教授认为胃癌的主要病因病机为情志不遂,饮食失调,而致肝失疏泄,胃失和降,或久病脾胃受损,痰湿内生,气滞痰凝血瘀结于胃而成本病。脾胃失调是其病变的关键。

此病案为术后化疗后患者,手术及多程的化疗已耗伤人体气血,使之脾胃亏虚更甚,在处方用药上,刘伟胜教授以调理脾胃入手,扶助后天之本为则,予陈皮、山药、太子参、党参、茯苓、黄芪、炒白术、砂仁等药物为主。久病及肾,扶正药物除健脾类药物外,还佐以补肾之品,如淫羊藿、女贞子等。后期患者身体逐渐恢复,故后期用药上,散结抑瘤药物逐步加强,如红豆杉、预知子、白花蛇舌草、半枝莲等,以起到防治复发转移的作用。

(刘 柏 李柳宁)

医案 2:胃癌术后复发

姓名:王某	性别:男
年龄:60 岁	婚姻状况:已婚
职业:家政	现住址:广东省广州市

就诊时间:2011 年 3 月 23 日首诊。

主诉:胃癌术后 4 年,复发 1 年。

现病史：患者于 2007 年 2 月行胃癌手术切除（病理不详），术后行 XELOX（卡培他滨 + 奥沙利铂）方案化疗 6 周期。2009 年 6 月 24 日胃镜提示胆汁反流性吻合口炎。2010 年再次复查胃镜提示肿瘤复发，遂行胃癌根治术后再行化疗 1 周期。此后一直当地门诊中药治疗。既往冠心病，心肌梗死并支架植入术后病史。2011 年 3 月 5 日行第二疗程 XELOX 方案，患者自觉身体虚弱改为求中医治疗为主。

临床症见：偶有嗳气，反酸，无腹痛腹胀，无恶心呕吐，右额疼痛不适，纳可，大便 2~3 次 / 天，质烂，小便正常。舌紫有瘀斑，苔白腻，脉沉。

西医诊断：胃恶性肿瘤（术后化疗）

中医诊断：胃癌（痰瘀互结）

治法：疏肝理气，化痰散结

处方：柴胡 15g，白芍 15g，枳实 15g，茯苓 20g，薏苡仁 20g，山药 20g，砂仁 10g（后下），半枝莲 20g，白花蛇舌草 20g，全蝎 10g，女贞子 20g，黄芪 20g，甘草 5g，郁金 20g，黄药子 10g。水煎服，每日 1 剂。

中成药：①安康欣胶囊以活血化瘀、扶正固本；②紫龙金片协助益气养血、理气化瘀之功以提高免疫力、抑制肿瘤。

预防与调护计划：不宜食肥腻、肉类，多应清淡饮食和蔬菜水果、勿食生冷、辛辣燥热之物，避免暴饮暴食，建议少食多餐。保持好心情，起居有时，注意防寒保暖。

治疗经过：2011 年 8 月复查腹部 B 超未肿未见瘤复发转移征象。此次就诊患者无嗳气，反酸，右额疼痛不适明显缓解，纳可，二便正常。于前方基础酌加桑椹、藿香、红豆杉以化湿补肾，扶正抗癌。从 2011 年 8 月至 2012 年 1 月患者坚持中医药治疗，定期复查肿瘤标记物提示未见异常。2012 年 6 月 6 日胸片提示未见移灶；腹部 B 超提示胆囊、脾切除术后改变，未见转移征象。2012 年 7 月 4 日复诊时患者疲倦乏力，无嗳气泛酸，未诉右额疼痛不适。患者胃癌术后化疗后 7 年多坚持单纯的中医药治疗，术后定期复查，随访至 2014 年 4 月，患者 3 年以来坚持纯中医药治疗未见复发及转移，一般情况稳定临床症状有所改善，生活质量提高，故至今患者仍继续门诊中医治疗。

按语：刘伟胜教授认为胃癌的病因病机，多认为忧思恼怒日久，情志不遂，或饮食不节，导致肝失疏泄，胃失和降；或久病损伤脾胃，运化失职，痰凝气滞，热毒血瘀，交结于胃，积聚成块而发病。刘伟胜教授重视"胃气"特别注意"胃气"的存失。胃气衰败不能耐受纳食往往为胃癌的常见症状。"胃气一败，百药难治"。因此，胃癌的治疗过程中，自始至终应注意到防护"胃气"的重要性。在治疗过程中，刘伟胜教授采用四逆散加减为基础方，注意选择一些引入肝经或归脾胃经的药物，亦为胃癌用药之一大特点。诸如枳壳、木香、郁金、青陈皮这类归肝经的药物,具有疏泄肝木、调和脾土之功。肝木的疏泄条达,有助于脾胃之气的纳化升降与经络之气的通畅而逐步达到消肿瘤之目的。刘伟胜教授认为,胃癌的中医辨治应注意针对"本虚标实"的基本病机,合理地使用补益与攻邪的用药时机与比例。

胃癌术后化疗可产生胃肠功能失调和气血亏虚等,所以要以健脾益肾为主,同时注意补气养血,刘伟胜教授采用健脾理气法,选用党参、白术、茯苓、黄芪、甘草、麦芽等药物。与化疗配合,则采用健脾益肾法,常选用党参、白术、茯苓、砂仁、薏苡仁、枸杞子、女贞子、补骨脂等药物,除了按一般脾胃病的常规辨证论治处方外,还应适量加入经药理研究证实有抗癌作用的中药如半枝莲、白花蛇舌草、全蝎、蜈蚣等药物。这些中药主要包括以下几类:清热解毒类、活血化瘀类、软坚散结化痰类、以毒攻毒类以及扶正补益类。治疗中刘伟胜教授经常选择采用黄药子等解毒凉血、化痰散结之品,有研究报道黄药子治疗食道癌、胃癌,对控制症状、改善病情有一定效果。经过治疗后症状获得改善,患者术后化疗后通过单纯中医治疗,病情稳定,未见肿瘤复发转移,取得延长生存期及良好生活质量。

(蔡佩玲 李柳宁)

医案3:胃癌术后

姓名:胡某　　　　　性别:女

年龄:35 岁　　　　　婚姻状况:已婚

职业:职员　　　　　现住址:广东省广州市

就诊时间:2011 年 4 月 26 日首诊。

主诉:胃癌术后 8 月。

现病史:患者 2010 年 8 月因黑便至当地医院就诊,行 PET-CT 示符合胃癌表现。2010 年 8 月 26 日于广州某医院行近端胃癌根治术,术后病理提示低分化腺癌,部分细胞呈印戒状。术后行 4 程 FOLFOX 方案化疗。2011 年 3 月 23 日复查肝功能:ALT:75U/L,AST:45U/L。血常规:WBC 3.19×10^9/L,HB 90g/L,复查 B 超未见明显异常。现患者求中医药治疗。

临床症见:轻度贫血貌,纳眠可,无腹胀、腹痛等症,二便尚调。舌淡苔白,脉细。

西医诊断:胃恶性肿瘤(术后化疗)

中医诊断:胃癌(肝郁脾虚,毒邪内蕴)

治法:疏肝健脾,解毒散结

处方:柴胡 15g,白芍 15g,枳实 10g,茯苓 20g,薏苡仁 20g,山药 20g,砂仁 10g(后下),半枝莲 20g,白花蛇舌草 20g,全蝎 10g,女贞子 20g,黄芪 20g,甘草

5g,岗稔根 30g,肿节风 15g,续断 15g,补骨脂 15g,红豆杉 1 袋。水煎服,每日 1 剂。

中成药:①安康欣胶囊 3 粒／次,口服,3 次／日。②紫龙金片 3 粒／次,口服,3 次／日。提高免疫力、抑制肿瘤。

治疗经过:2011 年 5 月患者复诊偶有头晕,轻度贫血貌,纳可,眠差,二便尚调。舌淡苔白,脉细。复查肝功能:ALT、AST 正常。2011 年 10 月复查腹部 CT:未见复发转移,之后定期复查 CT、癌症标志物均未见复发及转移。患者一般情况改善,纳可,眠改善。患者每 2 周复诊一次,再辨证使用中药加减治疗。补气可加黄芪、山药、党参等益气健脾;助眠加酸枣仁等养心安神。刘伟胜教授常注意固护先天之本,常加女贞子、淫羊藿、续断、补骨脂、桑椹、巴戟天、熟地黄等,现代药理研究证实可以提高免疫力,保护骨髓的造血功能。总体来说,患者曾行手术、化疗后接受单纯的中药治疗,癌症病情稳定获得较好控制,随访至 2014 年未见肿瘤复发及转移,患者临床症状改善,生活自理,正常工作,获得较好的生活质量。故至今患者仍继续门诊中医治疗。

按语:患者西医诊断明确,为胃恶性肿瘤(低分化腺癌),刘伟胜教授认为胃癌的主要病机是脾胃虚弱,多与情绪有关,久之则肝失疏泄,胃失和降,运化失职,痰瘀气滞,热毒血瘀,结聚与胃成块而发病。所以治疗当中要注意补益脾胃,以疏肝理气为要,兼以化痰祛瘀、消食导滞。胃癌早期采用根治性手术,佐以中医中药等治疗往往可以达到治愈;中期常术后化疗综合使用,并加强中医中药治疗;晚期以内科治疗为主,或中医中药与化疗等配合改善症状与生活质量。刘伟胜教授根据四诊合参辨证与辨病相结合,术后多采用健脾理气治法,化疗后可产生胃肠功能失调和气血亏虚等,所以要以健脾益肾为主,同时注意补气养血。刘伟胜教授根据患者临床症状而对症施治,采用四逆散加减为基础方,同时配合具有抗肿瘤作用的半枝莲、白花蛇舌草、全蝎、蜈蚣等药物,并且加补肾、提高免疫力之药物。治疗后症状获得改善,患者术后化疗后通过中医治疗,病情稳定,未见肿瘤复发转移,获得较好控制,延长了生存期并取得良好生活质量。

(蔡佩玲　李柳宁)

医案 4:胃癌术后

姓名:卓某　　　　　性别:男

年龄:69 岁　　　　　婚姻状况:已婚

职业:退休　　　　　现住址:广东省广州市

就诊时间:2009 年 9 月 18 日首诊。

主诉：胃癌术后3月。

现病史：患者于2009年6月体检发现胃癌，后于广州某医院行手术治疗，术后出现肺部感染，腹腔感染，患者拒绝化疗而寻求中医药治疗。

临床症见：患者精神差乏力，消瘦，胃纳较差，少许咳嗽，大便较烂，日3次。舌质红，舌苔少，脉弦细。

西医诊断：胃恶性肿瘤（低分化腺癌，T3N1M0，Ⅲa期）

中医诊断：胃癌（脾胃虚弱）

治法：益气健脾，祛湿抑瘤

处方：太子参20g，山药20g，茯苓15g，甘草5g，半枝莲20g，白花蛇舌草20g，黄芪20g，全蝎10g，蜈蚣2条，春砂仁10g（后下），炒谷芽20g，炒麦芽20g。水煎服，每日1剂，共14剂。

中成药：胸腺五肽注射液肌内注射，康艾注射液静脉滴注，口服复方斑蝥胶囊、紫龙金片等以提高免疫力、抑制肿瘤。

预防与调护计划：不宜食肥腻、肉类，应清淡饮食，多食蔬菜水果，勿食生冷、辛辣燥热之物，避免暴饮暴食，少食多餐。保持好心情，起居有时，注意防寒保暖。

治疗经过：2010年7月9日复诊：经过此前10个月调理，患者乏力、咳嗽较前减少，痰少色黄，双侧耳鸣，时怕冷，下肢无力，纳眠改善，大便烂好转。患者术后易伤气伤血，前方治疗有效，在原方基础上去半枝莲、白花蛇舌草，且攻且守；久病体虚伤及脾肾，肾精虚衰，肾阴阳亏损，髓失充养，可见耳鸣、下肢无力、怕冷等，加续断、补骨脂、淫羊藿以补肾助阳，又可以提高免疫力、扶正抑瘤。2011年3月25日于广州某医院复查：AFP 2.32ng/ml；CEA 2.89ng/ml；CA125 13.0U/ml；CA199 7.99U/ml；SCC 1.20ng/ml。CT提示胃窦部胃壁增厚，强化明显，考虑为未充分扩张所致。结合患者影像及肿瘤标志物检查，患者病情稳定，未见复发及转移征象，患者纳眠可，大便质稀，小便调。2012年6月15日胃镜：胃癌术后未见异常。患者维持中医药治疗至今，继续守上方根据辨证加减连服，患者近五年定期返回我科复查及中医药治疗，病情稳定，未见肿瘤复发及转移，随访至2014年3月7日，患者无明显不适，生活质量可，继续于刘伟胜教授寻求中医药治疗。

按语：患者为2009年体检发现胃癌，术后病理低分化腺癌，术后未行放化疗，故至刘伟胜教授要求中医药治疗。胃低分化腺癌的恶性程度相对较高，发现时通常已处于中晚期，且发病迅速，预后较差。因此胃低分化腺癌的治疗相对困难。早期胃低分化腺癌的治疗以手术切除为主。中晚期胃低分化腺癌的治疗主张多种方法综合进行治疗，胃低分化腺癌对化疗不敏感，而对放疗有一定敏感性，术后放疗可以防止转移和复发。该患者因考虑年老体虚而拒绝放化疗，坚持中医药治疗，存活至今已达 5 年余。初诊时患者术后出现肺部感染，腹腔感染，胃纳较差，形体消瘦，伴少许咳嗽，大便烂，1 日 3 次。刘伟胜教授认为胃癌病变在脾胃，与脾肾密切相关，病变日久可致脾肾两虚见气阴两虚，患者术后多耗气伤血、术后易留瘀，刘伟胜教授常"重视内虚，尤重脾肾"，中医治疗以健脾补肾扶正为主，兼化瘀散结抗癌为铺。刘伟胜教授辨证与辨病结合，采用十全大补丸加减，益气健脾，气血双补，因胃气虚弱，滋补易滞，往往加上砂仁化湿开胃、温脾止泻；且不忘"固本培元"，加补骨脂、淫羊藿、女贞子、桑椹等补益肝肾，阴阳双补，具有提高免疫力、扶正抑瘤的作用。患者坚持单纯的中医药治疗，术后定期复查未见复发及转移，一般情况稳定，临床症状有所改善，生活质量提高。

（蔡佩玲　李柳宁）

七、肝癌医案

病案 1：肝癌介入术后

姓名：黄某　　　　　性别：男
年龄：39 岁　　　　　婚姻状况：已婚
职业：无　　　　　　现住址：广东省广州市
就诊时间：2015 年 2 月 13 日首诊。
主诉：确诊肝癌半年。
现病史：患者于 2014 年 8 月因"肝区隐痛"于当地医院就诊，诊断为肝癌；并行肝动脉灌注化疗栓塞术（TACE）及射频消融治疗，治疗后患者仍觉症状无改善，疲倦乏力，纳差，厌油，面色晦暗，小便黄，大便溏。2015 年 2 月 13 日至刘伟胜教授门诊就诊。
临床症见：疲倦乏力，面色晦暗，纳差，厌油，易怒，小便黄，大便溏。舌暗，苔白腻，脉弦。
西医诊断：肝恶性肿瘤（TACE、射频消融术后）
中医诊断：肝癌（肝郁脾虚，湿瘀互结）
治法：疏肝健脾，化湿祛瘀抑瘤
处方：柴胡 15g，白芍 20g，预知子 20g，蜈蚣 2 条，白花蛇舌草 20g，全蝎 10g，半枝莲 20g，女贞子 20g，黄芪 20g，砂仁 10g（后下），炒稻芽 20g，炒麦芽 20g，党参 20g，茯苓 15g，山药 30g，莪术 10g，甘草 5g。水煎服，每日 1 剂，共 21 剂。
中成药：槐耳颗粒 1 袋/次，口服，3 次/日，共 21 日。
治疗经过：2015 年 3 月 3 日患者复诊，肝区隐痛症状较前减轻，胃纳好转。

舌暗,苔白腻,脉弦。此后患者每3周复诊一次,中药在上方基础上辨证加减。再服30剂,患者症状再有减轻,无明显腹痛。患者在刘伟胜教授门诊治疗至今,一般情况良好,生活自理,获得较好的生活质量。

按语:患者因肝癌微创术后,合并肝区疼痛、纳差等不适,求诊刘伟胜教授中医治疗。患者疲倦乏力,面色晦暗,纳差,便溏为脾气亏虚之象;厌油、易怒为肝气不疏之征;腹痛为瘀血阻滞所致;舌暗,苔白腻,脉弦为肝郁脾虚,湿瘀互结之征。刘伟胜教授予以患者四逆散加减疏肝理气,予以党参、茯苓、砂仁、淮山、黄芪健脾祛湿,白花蛇舌草、半枝莲、预知子、莪术破血散结、消积抑瘤,炒稻芽、炒麦芽健脾开胃。配合槐耳颗粒口服,该药物的主要成分为槐耳菌质,有扶正固本、活血消癥的作用,可用于正气虚弱,瘀血阻滞,原发性肝癌不宜手术和化疗者辅助治疗用药,有改善肝区疼痛,腹胀,乏力等症状的作用。该患者正气亏虚为本,湿瘀互结为标,加之微创治疗后进一步损伤正气,刘伟胜教授采取辨证与辨病相结合的方式,在辨证治疗的基础上,同时配合蜈蚣、全蝎等虫类抗癌药物,攻补兼施,既改善症状,又能控制肿瘤,使患者取得良好的生活质量,达到"带瘤生存"的目的。

(柴小姝　李柳宁)

医案2:肝癌 TACE 术后

姓名:劳某　　　　　　性别:男
年龄:56岁　　　　　　婚姻状况:已婚
职业:无　　　　　　　现住址:广东省广州市
就诊时间:2015年12月17日首诊。
主诉:肝癌介入术后8月余,声嘶1月。
现病史:患者于2015年4月2日体检发现肝内占位,肝脏CT提示巨块型肝癌,伴肝内多发病灶。2015年4月17日至今行3程TACE治疗,2015年6月复查肝脏CT提示肝内病灶较前缩小。2015年7月患者开始口服索拉非尼治疗至今。2015年11月患者出现呼吸困难、声嘶、胸痛,当地医院诊断为肺栓塞,经抗凝治疗后改善,仍有声嘶。既往多年乙肝病史。2015年12月17日至刘伟胜教授门诊就诊。
临床症见:声嘶,皮肤瘙痒,四肢乏力,易怒,纳眠可,小便色黄,大便通畅。舌暗红,苔白,脉弦。
西医诊断:肝恶性肿瘤(TACE术后)
中医诊断:肝癌(肝郁脾虚,湿瘀互结)
治法:疏肝健脾,化湿祛瘀抑瘤
处方:柴胡15g,白芍15g,预知子15g,蜈蚣2条,白花蛇舌草20g,全蝎

10g, 半枝莲 20g, 女贞子 20g, 黄芪 20g, 砂仁 10g (后下), 炒稻芽 20g, 炒麦芽 20g, 党参 20g, 茯苓 15g, 山药 30g, 莪术 10g, 白背叶根 15g, 岗梅根 20g, 甘草 5g。水煎服, 每日 1 剂, 共 21 剂。

中成药:①槐耳颗粒 1 袋／次, 口服, 3 次／日, 共 21 日;②康莱特注射液 200ml, 静脉滴注, 每日 1 次, 共 21 日。

治疗经过:2016 年 1 月 5 日患者复诊, 乏力及皮肤瘙痒症状减轻。舌暗红, 苔白, 脉弦。此后患者每 3 周复诊一次, 症状好转, 病情稳定。中药在上方基础上辨证加减。患者在刘伟胜教授门诊治疗至今, 一般情况良好, 生活自理, 获得较好的生活质量。

按语:患者因肝癌晚期, 行 TACE 治疗及靶向药物治疗后, 出现皮肤瘙痒等副反应, 求诊刘伟胜教授中医治疗。患者疲倦乏力为脾气亏虚之象;声嘶为母病及子, 脾虚及肺, 肺气不足所致;易怒为肝气不疏之征;皮肤瘙痒为口服索拉菲尼后的副反应。舌暗红, 苔白, 脉弦为肝郁脾虚, 湿瘀互结之征。刘伟胜教授予以四逆散加减以疏肝理气, 予党参、茯苓、砂仁、山药、黄芪补益肺脾, 白花蛇舌草、半枝莲、预知子、白背叶根、莪术破血散结、消积抑瘤, 炒稻芽、炒麦芽健脾开胃。配合槐耳颗粒口服及康莱特注射液静脉滴注, 其中槐耳颗粒的主要成分为槐耳菌质, 有扶正固本、活血消癥的作用, 可用于正气虚弱, 瘀血阻滞, 原发性肝癌不宜手术和化疗者辅助治疗用药, 有改善肝区疼痛, 腹胀, 乏力等症状的作用;康莱特注射液是薏苡仁提取物, 适用于不宜手术的脾虚湿困型原发性肝癌。该患者正气亏虚为本, 湿瘀互结为标, 刘伟胜教授采取辨证与辨病相结合的方式, 在辨证治疗的基础上, 同时配合具有抗肿瘤作用的莪术、全蝎、蜈蚣等药物, 攻补兼施, 既改善症状, 又能控制肿瘤, 使患者取得良好的生活质量, 达到"带瘤生存"的目的。

(柴小姝　李柳宁)

医案3:肝癌术后复发

姓名:李某　　　　　性别:女
年龄:32 岁　　　　　婚姻状况:已婚
职业:无　　　　　　现住址:广东省广州市
就诊时间:2009 年 4 月 1 日首诊。
主诉:肝癌术后 3 年余, 复发介入及手术治疗后 5 月余。
现病史:2005 年 12 月行肝 S8 段 CA 切除术。2008 年 7 月发现肝 S4、5 段复发, 大小约:3.2cm×3.8cm×3.5cm; 2.3cm×2.4cm×2.5cm。2008 年 8 月 26 日 CT:TACE 术后改变, 边缘残留病灶; 2008 年 9 月 16 日再次行手术治疗。现在精神可, 少许咳嗽咯痰, 痰黏难咯, 无腹痛腹胀, 纳可, 眠稍差, 二便调。舌淡暗,苔薄黄,脉细滑。2009年3月30日广州某医院AFP、CA199正常,CEA 9.77ng/ml,肝功能:ALT 68.8U/L,AST 54.3U/L,余项正常。2009年4月1日至刘伟胜教授门诊就诊。

临床症见:疲倦乏力,少许咳嗽咯痰,痰黏难咯,无腹痛腹胀,纳可,眠稍差,烦躁易怒,二便调。舌淡暗,苔薄黄,脉细滑。

西医诊断:肝恶性肿瘤(术后复发再次术后)

中医诊断:肝癌(肝郁脾虚,湿瘀互结)

治法:疏肝健脾,化湿祛瘀抑瘤

处方:醋鳖甲20g(先煎),炒白术15g,白芍15g,半枝莲15g,炒扁豆15g,柴胡15g,党参20g,炙甘草10g,鸡血藤15g,怀牛膝50g,预知子15g,郁金15g,淫羊藿15g,女贞子15g,法半夏15g。水煎服,每日1剂,共21剂。

中成药:安康欣胶囊4粒/次,口服,3次/日,共15日。

治疗经过:2009年4月16日患者复诊,已无咳嗽,自觉喉中有痰,无腹胀腹痛,二便通畅,睡眠好转。舌淡暗,苔薄黄,脉细滑。中药处方加板蓝根清热利咽,薏苡仁清热祛湿,余药物维持同前。再服15剂,喉中有痰等症状减轻,纳眠可,二便调。2010年3月8日上腹部CT:肝癌复发术后+微波固化术后改变,肝S6段低密度灶,结合MRI片,考虑为局部裂隙可能性大。2011年9月8日肝脏MRI检查:肝癌综合治疗后,肝S4类圆形病变,考虑治疗后改变。2011年12月9日CT:射频消融术后改变。2012年3月5日:CEA 8.2ng/ml,AFP、CA199正常。2012年6月6日腹部CT:肝S4病变较前缩小(39mm×32mm)。2012年9月10日肝脏B超:肝S4、S8段囊性实变,无血供,符合消融治疗后改变;肝右叶胆管轻度扩张。2012年12月4日复查CT:术后改变,未见明显复发及转移征象。AFP:正常。患者每半月复诊一次,中药在上方基础上辨证加减。患者在刘伟胜教授门诊治疗至今,身体状况良好,未见再次复发,生活质量良好。

按语:患者因肝癌术后复发再次术后,自觉疲倦乏力,求诊刘伟胜教授中医治疗。患者疲倦乏力为脾气亏虚之象;咳嗽咯痰,痰黏难咯为土不生金所致肺气不足;烦躁易怒为肝气不舒之征;肝内肿瘤为湿瘀互结所致;舌淡暗,苔薄黄,脉细滑为肝郁脾虚,湿瘀互结之征。刘伟胜教授予以患者四君子汤健脾益气,四逆散加减疏肝理气,醋鳖甲、半枝莲、法半夏散结抑瘤,预知子、郁金疏肝理气抑瘤,女贞子、淫羊藿、牛膝补肝肾扶正气。配合安康欣胶囊口服,该药物的主要成分为黄芪、党参、人参、丹参、灵芝、山豆根、鸡血藤、半枝莲、淫羊藿、穿破石、白术、石上柏等十八味中药,具有活血化瘀、软坚散结、清热解毒、扶正固本的作用。该患者正气亏虚为本,湿瘀互结为标,加之两次术后进一步损伤正气,刘伟胜教授采取辨证与辨病相结合的方式,在辨证治疗的基础上,同时配合具有抗肿瘤作用的半枝莲、醋鳖甲等药物,攻补兼施,既改善症状,又能控制肿瘤,使患者取得良好的生活质量,预防了肝癌术后的复发及转移。

(柴小姝　李柳宁)

医案4:肝癌术后复发

姓名:张某　　　　　性别:男

年龄:46岁　　　　　婚姻状况:已婚

职业:无　　　　　　现住址:广东省梅州市

就诊时间:2012年3月28日首诊。

主诉:反复腹胀1年,伴腹痛2月余。

现病史:患者于2011年9月8日中山大学附属肿瘤医院行肝癌切除术后,术前AFP:462.79ng/ml,术后AFP:117.37ng/ml。术后病理:肝细胞癌。2012年3月15日查CT复查提示复发。于2012年3月20日行射频消融术。患者既往多年慢性乙型肝炎病史。现患者时有肝区隐痛,于2014年6月19日至刘伟胜教授门诊就诊。

临床症见:疲倦,时有肝区隐痛,无腹胀,食欲不振,睡眠差,易怒,小便尚可,大便溏。舌质暗红,舌苔薄白,脉弦细。

西医诊断:肝恶性肿瘤(术后复发消融术后)

中医诊断:肝癌(肝郁脾虚,湿瘀互结)

治法:疏肝健脾,化湿祛瘀抑瘤

处方:全蝎10g,盐女贞子15g,白芍15g,蜈蚣2条,柴胡15g,醋莪术15g,郁金15g,预知子20g,炒白术15g,猪苓15g,山慈菇15g,党参20g,甘草10g,肿节风15g。水煎服,每日1剂,共14剂。

治疗经过:2012年4月18日患者复诊,肝区隐痛减轻,食欲改善,大便稀溏,睡眠仍差。舌暗红,舌苔薄白,脉弦细。中药处方加酸枣仁,余药物维持同前。再服14剂,患者各症状减轻,纳眠及大便改善。患者每2周复诊一次,中药在上方基础上辨证加减。2013年1月14日肝脏CT:肝S5消融灶较前缩小,最大层面:24.6mm×21.4mm,局部未见明显血供。2013年1月14日AFP未见异常。2013年10月10日复查肝脏彩超:肝S6消融灶未见血供。患者在刘伟胜教授门诊治疗至今,一般情况良好,生活可自理。

按语:患者因肝癌术后复发,微创治疗后症状腹痛不能缓解,求诊刘伟胜教授中医治疗。患者平素性格内向,易怒,为肝郁之象;疲倦,便溏,食欲不振,为脾气亏虚之征;肝区隐痛,肝内肿物,为湿瘀互结所致。刘伟胜教授予以患者四逆散疏肝理气,四君子汤健脾益气,郁金、预知子疏肝理气抑瘤,山慈菇、肿节风清热散结,猪苓利水,莪术、蜈蚣、全蝎破血行气、消积抑瘤。该患者肝郁脾虚为本,湿瘀互结为标,加之术后进一步损伤正气,刘伟胜教授采取辨证与辨病相结合的方式,在辨证治疗的基础上,同时配合具有抗肿瘤作用的莪术、全蝎、蜈蚣等药物,攻补兼施,既改善症状,又能控制肿瘤,使患者取得良好的生活质量,达到"带瘤生存"的目的。

(柴小姝　李柳宁)

医案5:肝癌术后复发

姓名:黄某　　　　性别:男
年龄:66岁　　　　婚姻状况:已婚
职业:未提供　　　　现住址:广东省广州市
就诊时间:2011年7月12日首诊。

主诉:肝癌术后3月余。

现病史:2011年3月底体检时发现肝内占位病变,考虑肝癌,后于2011年4月6日广州某医院行右肝癌切除、胆囊切除术,术后病理:(右肝)肝细胞癌,Ⅱ级,脉管内可见癌栓;AFP:9.75ng/ml。2011年7月12日至刘伟胜教授门诊就诊。

既往曾于1973年曾患急性肝炎。

临床症见:感乏力,腹胀,余无特殊不适,无肢肿,纳眠可,二便调,舌淡红,苔黄微腻,脉弦滑。

西医诊断:肝细胞癌术后

中医诊断:肝癌(肝郁脾虚,湿瘀互结)

治法:疏肝健脾,祛湿活血抑瘤

处方:柴胡15g,党参20g,全蝎10g,桑椹20g,预知子20g,白芍15g,白术15g,川楝子15g,炙甘草5g,黄芪20g,郁金20g,茯苓20g,女贞子20g,猫爪草20g,肿节风30g,半枝莲30g,白花蛇舌草30g,岗稔根30g。水煎服,每日1剂,共14剂。

中成药:康艾注射液40ml,静脉滴注,每日1次,共14天。

治疗经过:2011年7月19日于广州某医院腹部CT示:动脉期肝右叶可疑新发小结节状强化,考虑复发。2011年7月20日行"5-FU+CF"方案化疗1程;化疗后查血常规:WBC:3.02×10^9/L,PLT:36×10^9/L。停止化疗后于2011年7月26日复诊,见腹胀,大便不通,胃纳一般,舌淡暗,苔白微腻,脉弦滑。中药处方上方加炒薏苡仁20g、大黄10g(后下)、水蛭5g,余药物维持同前。再服21剂。后患者每3~4周复诊一次,中药在上方基础上辨证加减。2011年11月至2014年2月配合行介入栓塞治疗共5次。期间定期复查腹部CT提示肝内病灶缓慢进展,同时患者还坚持在刘伟胜教授门诊中医药治疗。

按语：患者正气不足，既往外感邪毒，加之情志郁结，饮食失调，脏腑失和，气机阻滞，痰湿内生，久则夹瘀血内停，日积月累而成肝癌。治法上采用辨证论治，以疏肝健脾，祛湿活血抑瘤为主，方以四逆散合四君子汤为主加减，同时配合予以抗癌作用中药，方中以半枝莲、白花蛇舌草、猫爪草、肿节风解毒散结抑瘤，予虫类药物全蝎、水蛭活血化瘀、攻积破坚，予柴胡、白芍、川楝子、郁金等疏肝柔肝活血，予黄芪、党参、茯苓、白术、桑椹、女贞子等药物益气健脾，补肾固本。间断配合中成药康艾注射液益气扶正，增强机体免疫功能，起到扶正抑瘤之功。经中医辨证加辨病治疗后，取得了良好的临床效果，让患者长期带瘤生存，明显延长了患者的生存时间。

（洪宏喜　李柳宁）

医案6：肝癌术后

姓名：蔡某　　　　性别：女

年龄：57 岁　　　　婚姻状况：已婚

职业：未提供　　　　现住址：广东广州

就诊时间：2009 年 11 月 9 日首诊。

主诉：肝癌术后 10 日。

现病史：患者体检发现肝癌 1 月余，2009 年 10 月 14 日于中山大学附属肿瘤医院 CT：肝 S6 肿块，考虑肝恶性肿瘤，肝 S8 小囊肿，左肺下舌段纤维条索，双侧胸膜肥厚，胸腰椎骨质增生。2009 年 10 月 29 日于该院行肝区段切除并胆囊切除术，术后病理：肝混合性癌。术后未行放化疗及其他治疗。

临床症见：右上腹部疼痛，咳嗽，纳眠一般，口干口苦，二便调，舌淡暗苔微黄，脉细。既往高血压病史。

西医诊断：肝恶性肿瘤

中医诊断：肝癌（肝郁脾虚，湿瘀互结）

治法：疏肝健脾，祛湿化瘀抑瘤

处方：柴胡 15g，白芍 20g，八月札 20g，半枝莲 20g，白花蛇舌草 20g，全蝎 10g，蜈蚣 2 条，女贞子 20g，黄芪 20g，甘草 5g，莪术 10g，鱼腥草 20g，绵茵陈 15g。水煎服，每日 1 剂。

中成药：①康艾注射液 40ml，静脉滴注，每日 1 次；②槐耳颗粒 1 袋 / 次，口服，3 次 / 日；③复方红豆杉胶囊 2 粒 / 次，口服，3 次 / 日。3 周为 1 疗程，扶正抑瘤，提高免疫力。

预防与调护计划：应戒除烟酒，少食油炸、辛辣、腌制之品，多食蔬菜水果、富含维生素及纤维素类食品。预防并治疗病毒性肝炎，保持好心情，起居有时，不宜过劳,适当运动。

治疗经过:患者 2009 年 12 月 10 日复查 B 超未见复发征象。AFP、CEA、CA125、CA199 均正常。患者诉右上腹部仍疼痛,夜晚加重,上方加延胡索 20g,岗稔根 15g 理气止痛,现代药理研究表明岗稔根有护肝作用。2010 年 3 月 22 日复查胸片:T12 椎轻度压缩改变。右上腹部时有胀痛不适之症已缓解,双下肢乏力,咳嗽咯痰,量多色白,咽部不适,已无口干口苦,中药上方加七叶一枝花 15g、猪笼草 20g、法半夏 15g、肿节风 20g 清肺润燥解毒,祛风利湿。2010 年 5 月 12 日复查腹部 B 超:肝内多发小囊肿(S5:65mm×60mm;S3:7mm×5mm),未见复发征象。AFP、CEA、CA125、CA199 正常。2010 年 6 月 22 日复查腹部 CT:未见肿瘤复发及转移征象。2010 年 11 月 1 日复查癌标 CEA、CA199、CA153、CA125、AFP 正常。腹部 B 超未及复发征象,患者咳嗽咯痰较前改善,故中药去清肺润燥之药。2010 年 12 月 15 日复查 AFP:2.6ng/ml。2010 年 12 月 21 日复查腹部 CT:肝内多发小囊肿,未见肿瘤复发及转移征象。因患者外伤左肱骨骨折,2011 年 2 月 17 于我院检查全身骨 ECT 提示多处肋骨骨代谢异常活跃(考虑外伤所致),症见右腰部稍隐痛,右胁部不适。经过治疗 2 周后仍有腰部稍隐痛,但胁部不适缓解,中药上方加补骨脂 15g、续断 15g、桃仁 15g 补肾填髓,活血止痛。2011 年 3 月 14 日复查癌标 CA199、CA125、CEA、APF 正常。患者右腰部隐痛已缓解,右侧腹部稍感麻木感,纳可眠差,梦多易醒,中药上方加苦参 20g、天花粉 15g 为清热生津;酸枣仁 20g、钩藤 20g 为宁心安神。之后患者定期复查约半年一次,癌标 CA199、CA125、CEA、APF 正常,以及上腹部 CT 未见肿瘤复发及转移征象,腹部彩超对比之前无明显变化。右腹部偶有疼痛,时有咳痰,纳眠一般,小便调,大便 2 日一行,舌暗淡,苔薄白,脉细。因患者病情稳定,中药以疏肝健脾,补益肝肾为主。患者坚持定期我科复查及中医药治疗,随访至 2014 年 4 月 24 日,近四来年未见肿瘤复发及转移,患者无明显不适,症状逐渐好转,故至今仍在刘伟胜教授处进行中医药治疗。

按语:患者有肝区(右上腹部)疼痛为肝癌主要特征,并西医诊断明确,为肝混合性癌。患者行肝癌术后未行放化疗及其他治疗,而求刘伟胜教授中医药治疗,并调理预防复发转移。肝癌发病迅速、难以治愈、容易复发,早期及积极手术与综合治疗是非常重要的手段,尤其中医药治疗可以提高生存率、减轻症状和改善生活质量。患者初诊根据临床症状;右上腹部疼痛,纳眠一般,口干口苦,舌淡暗苔微黄,脉细,辨证为肝郁脾虚,湿瘀互结,方用柴胡疏肝散加减。刘伟胜教授认为肝癌的主要病机是肝郁气滞,肝主疏泄失调则气血运行滞涩而发病,病位在肝,而肝与胆相表里、肝与脾之间存在着相克关系、肝肾同源,故与"胆、脾胃、肾"密切相关。所以在治疗肝癌时需要疏肝理气、益气健脾为主,并且注意清热解毒、利湿渗水、补益肝肾。方中柴胡、白芍、郁金疏肝解郁，黄芪、山药、薏苡仁、白术等益气健脾，清热利湿加茵陈、岗稔根、鱼腥草、黄芩等。期间症见咳嗽咯痰可加七叶一枝花、猪笼草、法半夏、肿节风等清肺润燥解毒，祛风利湿。抗肿瘤加半枝莲、白花蛇舌草、八月札，以毒攻毒加全蝎、蜈蚣等，补肝肾加女贞子、枸杞子、淫羊藿、续断、补骨脂、桑椹、杜仲等，活血理气止痛加莪术、桃仁、延胡索、川楝子等。经过治疗患者一般情况稳定，近四年来患者定期复查未见复发及转移，后一直坚持门诊中医治疗，获得较好控制，取得生存期延长及良好生活质量。

（蔡佩玲 李柳宁）

医案 7：肝癌术后

姓名：黄某　　　　　性别：男

年龄：37 岁　　　　　婚姻状况：已婚

职业：未提供　　　　　现住址：广东省广州市

就诊时间：2012 年 11 月 13 日首诊。

主诉：肝癌术后 1 月余。

现病史：患者 2012 年 8 月 20 日于南方医确诊为肝癌，AFP：18 915ng/ml。后行肝动脉化疗栓塞术（奥沙利铂＋表柔比星＋丝裂霉素＋羟基树碱＋碘油＋造影剂）。2012 年 9 月 20 行肝癌切除术。术后复查（2012 年 10 月 26 日）AFP：6.0ng/ml。患者术后为求中医药治疗。

临床症见：一般情况可，无恶心呕吐，无腹胀腹泻，纳眠可，二便调。舌质红，舌苔黄微腻，脉弦滑。既往有肝炎及肝硬化病史。

西医诊断：肝恶性肿瘤（化疗、介入术后）

中医诊断：肝癌（肝郁脾虚）

治法：疏肝健脾，化湿抑瘤

处方：柴胡 15g，白芍 20g，八月札 20g，半枝莲 20g，白花蛇舌草 20g，全蝎 10g，蜈蚣 2 条，女贞子 20g，黄芪 20g，砂仁 10g（后下），炒稻芽 20g，炒麦芽 20g，党参 20g，茯苓 15g，甘草 5g，莪术 10g，山药 30g，酸枣仁 20g，淫羊藿 20g。水煎服，每日 1 剂。

中成药：西黄胶囊 2 粒／次，口服，3 次／日，共 28 日，以扶正抑瘤，提高免疫力。

预防与调护计划：应戒除烟酒，少食油炸、辛辣、腌制之品，多食蔬菜水果、富含维生素及纤维素类食品。预防并治疗病毒性肝炎，保持好心情，起居有时，不宜过劳，适当运动。

治疗经过：患者坚持中医药治疗每月来复诊及定期复查，期间于当地医院加减中药汤剂继服，2013年9月30日复查肿瘤标志物均为正常；AFP：2.85ng/ml，CEA：4.27ng/ml。患者一般情况无特殊不适，病情稳定，继续原方基础上加减，后期注意补肾，如加淫羊藿、桑椹等，加岗稔根以护肝理气通络。有研究报道红豆杉可抑制癌细胞的分裂速度，有效阻止癌细胞的发展，从而提示红豆杉可以防治癌症。之后患者定期于我科复查及接受中医药治疗，病情稳定，随访至2014年4月8日未见肿瘤复发及转移，患者无明显不适，故至今仍在刘伟胜教授处进行中医药治疗。

　　按语：患者诊断明确为肝癌，后行化疗栓塞及切除术后，求中医药治疗调理体质、预防不良反应及提高免疫力。刘伟胜教授认为化疗栓塞及手术后往往损伤正气，需要多用扶正益气之药提高患者机体免疫力，促进术口恢复以及减少并发症。肝癌的主要病机是肝郁气滞，"见肝之病、知肝传脾"，要注意疏肝理气，益气健脾。且刘伟胜教授认为化疗药多属"寒凉"，易伤阳气，所以在治疗中除疏肝健脾之外，可多用益气温补药。该患者采用四逆散和四君子汤加减治疗；方中柴胡、白芍、八月札疏肝解郁，黄芪、山药、党参、茯苓等益气健脾化湿。和胃消食导滞加砂仁、炒麦芽、炒稻芽等，以毒攻毒加全蝎、蜈蚣等，抗肿瘤加半枝莲、白花蛇舌草、八月札等，补肾加女贞子、淫羊藿、桑椹等阴阳双补。且刘伟胜教授经常选取岗稔根以疏肝通络，理气止痛。研究提示岗稔根可以护肝，降血脂，抑制癌细胞及提高机体免疫能力，对治疗肝炎有一定的作用。也有研究报道红豆杉的树皮含有抗癌物质——微量的紫杉醇具有抑制癌细胞的分裂速度，有效阻止癌细胞的发展的作用，因此红豆杉有防治癌症的作用。经过治疗，患者一般情况可，病情稳定，近期复查未见复发及转移。后患者一直坚持门诊中医治疗，病情获得较好控制，延长了生存期，并获得了良好的生活质量。

　　　　　　　　　　　　　　　　　　　　　　（蔡佩玲　李柳宁）

八、肠癌医案

医案1：结肠癌术后肝脾转移

姓名：蒋某　　　　　　　性别：男

年龄：61岁　　　　　　　婚姻状况：已婚

职业：未提供　　　　　　现住址：湖南省邵阳县

就诊时间：2016年3月7日首诊。

主诉：肠癌术后9月，发现肝脾转移1月。

现病史：2015年6月行结肠癌手术，术后行化疗9程（具体方案不详）。

2016年2月检查发现肝脾多发转移。要求中医药治疗,于2016年3月7日至刘伟胜教授门诊就诊。

临床症见:稍乏力,面色萎黄,纳眠一般,二便调。舌淡暗,苔白,脉弦。

西医诊断:结肠癌(术后肝脾转移)

中医诊断:肠癌(肝郁脾虚,湿瘀互结)

治法:疏肝健脾,化湿祛瘀

处方:柴胡15g,白芍15g,党参20g,白术15g,茯苓20g,薏苡仁20g,山药20g,砂仁10g(后下),半枝莲20g,白花蛇舌草20g,全蝎10g,枳实15g,女贞子20g,黄芪20g,甘草5g,红豆杉1袋。水煎服,每日1剂,共15剂。

中成药:槐耳颗粒1袋/次,口服,3次/日,共15日。

治疗经过:2016年3月23日患者复诊,大便偏干,余症状基本同前,舌淡暗,苔白,脉弦。原方基础上加大黄10g(后下),再服15剂,经治疗,患者一般情况良好,病情稳定。患者2~3周复诊一次,坚持在刘伟胜教授门诊中医药治疗,中药在上方基础上辨证加减,现患者生活基本正常。

按语:结肠癌是我国常见的恶性肿瘤,肠癌的根治性治疗方法迄今仍首推外科手术治疗,但术后复发转移率高,往往配合术后辅助化疗进一步治疗,但化疗疗效有限,很多患者在化疗过程中就出现复发转移情况。该患者在术后化疗后很快出现肝脾多发转移,化疗无效,遂求诊于刘伟胜教授进行中医抗肿瘤治疗,抑制肿瘤生长,提高生活质量。刘伟胜教授认为肿瘤病变多在局部表现为实证,而整体功能状况多体现为虚证,以辨证论治为指导,强调扶助正气,根据患者全身情况,适当配合祛邪治疗,攻补兼施,使患者带瘤生存。

(张力文　李柳宁)

医案2:结肠癌术后化疗后

姓名:刘某　　　　　性别:男

年龄:58岁　　　　　婚姻状况:已婚

职业:无　　　　　　现住址:广东省广州市

就诊时间:2011年12月22日首诊。

主诉:结肠癌术后9月。

现病史:2011年3月患者于广东省人民医院行结肠癌手术,术后病理:结肠中分化腺癌。pT3N1M0,Ⅲb期。4月至11月共行FOLFOX(奥沙利铂+5-FU)方案化疗12程,化疗后曾出现4度骨髓抑制。2011年12月22日至刘伟胜教授门诊就诊。

临床症见:稍乏力,腹胀,纳眠一般,二便调。舌淡暗,苔薄白,脉弦滑。

西医诊断:结肠癌(术后)

中医诊断：肠癌（脾肾两虚，气滞血瘀）

治法：健脾补肾，行气活血

处方：柴胡15g，白芍15g，党参20g，白术15g，茯苓20g，薏苡仁20g，山药20g，砂仁10g（后下），半枝莲20g，白花蛇舌草20g，全蝎10g，枳实15g，女贞子20g，黄芪20g，甘草5g，淫羊藿20g。水煎服，每日1剂，共21剂。

中成药：安康欣胶囊4粒/次，口服，3次/日，共21日。

治疗经过：2012年1月5日患者复诊，无明显不适，舌淡暗，苔薄白，脉弦滑。中药在上方基础上加续断15g，补骨脂15g，再服21剂，经治疗患者一般情况良好，无特殊不适。患者每3周复诊一次，中药在上方基础上辨证加减。定期复查CT及肿瘤标志物，至今已达5年，未见肿瘤复发转移。患者坚持在刘伟胜教授门诊中医药治疗，现无不适，生活如常人。

按语：结肠癌是我国常见的恶性肿瘤，肠癌的根治性治疗方法迄今仍首推外科手术治疗。对于Ⅲb期患者，因为术后复发转移率高，所以往往配合术后辅助化疗进一步治疗。但化疗经常出现骨髓抑制、胃肠道反应等副反应，造成患者的痛苦。该患者在术后化疗后寻求中医药治疗，以预防肿瘤复发转移并改善全身状况，延长寿命，提高生活质量。刘伟胜教授认为肠癌化疗后骨髓抑制，中医辨证多为脾肾不足，气血亏虚，治宜健脾补肾，填精生髓。肾为先天之本，脾为后天之本，气血生化之源，故健脾补肾是重要的扶正培本之法，对于化疗骨髓抑制患者具有重要意义。该患者以健脾补肾之法扶助正气，促进机体恢复，提高机体免疫力；配合半枝莲、白花蛇舌草、全蝎解毒抗癌，以毒攻毒，可起到较好的抗肿瘤的作用。经中医药攻补兼施治疗，至今5年未见肿瘤复发转移，达到长期控制肿瘤的目的，患者带瘤生存，生活质量高。

（张力文　李柳宁）

医案3：结肠癌术后

姓名：黄某　　　　　性别：男

年龄：61岁　　　　　婚姻状况：已婚

职业：无　　　　　　现住址：广东省广州市越秀区

就诊时间：2007年6月11日首诊。

主诉：结肠癌术后9月。

现病史：2006年9月CT示：右上腹部占位，考虑升结肠来源，侵犯腹壁？结肠癌未能排除。于广州市第一人民医院行手术治疗，手术病理示：右半结肠黏液腺癌。PT4bN0M0，Ⅱc期。术后采用XELOX（卡培他滨＋奥沙利铂）方案化疗6次后。为寻求中医药治疗。2007年6月11日至刘伟胜教授门诊就诊。

临床症见：目前患者神清，精神差，咳嗽，无腹部疼痛，纳眠可，二便调。

西医诊断：结肠恶性肿瘤（术后化疗后）

中医诊断：肠癌（脾虚湿郁）

治法：健脾理气，化湿散结，补肾抑瘤

处方：柴胡15g，半枝莲20g，蜈蚣2条，补骨脂15g，白芍15g，白花蛇舌草20g，猫爪草20g，茯苓20g，枳实15g，全蝎10g，续断15g，炙甘草10g，鱼腥草15g。水煎服，每日1剂，共21剂。

治疗经过：2007年8月15日患者复诊，患者精神较前好转，咳嗽减轻，夜间低热，伴汗出。辨证考虑湿郁发热，中药处方改以三仁汤加减，治疗以清热化湿为法：杏仁15g，白蔻仁15g，薏苡仁15g，厚朴15g，滑石15g（包煎），法夏15g，通草15g，绵茵陈15g，藿香15g（后下），柴胡15g，半枝莲15g，白花蛇舌草15g，全蝎10g。水煎服，每日1剂，共35剂。患者发热逐渐缓解。2007年11月15日复诊，患者诉精神可，无发热，大便偏烂。中药上方减清热化湿药物白蔻仁、杏仁、滑石、通草，改以党参30g、黄芪30g、续断15g、女贞子20g以健脾益肾，加强扶正抑瘤。患者每3周复诊一次，中药在上方基础上辨证加减。患者在刘伟胜教授门诊治疗至2013年7月，一般情况良好，定期复查未见肿瘤复发及转移。

按语：本医案主要亮点在于两个方，一为四逆散，二为三仁汤。四逆散出自《伤寒论·辨少阴病脉证并治》第318条："少阴病，四逆，其人或咳，或悸，或小便不利，或腹中痛，或泄利下重者，四逆散主之。"此方本用于治疗阳虚阴盛之轻症，为和解剂，有调畅气机、透达郁阳之效。刘伟胜教授常以此方为基础方治疗胃癌、肠癌、胰腺癌等消化道肿瘤，因"六腑以通为用"，消化道主要功能是承载及消化食物，吸收营养，此中医所谓的运化水谷精微，故消化道肿瘤患者往往表现出正气亏虚且癌肿实邪阻碍脏腑气机的症状，如腹痛、大便失调、呕吐等，故使用四逆散为基础方治疗取其调畅气血，升降出入之意，同时配以半枝莲、白花蛇舌草、猫爪草、全蝎、蜈蚣等常用抗肿瘤药物。三仁汤，为祛湿剂，具有宣畅气机，清利湿热之功效。主治湿温初起及暑温夹湿之湿重于热证。本例患者治疗期间出现发热，刘伟胜教授辨证其为湿郁发热，用三仁汤治疗显效，体现了刘伟胜教授善用经方的功力。

（陈志坚　李柳宁）

医案4：直肠癌晚期

姓名：许某　　　　　　　性别：男

年龄：49岁　　　　　　　婚姻状况：已婚

职业：无　　　　　　　　现住址：广东省开平市

就诊时间：2015 年 11 月 24 日首诊。

主诉：反复腹胀 1 年，伴腹痛 2 月余。

现病史：患者 2013 年初出现大便带血，自认为"痔疮"未予以重视及治疗。2013 年 3 月便血症状加重，到当地医院行肠镜检查提示直肠癌，全身骨扫描提示全身骨转移。遂于该院行术前行辅助化疗，并于 2013 年 8 月行姑息性手术治疗，术后行 5 程辅助化疗及放疗。2014 年 3 月患者复查时胸部 CT 提示肺转移灶。患者拒绝行化疗。2014 年 8 月患者出现上肢乏力，头颅 MRI 提示脑转移瘤。经治疗后症状无改善。2015 年 11 月 24 日至刘伟胜教授门诊就诊。2015 年 11 月 15 日 CT：左侧顶叶小片状影，考虑转移，左下肺及肝内考虑转移。

临床症见：乏力，食欲不振，小便尚可，大便不畅。舌暗，苔白腻，脉沉弦。

西医诊断：直肠恶性肿瘤（肺、脑、骨、肝转移）

中医诊断：肠癌（脾虚湿瘀互结）

治法：健脾化湿，祛瘀抑瘤

处方：党参 20g，白术 15g，茯苓 20g，薏苡仁 20g，山药 20g，砂仁 10g（后下），柴胡 15g，白芍 15g，半枝莲 20g，白花蛇舌草 20g，全蝎 10g，枳实 15g，女贞子 20g，黄芪 20g，甘草 5g，茵陈 15g，红景天 12g。水煎服，每日 1 剂，共 21 剂。

中成药：复方红豆杉胶囊 2 粒 / 次，口服，3 次 / 日，共 21 日。

治疗经过：2015 年 12 月 15 日患者复诊，乏力改善，纳差等症状减轻，大便通畅。舌暗，苔白腻，脉沉弦。中药处方药物维持同前。再服 21 剂，患者各症状减轻，纳眠可，二便调。患者每 3 周复诊一次，中药在上方基础上辨证加减。患者在刘伟胜教授门诊治疗至今，一般情况良好，生活自理，获得较好的生活质量。

按语：患者因直肠癌晚期，全身多发转移，姑息性术后、化疗后，求诊刘伟胜教授中医治疗。患者乏力、纳差，为脾气亏虚之象；大便不通为腑气不通所致；腹腔肿瘤及全身多发转移，为痰湿瘀血相互搏结所致。刘伟胜教授予以患者党参、茯苓、白术、薏苡仁、山药、砂仁、黄芪、红景天健脾益气祛湿，予柴胡、白芍行气活血，白花蛇舌草、半枝莲清热解毒散结，全蝎破血行气、消积抑瘤。配合复方红豆杉胶囊口服，该药物的主要成分为红豆杉、红参、甘草，有祛邪散结的作用，可用于气虚痰瘀所致的中晚期肺癌。该患者脾气亏虚为本，湿瘀互结为标，加之化疗后进一步损伤脾胃，刘伟胜教授采取辨证与辨病相结合的方式，在辨证治疗的基础上，同时配合具有抗肿瘤作用的全蝎、白花蛇舌草、半枝莲等药物，攻补兼施，既改善症状，又能控制肿瘤，使患者取得良好的生活质量，达到"带瘤生存"的目的。

（柴小姝　李柳宁）

医案5：肠癌术后

姓名：何某	性别：男
年龄：61岁	婚姻状况：已婚
职业：教师	住址：广东省广州市

就诊时间：2015年8月21日首诊。

主诉：肠癌术后半月余。

现病史：患者2015年8月初在我院查CT示右下腹回盲部肠壁增厚，符合肠癌。8月5日行右半结肠切除术，术后病理示：①（乙状结肠息肉）管状腺瘤；②（回盲部肿物）腺癌；③（右半结肠）中分化腺癌，部分（约40%）为黏液腺癌。现术后恢复不佳，于2015年8月21日至刘伟胜教授门诊就诊。

临床症见：消瘦，食后易腹胀，纳眠差，难入睡，小便调，大便次数多，溏泻。舌淡暗，苔白，脉弦细。

西医诊断：结肠恶性肿瘤（术后）

中医诊断：肠癌（气虚痰瘀互结）

治法：益气化痰，祛瘀抑瘤

处方：党参20g，白术15g，茯苓20g，半枝莲20g，白花蛇舌草20g，全蝎10g，女贞子20g，砂仁10g（后下），甘草5g，仙灵脾10g，续断15g，补骨脂10g，酸枣仁15g，熟附子15g（先煎），诃子10g。水煎服，每日1剂，共14剂。

中成药：紫龙金片4片/次，口服，3次/日，共14日。

治疗经过：2015年9月6日患者复诊，纳好转，睡眠等症状减轻。舌淡暗，苔白，脉弦细。中药处方加藿香、陈皮，余药物维持同前。再服14剂，患者腹泻、腹胀等症状减轻，纳眠可，二便调。患者每2周复诊一次，中药在上方基础上辨证加减。患者在刘伟胜教授门诊治疗至今，一般情况良好，生活自理，获得较好的生活质量。

按语：患者因肠癌术后食后腹胀，纳眠差，大便不调，生活质量差，求诊刘伟胜教授中医治疗。患者食后腹胀、纳差，为脾虚失运，湿浊内阻，胃失和降之象；大便溏泻、次数多为脾虚湿浊内阻，大肠传导失司的表现；眠差为心肾不交所致。刘伟胜教授予以患者党参、云苓、白术、砂仁以健脾利湿化痰，女贞子、补骨脂、仙灵脾、续断、附子益气补肾，予酸枣仁以养心安神，诃子以涩肠止泻，半枝莲、白花蛇舌草、全蝎以祛瘀抑瘤。配合紫龙金片口服，该药物的主要成分为黄芪、当归、白英、龙葵等，有益气养血，清热解毒，理气化瘀的功效。用于气血两虚证原发性肺癌化疗患者，症见神疲乏力，少气懒言，头昏眼花，食欲不振，气短自汗，咳嗽，疼痛。该患者正气亏虚为本，痰瘀互结为标，刘伟胜教授采取辨证与辨病相结合的方式，在辨证治疗的基础上，同时配合具有抗肿瘤作用的半枝莲、白花蛇舌草、全蝎等药物，攻补兼施，既改善症状，又能控制肿瘤，使患者取得良好的生活质量,达到防术后复发转移的目的。

(何春霞　李柳宁)

医案6:小肠癌术后

姓名:梁某　　　　　　性别:女

年龄:33岁　　　　　　婚姻状况:已婚

职业:干部　　　　　　住址:广东省广州市

就诊时间:2009年10月23日首诊。

主诉:小肠癌术后半月余。

现病史:因反复腹胀痛3月,小肠梗阻于10月7日在我院外科行手术治疗,术后病理回肠高分化腺癌,侵犯肠壁至浅肌层。医师建议术后行进一步化疗,患者及家属表示拒绝,要求中医药治疗。2009年10月23日至刘伟胜教授门诊就诊。

临床症见:面色较为苍白,少许咳嗽伴少痰,色黄质黏,疲倦乏力,二便正常。舌质淡红,舌苔白腻,脉细。

西医诊断:回肠高分化腺癌术后

中医诊断:肠癌(气虚痰瘀热结)

治法:益气清热化痰,祛瘀抑瘤

处方:党参20g,炒白术15g,茯苓15g,炙麻黄5g,杏仁15g,款冬花15g,桔梗15g,紫菀15g,鱼腥草20g,半枝莲20g,白花蛇舌草20g,全蝎10g,蜈蚣2条,黄芪20g,砂仁10g(后下),炒谷芽20g,炒麦芽20g,甘草5g,莪术10g,柴胡15g,白芍20g,八月札20g。水煎服,每日1剂,共14剂。

中成药:复方斑蝥胶囊3粒/次,口服,2次/日,共14日。

治疗经过:2009年11月6日患者复诊,咳嗽,乏力等症状减轻。舌质淡红,舌苔白腻,脉细。中药处方加杷叶,余药物维持同前。再服14剂,患者各症状减轻,纳眠可,二便调。患者每2周复诊一次,中药在上方基础上辨证加减。患者在刘伟胜教授门诊治疗至今,一般情况良好,生活自理,获得较好的生活质量。

按语:患者因肠癌术后,乏力明显、生活质量差,求诊刘伟胜教授中医治疗。患者咳嗽咳嗽伴少痰,色黄质黏,舌苔白腻,脉细为脾气虚失运,湿浊内阻于肺,肺失宣降,痰浊日久化热之象;面色苍白,疲倦乏力,舌质淡红为气虚机体失养之征。刘伟胜教授予以患者党参、春砂仁、黄芪、白术、茯苓、麦芽、谷芽以健脾益气化痰,予以炙麻黄、北杏、款冬花、桔梗、紫菀、鱼腥草宣肺清热化痰,予柴胡、白芍以行气、防过腻,半枝莲、全蝎、蜈蚣、莪术、八月札以祛瘀抑瘤。配合复方斑蝥胶囊口服,该药物的主要成分为斑蝥、刺五加、莪术、熊胆粉、人参、三棱、山茱萸、甘草、黄芪、半枝莲、女贞子，有破血消瘀，攻毒蚀疮，扶正抑瘤之功。该患者正气亏虚为本，痰瘀互结为标，刘伟胜教授采取辨证与辨病相结合的方式，在辨证治疗的基础上，同时配合具有抗肿瘤作用的全蝎、半枝莲、白花蛇舌草、八月札、红豆杉等药物，攻补兼施，既改善症状，又能控制肿瘤，使患者取得良好的生活质量，达到防复发及转移的目的。

（何春霞　李柳宁）

医案 7：肠癌二次术后化疗后复发转移

姓名：孙某	性别：女
年龄：69 岁	婚姻状况：已婚
职业：教师	住址：广东省广州市

就诊时间：2015 年 3 月 23 日首诊。

主诉：肠癌术后 13 年余，咳嗽 1 月余。

现病史：患者 2001 年 11 月在中山肿瘤医院因"乙状结肠癌"行根治性手术治疗，术后给予全身化疗 6 程，过程顺利，定期复查未见明显复发及转移。2004 年 8 月出现盆腔转移，再次行手术治疗，之后定期复查未见复发。2015 年 2 月初出现咳嗽，明确肺转移，拒绝行进一步化疗等积极西医治疗。经外院对症治疗后症状无改善，2015 年 3 月 23 日至刘伟胜教授门诊就诊。

临床症见：咳嗽少痰，口干口苦，腰膝酸软不适，纳可，眠差，二便调。舌红，苔白，脉缓。

西医诊断：乙状结肠恶性肿瘤（术后化疗后复发，肺转移）

中医诊断：肠癌（气虚痰瘀互结）

治法：益气化痰，祛瘀抑瘤

处方：杜仲 15g，女贞子 20g，党参 20g，补骨脂 10g，全蝎 10g，白术 10g，黄芪 15g，枸杞子 20g，云苓 20g，续断 15g，薏苡仁 20g，炙甘草 6g，仙灵脾 15g，肉苁蓉 15g，酸枣仁 20g，红豆杉 1 袋。水煎服，每日 1 剂，共 7 剂。

中成药：复方红豆杉胶囊 2 粒/次，口服，3 次/日，共 7 日。

治疗经过：2015 年 4 月 1 日患者复诊，咳嗽，睡眠等症状减轻。舌红，苔白，脉缓。中药处方去女贞子、黄芪，余药物维持同前。再服 21 剂，患者各症状减轻，纳眠可，二便调。患者每 3 周复诊一次，中药在上方基础上辨证加减。患者在刘伟胜教授门诊治疗至今，一般情况良好，生活自理，获得较好的生活质量。

按语：患者因肠癌术后化疗后复发合并肺转移，咳嗽明显、生活质量差，求诊刘伟胜教授中医治疗。患者咳嗽少痰，为脾气虚失运，湿浊内阻于肺，肺失宣降之象；口干口苦为痰瘀日久伤阴，耗伤津液之征；腰膝酸软为年老肾虚的表现；眠差为心肾不交所致。刘伟胜教授予以患者杜仲、女贞子、补骨脂、仙灵脾、续断、肉苁蓉益气补肾，予党参、云苓、白术、黄芪、薏苡仁以健脾利湿化痰，枸杞子以酌滋阴润燥，酸枣仁以养心安神，全蝎、红豆杉以祛瘀抑瘤。配合复方红豆杉胶囊口服，该药物的主要成分为红豆杉、红参、甘草，有祛邪散结、抗肿瘤、调节机体免疫力的作用，用于中晚期肿瘤患者的治疗。该患者正气亏虚为本，痰瘀互结为标，刘伟胜教授采取辨证与辨病相结合的方式，在辨证治疗的基础上，同时配合具有抗肿瘤作用的全蝎、红豆杉等药物，攻补兼施，既改善症状，又能控制肿瘤，使患者取得良好的生活质量，达到"带瘤生存"的目的。

（何春霞　李柳宁）

医案 8：直肠癌术后化疗后

姓名：张某　　　　　性别：男

年龄：71 岁　　　　　婚姻状况：已婚

职业：未提供　　　　　住址：广东省广州市

就诊时间：2012 年 12 月 30 日首诊。

主诉：直肠癌术后 1 月余。

现病史：患者 2012 年 11 月在中山肿瘤医院因"直肠癌"行根治性手术治疗，术后给予口服希罗达化疗一个疗程，出现 3 度骨髓抑制。患者及家属拒绝进一步化疗，要求中医药保守治疗，2015 年 3 月 23 日至刘伟胜教授门诊就诊。

临床症见：偶有咳嗽少痰，腰膝酸软，纳可，眠差，大便干，小便调。舌暗红胖大，苔少，脉弦。

西医诊断：直肠恶性肿瘤（术后化疗后）

中医诊断：肠癌（气虚痰瘀互结）

治法：益气化痰，祛瘀抑瘤

处方：白花蛇舌草 20g，仙灵脾 20g，续断 15g，补骨脂 15g，肉苁蓉 20g，巴戟天 15g，菟丝子 15g，枸杞子 20g，红景天 6g，茯苓 20g，女贞子 20g，大枣 15g，半枝莲 20g，炙甘草 10g，瓜蒌皮 15g，郁金 15g，大黄 10g（后下）。水煎服，每日 1 剂，共 30 剂。

治疗经过：2013 年 2 月 1 日患者复诊，咳嗽，睡眠等症状减轻。舌暗红胖大，苔少，脉弦。中药处方去女贞子、大枣，余药物维持同前。再服 30 剂，患者各症状减轻，纳眠可，二便调。患者每月复诊一次，中药在上方基础上辨证加减。患者在刘伟胜教授门诊治疗至今，一般情况良好，未见明显肿瘤复发及转移，生活自理，获得较好的生活质量。

按语：患者因肠癌术后化疗后，化疗毒副反应大，无法耐受，求诊刘伟胜教授中医治疗。患者咳嗽少痰，为脾气虚失运，湿浊内阻于肺，肺失宣降之象；腰膝酸软为年老肾虚的表现；眠差为心肾不交所致。刘伟胜教授予以患者仙灵脾、续断、补骨脂、巴戟天、菟丝子、枸杞子、红景天、女贞子益气补肾，予茯苓、瓜蒌皮健脾化痰，肉苁蓉、大黄以润肠泻下通便，白花蛇舌草、半枝莲解毒抑瘤。该患者正气亏虚为本，痰瘀互结为标，刘伟胜教授采取辨证与辨病相结合的方式，在辨证治疗的基础上，同时配合具有抗肿瘤作用的白花蛇舌草、半枝莲等药物，攻补兼施，既改善症状，又能控制肿瘤，使患者取得良好的生活质量，达到抗术后复发及转移的目的。

（何春霞　李柳宁）

医案9：肠癌术后肺转移

姓名：陈某　　　　　　性别：男

年龄：67岁　　　　　　婚姻状况：已婚

职业：未提供　　　　　现住址：广东省广州市

就诊时间：2014年9月17日首诊。

主诉：肠癌术后4年余，发现肺转移7月。

现病史：2010年6月25日外院行直肠癌根治手术（Miles术），术后行化疗7程（替加氟＋奥沙利铂）。2014年2月10日检查胸部CT发现左上肺、右下肺及纵隔淋巴结转移。2014年3月、4月行2程静脉化疗（伊立替康＋氟尿嘧啶＋亚叶酸钙），2014年6月11日复查胸部CT提示纵隔淋巴结增大，右侧叶间胸膜转移，双肺转移灶同前。患者要求中医药治疗，于2014年9月17日至刘伟胜教授门诊就诊。

临床症见：稍乏力，活动后稍气短，咳嗽较明显，咯痰带血丝，纳眠一般，二便调。舌淡暗，苔黄微腻，脉弦滑。

西医诊断：直肠癌（术后肺转移）

中医诊断：肠癌（气虚痰湿热结）

治法：益气健脾，清热祛湿化痰

处方：鱼腥草20g，砂仁10g（后下），甘草5g，淫羊藿10g，紫菀15g，款冬花15g，北沙参15g，白术15g，茯苓20g，半枝莲20g，白花蛇舌草20g，全蝎10g，女贞子20g，红景天（6g/包）2包，黄芩15g，枇杷叶15g，蜜麻黄5g，紫珠草20g。水煎服，每日1剂，共30剂。

中成药：复方红豆杉胶囊2粒/次，口服，3次/日，共30日。

治疗经过：2014年10月15日患者复诊，乏力症状改善，咳嗽较前减少，咯痰偶有带血丝，大便难解，余症状基本同前，舌淡暗，苔白微腻，脉弦滑。原方基础上加大黄10g（后下），再服30剂，经治疗，患者一般情况良好，病情稳定。患者2~3周复诊一次，坚持在刘伟胜教授门诊中医药治疗，中药在上方基础上辨证加减，现患者生活可自理。

按语：直肠癌是我国常见的恶性肿瘤，肠癌的根治性治疗方法迄今仍首推外科手术治疗。但术后2~3年复发转移率高，所以往往配合术后辅助化疗进一步治疗。但化疗有效率偏低且副反应较大，老年患者往往无法耐受。该患者在术后化疗后复发，再次行化疗后疗效欠佳，寻求中医药治疗，通过辨证加辨病相结合以抗肿瘤转移，并改善全身状况，延长寿命，提高生活质量。刘伟胜教授认为肠癌化疗后骨髓抑制，中医辨证多为脾肾不足，气血亏虚，治宜健脾补肾，填精生髓。肾为先天之本，脾为后天之本，气血生化之源，故健脾补肾是重要的扶正培本之法。该患者本气虚，日久痰湿内蕴化热，故治疗以红景天、白术、茯苓等益气健脾，鱼腥草、黄芩、枇杷叶、北沙参清肺化痰、润肺止咳，紫珠草收敛止血，配合女贞子、淫羊藿补肾扶助正气，配合半枝莲、白花蛇舌草、全蝎解毒抗癌，复方红豆杉胶囊祛邪散结抑瘤，可起到较好的抗肿瘤的作用。经中医药攻补兼施治疗，至今带瘤生存，症状稳定，生活质量可。

（洪宏喜　李柳宁）

医案10：乙状结肠癌肝转移姑息术后

姓名：潘某　　　　　性别：女

年龄：60岁　　　　　婚姻状况：已婚

职业：无　　　　　　现住址：广东省广州市

就诊时间：2015年1月16日首诊。

主诉：乙状结肠癌肝转移姑息术后1年余。

现病史：2013年8月在广州某医院行乙状结肠癌姑息切除术后（T4N2M1，肝脏多发转移），行多程化疗后，2014年5月4日复查MRI提示：左侧锁骨上窝多发淋巴结，肝转移瘤已显示不清。患者要求中医药治疗，于2015年1月16日至刘伟胜教授门诊就诊。

临床症见：精神稍倦，易流涕，耳鸣，无腹胀腹痛，纳眠可，小便调，偶有便溏。舌淡红，苔白微腻，脉弦滑。

西医诊断：乙状结肠癌（肝转移术后）

中医诊断：肠癌（肝郁脾虚，湿瘀互结）

治法：疏肝健脾，化湿祛瘀

处方：白芍30g，白术15g，陈皮10g，柴胡15g，白花蛇舌草30g，茯苓15g，山药20g，半枝莲30g，党参20g，全蝎10g，蜈蚣2条，续断15g，补骨脂15g，淫羊藿15g，红景天12g。水煎服，每日1剂，共15剂。

中成药:茯苓多糖口服液 10ml/次,口服,3 次/日,共 15 日。

治疗经过:2015 年 2 月 1 日患者复诊,疲倦症状改善,耳鸣好转,大便尚可,出现咳嗽,咯白黏痰,舌淡暗,苔白微腻,脉弦滑。原方基础上加黄芩 15g,瓜蒌皮 15g,莪术 15g,法半夏 15g,再服 30 剂,经治疗,患者一般情况良好,诸症好转,病情稳定。患者 3~4 周复诊一次,坚持在刘伟胜教授门诊中医药治疗,中药在上方基础上辨证加减,现患者生活质量良好。

按语:乙状结肠癌是我国常见的恶性肿瘤,肠癌的根治性治疗方法迄今仍首推外科手术治疗。但术后 2~3 年复发转移率高,患者为发病已肝转移,为姑息切除手术,术后化疗后疗效尚可,但患者无法长期耐受,选择中医药治疗,刘伟胜教授认为老年肠癌术后化疗后正气损伤,中医辨证多为脾肾不足,湿瘀内阻,而肝转移易致肝气郁结,故整体治宜疏肝健脾,化湿祛瘀,兼补肾固本。肾为先天之本,脾为后天之本,气血生化之源,故健脾补肾是重要的扶正培本之法。该患者本气虚,日久痰湿内蕴,久则肝郁气滞夹瘀,故治疗以柴芍六君子汤加减以疏肝健脾祛湿,加红景天益气扶正,川断、补骨脂、淫羊藿补肾扶助正气,配合半枝莲、白花蛇舌草、全蝎、蜈蚣解毒化瘀抗癌,配合茯苓多糖口服液提高免疫力,可起到较好的抗肿瘤的作用。经中医药攻补兼施、标本兼治,长期带瘤生存,生活质量满意。

(洪宏喜　李柳宁)

医案 11:降结肠癌术后肝肺多发转移

姓名:陈某　　　　性别:男

年龄:49 岁　　　　婚姻状况:已婚

职业:无　　　　　现住址:广东省广州市

就诊时间:2015 年 3 月 13 日首诊。

主诉:降结肠癌术后 2 年,肝肺多发转移 2 月,呃逆 3 天。

现病史:患者 2013 年底在华南某三甲医院行降结肠癌根治术,病理诊断中分化腺癌。术后行 5 程 FOLFIRI(伊立替康 + 奥沙利铂)+C225 靶向治疗。2015 年 1 月份因右侧腹部阵发性吞噬样痛隐痛不适,复查胸腹增强 CT 提示肝内及双肺多发转移,肿瘤标记物 CEA 8371ng/ml,CA125 560.92U/ml,综合评估为疾病进展,2015 年 3 月 9 日口服盐酸羟考酮缓释片控制疼痛。2015 年 3 月 11 日开始出现呃逆连连,声短而频(15~30 次/min),不能自制。遂求诊于刘伟胜教授。

临床症见:慢性病面容,皮肤萎黄,口干口苦明显,纳眠差,周身自汗出,触之湿冷,小便调,大便难解,舌质暗淡,舌根苔白腻微黄,舌尖红及右侧花剥,双脉总按弦细略滑,单寻右关脉弱。

西医诊断：降结肠癌（术后肝肺多发转移）

中医诊断：肠癌（脾虚湿瘀互结）

治法：益气健脾，祛湿活血，兼以和胃降逆，化痰止呃

处方：代赭石 30g，旋覆花 15g（包煎），太子参 20g，法半夏 15g，陈皮 10g，竹茹 15g，麦冬 15g，大枣 10g，丁香 15g，柿蒂 15g，枳壳 15g，党参 20g，白术 15g，茯苓 20g，生麦芽 30g，生姜 15g，炙甘草 10g，上药 3 剂，每日 1 剂，浓煎至 100ml，分早晚饭后 30 分钟频频温服。

配合穴位按压及针刺治疗（取穴：百会、内关、膈俞、足三里、太冲、合谷、气海、关元）。

治疗经过：治疗 3 天后，患者精神较前稍好转，白天呃逆频率明显减少，大约 2~5 次/min，胃纳稍增，夜间可以安卧 4 个小时左右，但大便仍然未接，汗出同前。治疗上加中成药麻仁软胶囊口服以润肠通便，行气通腑。治疗 4 日后，患者精神明显好转，呃逆已经衰减大半，频率约在 5~10 分钟出现 1 次呃逆，夜间可以安卧 6 个多小时。治疗 7 天后，患者呃逆完全缓解，大便已通，口干口苦减轻，周身自汗出未见明显改善，舌质暗淡，舌根苔白微腻，右侧花剥，双脉总按觉细缓，仍是右侧关脉为甚。治疗上，去代赭石、竹茹之寒凉之品以防碍胃，方以香砂六君子汤辨证调理后出院，随访月余未见再发呃逆。

按语：中医认为脾胃位居中焦，乃气机升降之枢，道法自然于脾宜升则健，胃宜降则和。该病案特点为结肠癌肝肺多发转移，经历多次化疗及分子靶向治疗。祖国医学认为化疗及靶向药物乃至浊至毒之品，戕伐脾胃最甚，终至胃气渐衰，进而伤脾损肺及肾，日久则痰浊内生，夹浊毒上逆，犯胃动膈，发为顽固性呃逆。"旋覆代赭汤"源出东汉张仲景《伤寒论·辨太阳病脉证并治下》第 116 条，其云："伤寒发汗，若吐，若下，解后，心下痞硬，噫气不除者，旋覆代赭汤主之。"该条文与案例既往手术及多程化疗和靶向治疗，脾胃受到严重攻伐机理暗合，故以其为主方。攻伐日久终致胃阴不足，脾阳受损，则精微不生，滋养不能，故辅以《金匮要略》中的"橘皮竹茹汤"以理气降逆，益胃清热；此外以"四君子"顾护中土；并佐丁香温中益气，柿蒂、枳壳驱使逆气下行；使以生麦芽健脾和胃，行气消食。

百会穴为督脉经穴，是为足太阳、督脉交会穴，可醒脑开窍，此穴强刺激能抑制迷走神经的异常兴奋。内关为手厥阴心包经的络穴，贯通上、中、下三焦，针刺内关具有和中解郁，调和阴阳，顺畅气血之作用。"血之会穴"为膈俞，血为气之母，气为血之帅，通过泻血会膈俞使胃气上逆症状得以控制。所谓"合主逆气而泄"，足三里为足阳明胃经合穴，具有理气宽胸，祛瘀活血之效，《针灸大全·灵光赋》有"治气上壅足三里"之说。太冲为肝经原穴，有疏肝理气，降逆和胃之功。在辨证的基础上加合谷以清中焦虚火上逆，加关元、气海具有培元固

本,补益下焦,以温下焦虚寒,以上暖中焦痰浊。

《素问·至真要大论》有云:"谨守病机,各司其属,有者求之,无者求之,盛者责之,虚者责之……此之谓也。"此验案以中药汤剂配合针刺及穴位掐按在治疗肿瘤顽固性呃逆疗在短期内得到完全缓解,效确切值得肯定。由此可见,对于肿瘤相关顽固性呃逆的治疗可采用中药汤剂、针刺疗法、穴位掐按联合的方法,同时兼顾各自的优势,以期达到最优的临证疗效。

(刘　鹏　李柳宁)

医案12:肠癌术后化疗后

姓名:刘某　　　　性别:男

年龄:71岁　　　　婚姻状况:已婚

职业:工人　　　　现住址:广东省广州市

就诊时间:2016年2月22日首诊。

主诉:肠癌术后化疗后。

现病史:缘患者2015年4月确诊肠癌,2015年4月30日行乙状结肠癌根治术,术后病理:中分化腺癌,分期T3N1M0,Ⅲb期,术后行FOLFOX(奥沙利铂+5-FU)化疗,疗程不详。2016年2月19日我院查CT提示未见肿瘤复发及转移。血常规、生化、癌标未见明显异常。

临床症见:精神可,解黄色大便4~5次,排便不爽,手足少许麻木,偶有咯痰,色白量少质稀,无嗳气反酸,无腹胀腹痛,纳可,眠一般。舌暗红,苔白,脉细滑。

西医诊断:肠腺癌(Ⅲb期术后,化疗后)

中医诊断:肠癌(脾肾两虚,湿瘀互结)

治法:健脾补肾,祛湿化瘀

处方:党参20g,黄芪20g,茯苓15g,炙甘草10g,火麻仁30g厚朴15g,白术30g,薏苡仁20g,石见穿15g,莪术15g,当归10g,炒黄连5g,补骨脂15g,淫羊藿15g,白花蛇舌草20g,半枝莲20g,蜈蚣2条,全蝎10g,红豆杉1袋。水煎服,每日1剂,共14剂。

中成药:化癥回生口服液1支/次,3次/日,共14日。

治疗经过:2016年3月14日患者复诊,排便不爽症状减轻,眠好转,手足麻木同前,少许瘙痒,舌淡暗,苔白,脉沉。中药处方加鸡血藤养血通络,加秦艽、地肤子祛湿止痒,余药物维持同前。再服14剂,患者各症状减轻,去秦艽、地肤子。患者每3~4周复诊一次,中药在上方基础上辨证加减。每年复查胸部CT,未见肿瘤复发转移。患者在刘伟胜教授门诊治疗至今,一般情况良好,

按语:患者为肠癌术后化疗后,疗效可,复查CT未见肿瘤肿瘤转移及复

发。但出现手足麻木等化疗后气血不足等症。现患者治疗以对症治疗,预防复发为要务。方中配伍使用虫类药物全蝎、蜈蚣解毒散结、通络止痛、息风镇痉,同时配合党参、白术、茯苓、甘草等健脾及补骨脂、淫羊藿等补肾等以达健脾补肾的目的。健脾补肾抑瘤贯穿治疗整个过程,肾为先天之本,脾为后天之本,气血生化之源,健脾补肾是重要的扶正固本的治法,同时结合辨病抑瘤的方法,对于预防肿瘤复发、转移有重要意义。同时刘伟胜教授还重视六腑以通为用的生理特点,以通为补,以降为和,辅以理气和胃之品,时补而不滞,补中寓通,气行湿化,血行瘀散。

（韦海林　李柳宁）

医案 13: 结肠癌术后化疗后

姓名:池某　　　　性别:男
年龄:55 岁　　　　婚姻状况:已婚
职业:无　　　　　现住址:广东省广州市

就诊时间:2014 年 10 月 14 日首诊。

主诉:结肠癌术后化疗后 1 年余。

现病史:患者 2013 年 1 月出现腹痛,便血、大便次数增多不适,于广州某医院诊断为降结肠恶性肿瘤,2013 年 1 月 11 日于中山三院行手术切除。术后病理提示:中低分化腺癌;术后予"艾力 + 同奥 + 氟尿嘧啶"方案化疗 6 程。2014 年 3 月发现肝脏转移,后给予消融术治疗;并予"艾恒 + 卓仑"化疗 6 程,末次化疗时间为 2014 年 8 月,2014 年 8 日复查腹部彩超、CT 未见复发。2014 年 10 月 14 日至刘伟胜教授门诊就诊。

临床症见:腹微胀,间有耳鸣,恶心欲吐,口黏乏味,倦怠乏力,纳差,便溏,舌淡红,苔白微腻,脉弦滑。

西医诊断:结肠恶性肿瘤(术后转移化疗后)

中医诊断:肠癌(脾虚湿瘀)

治法:健脾化湿,解毒祛瘀

处方:党参 20g,茯苓 30g,白术 10g,白扁豆 20g,佩兰 15g,砂仁 10g(后下),薏苡仁 20g,白芍 15g,藿香 15g,半枝莲 20g,白花蛇舌草 20g,全蝎 10g,女贞子 15g,旱莲草 20g,莪术 10g,丹参 15g。水煎服,日 1 剂,共 14 剂。

治疗经过:二诊(2014 年 11 月 4 日):患者恶心感减轻,口黏乏味、胃纳改善,便成形,诉两胁稍胀,上方去白芍、墨旱莲、白扁豆,加川芎、柴胡、香附加强疏肝理气、活血祛瘀之功,继续服用 21 剂。

三诊(2014 年 12 月 2 日):服用上方,随证加减,患者两胁胀感,倦怠乏力,口黏乏味、便溏等症状逐渐减缓,白腻苔已化,脾虚湿困之证渐减。症见:阵发性腹部隐痛，颈项强硬，口渴欲饮，咽中有痰难咯，大便成形、量少，排便不畅，餐后明显，里急后重，无伴黏液脓血便，纳眠一般，小便黄，舌淡红，苔薄微黄，脉弦滑。中医辨证：湿热蕴结；治法：清热、利湿、解毒；处方：炒黄连 5g，黄芩 15g，关黄柏 15g，党参 20g，黄芪 30g，白术 10g，白扁豆 30g，陈皮 5g，山药 15g，砂仁 5g（后下），薏苡仁 15g，半枝莲 15g，白花蛇舌草 15g，粉葛 30g，补骨脂 15g，法半夏 15g。水煎服，每日 1 剂，共 28 剂。

四诊（2014 年 12 月 23 日）：患者症状减轻，舌淡红，苔薄微黄，脉弦滑。中药守方，巩固疗效。

五诊（2015 年 1 月 20 日）：患者症状改善，大便稍黏滞，舌淡红，苔薄微黄，脉弦滑。上方加地榆 15g，槐花 15g。2015 年 3 月 16 日至中大附属第三医院复查彩超提示消融灶未见明显血流信号。

患者每 4~8 周复诊 1 次，中药在上方的基础上随证加减，至今坚持服药 2 年余。2016 年 12 月 12 日复查全腹 CT 未见肿瘤复发，患者一般情况良好，病情稳定，生活质量有较好的提高。

按语：该患者结肠癌术后肝脏转移，经化疗后胃肠道反应明显，生活质量下降，遂寻求中医中药治疗。《景岳全书·论治》凡"脾肾不足及虚弱失调之人，多有积聚之病，善脾虚则中焦不运，肾虚则下焦不化，正气不行，则邪滞得以居之"。先天脾肾不足，后天生活不节，脾胃运化失司，湿浊内生，流注大肠，气机阻滞，瘀血内蓄，湿瘀日久则为癌肿。正虚邪实，癌毒侵犯肝肠而为转移。患者恶心欲吐，倦怠乏力，口黏乏味，纳差，便溏为脾虚湿阻，中焦气机失运之象。耳鸣为肾虚之征。舌淡红、苔白微腻、脉弦滑为脾虚湿瘀之象。故健脾补肾，化湿祛瘀解毒的治疗思路贯穿治疗全过程，继而随证加减、每每奏效。刘伟胜教授予党参、茯苓、白术、砂仁、薏苡仁、白芍健脾化湿，予佩兰、藿香、白扁豆化湿和中，兼化苔白微腻之象，女贞子、墨旱莲、补骨脂补肾，莪术、丹参活血化瘀，半枝莲、白花蛇舌草、全蝎清热解毒。复诊过程中，依据患者症状，结合舌脉象，四诊合参，随证加减。如患者出现口苦、胁胀，予香附、柴胡疏肝行气；口苦、咽干、烦躁热象明显，予黄芩、黄连、黄柏清热泻火解毒；颈项僵硬，予葛根解肌舒筋；自觉燥热、夜间尤甚、眠差，予龙骨、牡蛎、鳖甲平肝潜阳、镇静安神；失眠盗汗予酸枣仁、夜交藤、五味子宁心安神、敛阴止汗；下痢赤白、里急后重，大便黏滞气味重予槐角丸加减清热利湿解毒。该案体现刘伟胜教授抓住疾病病机，在辨病基础上灵活随证加减，攻补兼施，扶正祛邪，改善症状，提高患者生存质量的同时解毒抑瘤，有良好的治疗效果。

（杜秀婷　李柳宁）

医案 14：结肠癌术后抗复发

姓名：刘某　　　　　　性别：男

年龄：72 岁　　　　　　婚姻状况：已婚

职业：无　　　　　　　现住址：广东省广州市

就诊时间：2016 年 5 月 9 日。

主诉：乙状结肠癌术后半月余。

现病史：患者 2015 年 4 月因反复腹泻于我院就诊，行无痛肠镜下结肠肿物病理活检提示乙状结肠腺癌，遂于 2015 年 4 月 30 日于我院行乙状结肠癌根治术，术后病理：（乙状结肠）溃疡性中分化腺癌，癌细胞侵及肠壁全层至浆膜外脂肪组织。基因检测：KRAS 基因 12 密码子突变，分期：pT4N1M0 Ⅲc 期。术后行 12 程常规方案化疗，具体不详。2016 年 2 月 19 日我院复查 CT 未见肿瘤复发及转移征象，肝内多发小囊肿，左肾小囊肿，两上肺多发小肺大泡。为求中医药调理遂至刘伟胜教授门诊就诊。

临床症见：神清，精神疲倦，晨起大腿内侧红热痒，手足麻木，纳眠欠佳，稍感腹胀，大便干结，小便尚调。舌淡暗，苔白，脉滑。

西医诊断：结肠恶性肿瘤（Ⅲc 期）

中医诊断：结肠癌（脾虚湿瘀互结）

治法：健脾益气，祛湿化瘀

处方：红豆杉 1 袋，白花蛇舌草 20g，茯苓 20g，党参 20g，黄芪 30g，补骨脂 15g，半枝莲 20g，肉苁蓉 30g，枳实 15g，白术 40g，火麻仁 30g，薏苡仁 15g，石见穿 15g，莪术 10g，续断 15g，鸡血藤 30g，桂枝 15g，蜜麻黄 5g，白芍 15g。水煎服，每日 1 剂，共 14 剂。

中成药：化癥回生口服液 1 支 / 次，口服，3 次 / 日，共 14 日。

治疗经过：服用中药后患者腹胀、手足麻木等症状减轻，大便通畅，进食好转。每 3 周复诊一次，中药在上方基础上辨证加减。患者坚持在李教授门诊治疗，一般情况良好，生活自理，获得较好的生活质量。

2017 年 4 月 18 日我院复查腹部 CT 未见肿瘤复发征象，血常规、生化、肿瘤标志物未见异常升高。2017 年 6 月 19 日患者复诊，少许咳嗽咳痰，纳眠可，大便稍稀溏，3 次 / 天。舌暗红，苔薄白，脉弦细。处方：重楼 20g，荆芥穗 15g，防风 15g，黄芪 20g，红豆杉 3g，人参 15g，补骨脂 15g，土茯苓 20g，薏苡仁 15g，莪术 10g，山药 30g，芡实 20g，白扁豆 20g，杜仲 15g，菟丝子 20g。水煎服，每日 1 剂，共 14 剂。

按语：患者因结肠癌术后化疗后毒副反应明显，求诊刘伟胜教授中医治疗。患者精神疲倦、大便干结为脾气亏虚、肠腑传导失司之征；手足麻木为脾虚气血生化不足、肌肉失于濡养之象；腹胀腹痛为痰湿瘀血相互搏结所致。刘伟胜教授予以黄芪、党参、茯苓、白术、薏苡仁健脾益气祛湿,予莪术、鸡血藤行气活血通络,火麻仁、肉苁蓉润肠通便,红豆杉、白花蛇舌草、半枝莲消积抑瘤。配合化癥回生口服液口服,该药物的主要成分为鳖甲胶、大黄、桃仁、虻虫、水蛭、麝香,有抗肿瘤、调节免疫作用,对术后患者提高免疫力、抗复发转移也有较好疗效。该患者正气亏虚为本,湿瘀互结为标,加之化疗后进一步损伤脾胃,刘伟胜教授采取辨证与辨病相结合的方式,在辨证治疗的基础上,同时配合具有抗肿瘤作用的莪术、红豆杉、半枝莲、白花蛇舌草等药物,攻补兼施,既改善症状,又能控制肿瘤,使患者取得良好的生活质量,达到"带瘤生存"的目的。

(李宛璎　李柳宁)

医案15:乙状结肠癌术后双肺转移

姓名:关某　　　　　性别:女
年龄:64岁　　　　　婚姻状况:已婚
职业:无　　　　　　现住址:广东省台山市
就诊时间:2012年2月23日。

主诉:乙状结肠癌术后5年余,双肺转移2月。

现病史:2006年11月患者于台山人民医院行乙状结肠癌切除术(病理不详),术后曾辅助化疗,2011年12月复查发现双肺转移,行Xelox(卡培他滨+奥沙利铂)方案化疗2程。患者因多程化疗后身体虚弱而拒绝继续化疗而求中医药治疗。

临床症见:疲倦,咳嗽,少痰,稍气促,纳眠可,二便调。舌暗红,苔黄微腻,脉滑。

西医诊断:乙状结肠恶性肿瘤(术后化疗,肺转移)

中医诊断:肠癌(气虚湿瘀互结)

治法:益气健脾,化湿祛瘀

处方:党参20g,白术15g,黄芪20g,柴胡15g,白芍15g,枳实15g,茯苓20g,砂仁10g(后下),薏苡仁20g,山药20g,半枝莲20g,白花蛇舌草20g,全蝎10g,女贞子20g,红景天2包,甘草5g。水煎服,每日1剂。

中成药:①西黄胶囊2粒/次,口服,3次/日;②复方红豆杉胶囊2粒/次,口服,3次/日。三周为一个疗程以解毒散结,扶正抑制肿瘤。

预防与调护计划:不宜食肥腻、肉类,多应膳食之品、清淡易于消化吸收饮食和蔬菜水果,勿食生冷、辛辣燥热之物。保持好心情,起居有时,注意防寒保暖,保持大便通畅。

治疗经过:患者坚持中药治疗每月来复诊,偶在当地医院以原方加减药,

2012年8月8日复查CT示双肺多发转移瘤,部分病灶较前增大。复查肿瘤标志物CEA:5.77μg/L,AFP,CA199正常。患者一般情况可,无明显咳嗽及气促,纳眠可,小便调,大便1~2日一行。舌暗红,苔黄微腻,脉滑。之后定期我科复查及中医药治疗,病情稳定,随访至2014年4月10日,近三年未见肿瘤复发及进展转移,患者无明显不适,症状逐渐好转,体力改善及生活质量提高。

按语:患者行乙状结肠癌切除术,术后辅助化疗5年后发现双肺转移,再行化疗2程后,患者因体质稍差而拒绝继续化疗,后求诊刘伟胜教授中医药治疗。刘伟胜教授认为肠癌的主要病机是脾虚湿毒瘀阻。肺脾气虚、肺气肃降失常、脾之运化失职、津液不布、土不生金所致,则见咳嗽、少痰、稍气促等;脾虚不能运化水谷精微、气血缺乏生化之源、可见疲倦乏力等。患者因手术及化疗则气血两伤,且术后留瘀、化疗致脾胃升降功能失调和伤精耗髓,脾虚中焦不运,肾虚下焦不化,则湿浊内生,日久气机阻滞,瘀血内蓄而见舌暗红、苔黄微腻、脉滑之象。所以在治疗上需要注意补益脾肾、补气养血,行气活血等为要。刘伟胜教授辨证与辨病相结合,结合西医学研究进展以了解其病情转归及预后,该患者采用参苓白术散和四逆散加减;方中健脾益气养血如黄芪、白芍、党参、白术等。柴胡疏散理气行血、枳实破滞降气,茯苓、砂仁等健脾和胃化湿。抗肿瘤加半枝莲、白花蛇舌草、猫爪草等。补肾填髓可加补骨脂、川断、女贞子、红景天、淫羊藿等。淫羊藿温补肾阳,现代药理研究表明可以提高免疫力,调节肿瘤细胞生长、增殖、分化和凋亡。因患者肠癌术后肺转移常有反复咳嗽、咯痰等表现,可加款冬花、紫菀、苦杏仁为宣肺止咳、润肺化痰。经过治疗患者一般情况可、病情稳定、体力与临床症状有所改善,取得延长生存期及良好生活质量。

(蔡佩玲　李柳宁)

医案16:高龄肠癌术后患者

姓名:李某　　　　性别:女
年龄:83岁　　　　婚姻状况:已婚
职业:无　　　　　现住址:广东省台山市
就诊时间:2009年9月30日。
主诉:乙状结肠癌术后5年余,双肺转移2月。
现病史:患者于2009年9月8日于广东省中医院行结肠癌(T3N1M0,Ⅲb期)手术切除,术后未行化疗求中医药治疗。既往高血压、冠心病PCI术史。
临床症见:倦态,自觉食后腹胀不适,时头晕不适,纳眠一般,腰背酸痛,肛门红痒,大便色较暗黑,基本成形,一日2~3次,小便调。舌质暗红,舌苔黄腻,脉弦细。

西医诊断：结肠癌术后（Ⅲb期）

中医诊断：肠癌（脾虚湿瘀互结）

治法：益气健脾，抑瘤利湿

处方：党参20g，白术15g，茯苓20g，半枝莲20g，白花蛇舌草20g，全蝎10g，女贞子20g，春砂仁10g（后下），甘草5g，淫羊藿10g。水煎服，每日1剂，连服30剂。

中成药：①安康欣胶囊4粒/次，口服，3次/日；②金龙胶囊3粒/次，口服，3次/日；③复方红豆杉胶囊2粒/次，口服，3次/日。三周为一个疗程以解毒散结，扶正抑制肿瘤。

预防与调护计划：不宜食肥腻、肉类，多应膳食之品、清淡易于消化吸收饮食和蔬菜水果，勿食生冷、辛辣燥热之物。保持好心情，起居有时，注意防寒保暖，保持大便通畅。

治疗经过：患者坚持中药治疗每2~3周来复诊一次，2010年1月22日复诊患者精神较前好转，腹胀及头晕改善，二便调。舌淡红苔黄，脉细。治疗上加强补肾之药品为提高免疫力，如续断15g，补骨脂15g，肉苁蓉15g。2010年6月28日复查CEA：5.44ng/ml。2010年7月27日检查全身骨扫描未见明显转移征象。2012年3月9日复查CEA：6.77ng/ml，CA199：36.02ng/ml。2012年11月31日胸片未见明显异常。2012年9月14日复查CA199：34.62ng/ml，CEA：12.47ng/ml。2013年3月25日复查CA199：39.39ng/ml，其余正常范围；复查腹部B超、胸片均未见异常。之后定期我科复查及中医药治疗，经过治疗后症状较前改善，现一般情况可，纳眠可，大便正常，病情稳定，未见肿瘤复发及转移，随访至2014年3月28日，患者无明显不适，生活质量可，现仍在刘伟胜教授处行中医药治疗。

按语：患者西医诊断明确为结肠癌，患者术后因考虑年老体弱而拒绝放化疗，故至刘伟生教授求中医药治疗，提高机体免疫力。刘伟胜教授认为肠癌是脾虚湿毒瘀阻为主要病机，患者术后多耗气伤血、术后易留瘀。患者肠癌术后精神稍倦、纳眠欠佳为脾虚运化失司，气血生化不足，机体失于荣养，脾虚湿困，气机不畅则食后腹胀不适。大便较暗黑一日2~3次、肛门处红痒为湿浊内生，流注下焦，日久气机阻滞，血瘀内蓄，不通则痛故见腰背酸痛，舌质暗红、舌苔黄腻，脉弦细之象。刘伟胜教授常"重视内虚，尤重脾肾""脾为气血生化之源""脾肾为先后天之本"，所以中医治疗上以益气健脾、补肾利湿为主，兼抑瘤活血为铺。刘伟胜教授常以辨证与辨病结合，治疗上采用四君子汤加减，益气健脾加党参、白术、茯苓、黄芪等，以毒攻毒加全蝎、蜈蚣等，抗肿瘤加半枝莲、白花蛇舌草、八月札等，补肾加女贞子、淫羊藿、川断、补骨脂、枸杞等以提高免疫力。患者一直坚持单纯的中医药治疗，术后定期复查，近五年治疗未见复发及转移，一般情况稳定临床症状有所改善，取得延长生存期及良好生活质量。

（蔡佩玲　李柳宁）

医案 17：肠癌术后

姓名：王某　　　　　　性别：女

年龄：36 岁　　　　　　婚姻状况：已婚

职业：职员　　　　　　现住址：广东省台山市

就诊时间：2009 年 11 月 16 日。

主诉：结肠癌术后 2 月。

现病史：患者于 2009 年 9 月体检时发现结肠癌，后行手术治疗，病理提示：多发性腺瘤性息肉（3 个），2cm × 1cm × 1cm~3.5cm × 3cm × 2cm，部分中 - 重度非典型增生并癌变（高 - 中分化腺癌），侵犯浅肌层，淋巴结未见癌。就诊时未行任何放化疗治疗。

临床症见：头晕，纳可，大便干，羊粪状，1~2 次 / 日，偶便后带黏液，腹胀，无腹痛，舌淡苔白腻，脉滑。

西医诊断：结肠恶性肿瘤（高 - 中分化腺癌，T2N0M0 Ⅰ期）

中医诊断：肠蕈（脾虚湿滞，毒瘀互结）

治法：益气健脾，攻毒散结

处方：柴胡 15g，白芍 15g，枳实 15g，党参 20g，白术 15g，茯苓 20g，薏苡仁 20g，山药 20g，砂仁 10g（后下），半枝莲 20g，白花蛇舌草 20g，全蝎 10g，女贞子 20g，黄芪 20g，甘草 5g，苦参 15g。水煎服，每日 1 剂。

中成药：①紫龙金片 4 片 / 次，口服，3 次 / 日；②复方斑蝥胶囊 2 粒 / 次，口服，3 次 / 日。三周为一个疗程以解毒散结，扶正抑制肿瘤。

预防与调护计划：不宜食肥腻、肉类，多应膳食之品、清淡易于消化吸收饮食和蔬菜水果，勿食生冷、油炸、辛辣燥热之物。保持好心情，起居有时，注意防寒保暖，保持大便通畅。

治疗经过：患者肠癌术后无需行放化疗治疗，坚持中药治疗每 2~3 月来复诊，偶在当地医院以原方加减药，2010 年 3 月 1 日复诊患者近期腹泻，其余一般情况同前，在原方的基础上酌加绵茵陈，以去大肠湿热。2011 年 5 月复查 CEA、CA199 等肿瘤标志物和胸片、腹部 B 超未见异常；2013 年 11 月行全身 PET-CT 未见复发征象。经过多年的治疗考虑治疗有效，患者近四年时间定期返回我科复查及中医药治疗汤药辨证加减，病情稳定，未见肿瘤复发及转移，随访至 2014 年 3 月 17 日，患者无明显不适，生活质量可，现仍在刘伟胜教授处行中医药治疗。

按语：患者为青年女性，确诊为结肠癌（高 - 中分化腺癌），术后坚持中医药治疗。结肠癌如果尽早诊断是可以治愈的，目前结肠癌的 5 年生存率从 70% 提高到了 80%。治疗方法首选以手术为主的综合治疗。该患者是结肠癌初期根治术后，从发病到目前已经 5 年多，定期复查未见肿瘤复发及转移征象，考虑已达到治愈的效果。大肠癌属于中医"肠蕈""积聚""脏毒"等范畴；刘伟胜教授认为大肠癌病变病位在大肠，发病和脾肾密切相关，脾虚湿毒瘀阻为发病机制，本病以湿邪、热毒、瘀滞为标，正气不足为本，二者互为因果。另外，手术及化疗后则气血两伤，且术后留瘀、化疗致脾胃升降功能失调和伤精耗髓，脾虚中焦不运，肾虚下焦不化，则湿浊内生，日久气机阻滞，瘀血内蓄而见反复腹胀，头晕，大便干，羊粪状，1~2 次 / 日，偶便后带黏液，舌淡苔白腻，脉滑。刘伟胜教授运用中医治疗结肠癌以益气健脾扶正为主，兼化瘀散结抗癌为辅，并注意补气养血与行气活血为要。刘伟胜教授辨证与辨病相结合，结合西医学研究进展以了解其病情转归及预后，该患者采用参苓白术散和四逆散加减；方中黄芪、白芍、党参、白术等健脾益气养血，柴胡疏肝理气，枳实破滞降气，茯苓、砂仁等健脾和胃化湿。抗肿瘤加半枝莲、白花蛇舌草、猫爪草等，补肾填髓可加补骨脂、续断、女贞子、红景天、淫羊藿等。淫羊藿温补肾阳，现代药理研究表明可以提高免疫力，调节肿瘤细胞生长、增殖、分化和凋亡。经过治疗，患者一般情况可，术后定期复查，5 年来未见复发及转移，一般情况稳定，生活质量良好，体力与临床症状有所改善，取得延长生存期及良好生活质量。

（蔡佩玲　李柳宁）

九、胰腺癌医案

医案 1：胰腺癌术后化疗后

姓名：林某　　　　　性别：男

年龄：42 岁　　　　　婚姻状况：已婚

职业：无　　　　　　现住址：广东省广州市

就诊时间：2014 年 10 月 9 日首诊。

主诉：胰腺癌术后 3 月，伴腹隐痛 1 月余。

现病史：患者 2014 年 7 月在广州市人民医院因"胰腺癌"行根治性手术治疗，术后病理诊断为黏液性囊腺癌。术后给予氟尿密脲腹腔灌注化疗及全身 FOLFOX4（奥沙利铂 +5-FU）化疗 2 程，过程顺利，拒绝进一步化疗。2014 年 9 月出现右上腹隐痛，复查 CA199、CA153、CA724、AFP、NSE、SCC 正常，拒绝行进一步 CT 等大型检查。经外院对症治疗后症状无改善，2014 年 10 月 9 日至刘伟胜教授门诊就诊。

临床症见：右上腹隐痛，纳差，嗳气，大便不畅。舌淡红，苔白腻，脉弦滑。

西医诊断：胰腺恶性肿瘤（术后化疗后）

中医诊断：胰腺癌（脾虚湿瘀互结）

治法：健脾利湿，行气活血止痛，解毒抑瘤

处方：柴胡 15g，白芍 15g，枳实 15g，甘草 5g，八月札 20g，重楼 15g，半枝莲 15g，白花蛇舌草 15g，女贞子 20g，莪术 15g，桃仁 15g，山慈菇 15g，补骨脂 20g，延胡索 15g，党参 20g，茯苓 20g，熟附子 15g（先煎），肉桂 5g（焗服）。水煎服，每日 1 剂，共 28 剂。

中成药：槐耳颗粒 1 袋 / 次，口服，3 次 / 日，共 28 日。

治疗经过：2014 年 11 月 11 日患者复诊，腹隐痛改善，嗳气等症状减轻，大便通畅，进食好转。舌淡红，苔白，脉弦。中药处方去女贞子、延胡索，余药物维持同前。再服 28 剂，患者各症状减轻，纳眠可，二便调。患者每 4 周复诊一次，中药在上方基础上辨证加减。患者在刘伟胜教授门诊治疗至今，一般情况良好，生活自理，获得较好的生活质量。

按语：患者因胰腺癌术后化疗后，化疗后毒副反应明显、生活质量差，求诊刘伟胜教授中医治疗。患者纳差，嗳气，为脾虚失运，湿浊内阻于中焦，脾气不升，胃失和降之象；右上腹隐痛，为湿瘀内阻，不通则痛之征；大便不畅，为痰湿瘀血相互搏结所致。刘伟胜教授予以患者党参、云苓健脾利湿，予柴胡、白芍、延胡索行气活血止痛，桃仁、枳实以行气活血通便，莪术、山慈菇、八月札、重楼、半枝莲、白花蛇舌草以解毒抑瘤，熟附子、肉桂、补骨脂以补肾引火归元。配合槐耳颗粒口服，该药物的主要成分为槐耳菌质，有扶正固本、活血消癥、抗肿瘤的作用，用于治疗肿瘤所致的神疲乏力、少气懒言、脘腹疼痛或胀闷、纳谷少馨、大便干结或溏泄、或气促、咳嗽、多痰、面色㿠白、胸痛、痰中带血、胸胁不适等症，改善患者生活质量。该患者正气亏虚为本，湿瘀互结为标，加之化疗后进一步损伤脾胃，刘伟胜教授采取辨证与辨病相结合的方式，在辨证治疗的基础上，同时配合具有抗肿瘤作用的莪术、山慈菇、八月札、重楼、半枝莲、白花蛇舌草等药物，攻补兼施，既改善症状，又能控制肿瘤，使患者取得良好的生活质量，达到预防肿瘤复发及转移的目的。

（何春霞　李柳宁）

医案 2：胰头囊腺瘤术后黄疸

姓名：张某　　　　性别：男

年龄：64 岁　　　　婚姻状况：已婚

职业：未提供　　　　　现住址：广东省广州市

就诊时间：2011年8月12日首诊。

主诉：胰头囊腺瘤术后3年，身目黄染8月。

现病史：2008年于外院检查发现胰头囊腺瘤。病理活检提示：胰头囊腺瘤，部分细胞不典型增生。行胰十二指肠切除术（保留胃幽门）。2010年12月出现身目黄染，于南方医院查肝功：AST：80U/L，ALT：97U/L，总胆红素：126.3μmol/L，ALP：734U/L。患者于外院反复治疗，疗效欠佳，2011年8月8日复查肝功：AST：111U/L，ALT：89U/L；TBIL：242.6μmol/L，DBIL：185.5μmol/L，IBIL：57.2μmol/L。凝血功能PT：14.2秒。CEA、CA125、CA199正常。2011年8月12日至刘伟胜教授门诊就诊。

临床症见：现皮肤巩膜黄染，上腹胀痛，小便黄，大便调，胃纳可。舌质暗红，舌苔黄腻，脉弦滑。

西医诊断：胰头囊腺瘤（术后）

中医诊断：胰头囊腺瘤（肝郁脾虚，湿热内蕴）

治法：疏肝健脾，祛湿清热

处方：茵陈20g，柴胡15g，白芍15g，岗稔根30g，郁金15g，田基黄30g，酒大黄10g（后下），栀子15g，溪黄草30g，五味子5g，虎杖15g，预知子30g，薏苡仁20g，炙甘草10g。水煎服，每日1剂，共21剂。

治疗经过：2011年8月22日患者复诊，患者黄疸基本同前，余症状无明显变化，舌质暗红，舌苔黄腻，脉弦滑，中药在上方基础上加半枝莲20g，白花蛇舌草20g，共21剂。2011年9月30日患者复诊，皮肤巩膜黄染，上腹部仍胀痛，二便调，舌质暗红，舌苔黄腻，脉弦滑。中药在上方基础上加砂仁10g（后下）。再服21剂。患者坚持门诊治疗，基本每3周复诊一次。2012年4月5日复诊，患者精神可，皮肤巩膜轻度黄染，右腹部轻微不适，纳眠可，二便调，舌质暗红，舌苔黄腻，脉弦滑。中药调整为茵陈20g，柴胡15g，白芍15g，郁金20g，田基黄20g，酒大黄10g（后下），溪黄草20g，虎杖15g，预知子30g，薏苡仁20g，炙甘草10g，砂仁10g（后下），白术15g，延胡索20g，党参20g，红景天12g，岗稔根15g，炒稻芽15g，炒麦芽15g，红豆杉1袋。再服21剂。继续门诊每3周复诊1次。2012年8月14日患者黄疸完全消退，上腹稍胀满，纳眠可，大便调，夜尿3~4次，舌质暗红，舌苔黄腻，脉弦滑。中药上方去延胡索、岗稔根、炒稻芽、炒麦芽，加淫羊藿20g，瓜蒌皮15g，21剂。继续门诊中医药治疗至今，一般情况良好，生活基本正常。

按语：胰腺囊性肿瘤对化疗、放疗均不敏感，手术是主要的治疗方法。该患者术后3年，出现黄疸，患者未提供CT等影像学资料，无法评估肿瘤情况。患者求诊于刘伟胜教授中医治疗，根据患者四诊情况，辨证为肝郁脾虚，湿热内蕴,予以中药茵陈蒿汤为主加减。经门诊坚持治疗,患者黄疸逐渐消退,症状逐渐改善,病情明显好转。中医治疗,对于该患者病情,并非一朝一夕即可缓解,需要经长期治疗慢慢改善,对于治疗的坚持至关重要。患者就诊时湿热黄疸之象明显,治疗上以清热利湿为主,经治疗,黄疸之象改善,主要汤剂逐渐增加健脾理气和胃之品,顾护脾胃功能,保护后天之品,经治疗,取得很好的临床疗效。

(张力文　李柳宁)

十、胆管癌医案

医案:胆管癌晚期

姓名:马某　　　　　性别:男

年龄:64岁　　　　　婚姻状况:已婚

职业:无　　　　　　现住址:广东省广州市

就诊时间:2015年12月21日首诊。

主诉:身目黄染5月余。

现病史:患者2015年7月因身目黄染于外院就诊,完善腹部MR提示肝门部胆管癌可能性大,肝内胆管明显扩张,病变侵蚀肝实质;于2015年7月12日、17日行2次ERCP术。2015年10月12日复查肝功:ALT 61U/L,AST 73U/L,TBIL 28.6umol/L,GGT 1108U/L。服用护肝药物后身目黄染症状未见明显好转,转氨酶亦未见明显下降。2015年12月21日至我院门诊就诊。

临床症见:神清,精神疲倦,身目黄染,咽喉干痒,皮肤瘙痒,纳欠佳,眠差,小便黄,大便尚调。舌暗红,苔黄腻,脉弦滑。

西医诊断:胆管恶性肿瘤(Ⅳ期)

中医诊断:胆管癌(肝郁脾虚,湿热互结)

治法:疏肝健脾,清热化湿

处方:茵陈20g,薏苡仁20g,酒大黄10g(后下),全蝎10g,郁金15g,莪术15g,炙甘草10g,补骨脂15g,砂仁10g(后下),女贞子20g,党参20g,黄芪20g,淫羊藿20g,田基黄20g,酸枣仁20g,半枝莲15g,白花蛇舌草15g,茯苓30g,鸡内金20g。水煎服,每日1剂,共14剂。

中成药:西黄胶囊2粒/次,口服,3次/日。

治疗经过:2016年1月11日患者复诊,诉2016年1月8日复查胸部CT提示:左肺下叶结节转移瘤可能,双侧肺门、纵隔多发肿大淋巴结,上腹部CT提示肝门部、腹膜后多发肿大淋巴结。咽喉干痒、皮肤瘙痒等症状减轻,进食好转。舌暗红,苔黄腻,脉弦滑。中药处方药物维持同前。2016 年 11 月 28 日复诊,复查肝功能:ALT 55U/L,AST 47U/L,GGT 771U/L。伴低热,少许咽痒,干咳,口干,时有腹部不适,纳眠可,大便黏腻。舌暗红,苔黄,脉弦滑。

处方:茵陈 30g,甘草 10g,藿香 15g,炒黄连 10g,厚朴 10g,柴胡 15g,黄芩 15g,茯苓 30g,法半夏 15g,太子参 30g,北沙参 30g,半枝莲 30g,白花蛇舌草 20g,莪术 10g,鳖甲 15g(先煎),鸡内金 20g,郁金 15g,丹参 20g,青蒿 15g。再服 14 剂,患者各症状减轻,纳眠可,二便调。患者每 3 周复诊一次,中药在上方基础上辨证加减。患者在刘伟胜教授门诊治疗至今,2017 年 1 月 22 日复查腹部CT:肝门部胆管癌引流管植入术后改变,肝门部胆管癌浸润肝右叶,范围较前增大;累及门静脉右支;肺门部、腹膜后多发稍大淋巴结,较前变化不大。患者现一般情况尚可,生活自理,获得较长的生存期。

按语:患者因胆管癌术后转氨酶异常升高、身目黄染,求诊中医治疗。患者精神疲倦,纳眠差为脾气亏虚运化失司、心神失养之征;身黄、目黄、小便黄、咽喉干痒、皮肤瘙痒等症状均为肝胆疏泄不利、湿热阻滞经络所致。刘伟胜教授予患者以茵陈蒿汤合香砂六君子汤加减以健脾益气、清热化湿,配合女贞子、补骨脂、淫羊藿温肾阳以消阴翳、化湿浊,予全蝎、郁金、莪术行气活血、消积抑瘤,酸枣仁养心安神。该患者正气亏虚为本,湿热互结为标,采取辨证与辨病相结合的方式,在辨证治疗的基础上,同时配合具有抗肿瘤作用的半枝莲、白花蛇舌草、全蝎等药物,攻补兼施,既改善症状,又能控制肿瘤,使患者取得良好的生活质量,达到"带瘤生存"的目的。

(李宛璎　李柳宁)

十一、卵巢癌医案

医案 1:卵巢癌术后复发

姓名:吴某　　　　　性别:女
年龄:59 岁　　　　　婚姻状况:已婚
职业:无　　　　　　现住址:广东省广州市
就诊时间:2014 年 6 月 19 日首诊。

主诉:反复腹胀 1 年,伴腹痛 2 月余。

现病史:患者 2013 年 7 月因"腹胀半月"于广州某医院就诊,诊断为卵巢癌;于 2013 年 7 月 17 日于广州某医院行卵巢恶性肿瘤细胞减灭术,腹腔卡铂灌注化疗。术后行 7 周期 TC(紫杉醇 + 卡铂)方案化疗。2014 年 4 月 17 日因再次出现腹胀,伴腹痛,外院检查 PET-CT 提示阴道残端复发,紧贴膀胱后上壁,肝包膜、脾包膜、盆腔腹膜、肠系膜多发转移，腹腔积液。改予以伊立替康化疗，并腹腔灌注卡铂。经治疗后症状无改善。2014年6月19日至刘伟胜教授门诊就诊。

临床症见：腹胀腹痛，耳鸣，少气懒言，畏寒肢冷，腰膝酸软，食欲不振，小便尚可，大便不畅。舌淡暗，苔白，脉沉细。

西医诊断：卵巢恶性肿瘤（术后复发化疗后）

中医诊断：卵巢癌（脾肾阳虚，湿瘀互结）

治法：温补脾肾，化湿活血，祛瘀抑瘤

处方：熟附子15g（先煎），肉桂5g（焗服），巴戟天20g，女贞子15g，党参30g，茯苓20g，白术15g，薏苡仁20g，柴胡15g，白芍15g，川芎10g，延胡索10g，枳实10g，大黄10g（后下），芒硝10g（冲服），砂仁10g（后下），莪术15g，三棱15g，土鳖虫10g，蜈蚣2条，红豆杉3g。水煎服，每日1剂，共21剂。

中成药：华蟾素片4片/次，口服，3次/日，共21日。

治疗经过：2014年7月11日患者复诊，腹胀腹痛改善，耳鸣等症状减轻，大便通畅，进食好转。舌淡暗，苔白，脉沉细。中药处方去大黄、芒硝，余药物维持同前。再服21剂，患者各症状减轻，纳眠可，二便调。患者每3周复诊一次，中药在上方基础上辨证加减。患者在刘伟胜教授门诊治疗至今，一般情况良好，生活自理，获得较好的生活质量。

按语：患者因卵巢癌术后复发，化疗后疗效欠佳、毒副反应明显，求诊刘伟胜教授中医治疗。患者畏寒肢冷，腰膝酸软，为肾阳不足之象；少气懒言，食欲不振，为脾气亏虚之征；腹胀腹痛，腹腔肿瘤转移，为痰湿瘀血相互搏结所致。刘伟胜教授予以患者熟附子、肉桂、巴戟天、女贞子温阳补肾，予以党参、茯苓、白术、薏苡仁健脾祛湿，予柴胡、白芍、川芎、延胡索行气活血止痛，莪术、三棱、土鳖虫、蜈蚣、红豆杉破血行气、消积抑瘤，枳实、大黄、芒硝通腑泄浊，行气消胀。配合华蟾素片口服，该药物的主要成分为干蟾皮，有抗肿瘤、调节免疫作用，对腹水患者也有较好疗效。该患者正气亏虚为本，湿瘀互结为标，加之化疗后进一步损伤脾胃，刘伟胜教授采取辨证与辨病相结合的方式，在辨证治疗的基础上，同时配合具有抗肿瘤作用的莪术、三棱、土鳖虫等药物，攻补兼施，既改善症状，又能控制肿瘤，使患者取得良好的生活质量，达到"带瘤生存"的目的。

（张力文　李柳宁）

医案2：卵巢癌晚期化疗后

姓名：林某　　　　　性别：女

年龄：38岁　　　　　婚姻状况：已婚

职业:无 现住址:广东省江门市

就诊时间:2012 年 10 月 11 日首诊。

主诉:下腹痛 5 月。

现病史:患者于 2012 年 5 月开始出现下腹部胀痛,于 2012 年 6 月就诊于广州某医院,确诊卵巢浆液性腺癌,伴腹腔、直肠转移,行 TC(紫杉醇 + 卡铂)方案化疗 6 程,症状改善不明显,2012 年 10 月 11 日至刘伟胜教授门诊就诊。

临床症见:稍疲倦乏力,下腹痛,胃纳欠佳,舌淡,苔薄白,脉细弱。

西医诊断:卵巢癌晚期(腹腔、直肠转移)

中医诊断:卵巢癌(脾肾两虚,湿瘀内阻)

治法:健脾补肾,化湿祛瘀

处方:茯苓 15g,莪术 15g,女贞子 15g,薏苡仁 20g,三棱 15g,党参 30g,延胡索 15g,土鳖虫 10g,白芍 15g,川芎 10g,蜈蚣 2 条,砂仁 10g(后下),柴胡 15g,枳实 15g,白术 15g,全蝎 10g。水煎服,每日 1 剂,共 21 剂。

中成药:安康欣胶囊 4 粒 / 次,口服,3 次 / 日,共 21 日。

治疗经过:2012 年 11 月 8 日患者复诊,疲倦乏力改善,进食好转,下腹仍有疼痛,舌淡,苔薄白,脉细弱。中药处方加淫羊藿 20g,补骨脂 20g,桑椹 20g,红景天 12g,余药物维持同前。再服 21 剂,继续配合安康欣胶囊口服,患者每 3~4 周复诊一次,中药在上方基础上辨证加减。2014 年 3 月 10 日复诊,一般情况尚可,无明显不适,二便调。舌淡,苔薄白,脉细弱。中药处方:茯苓 15g,莪术 15g,女贞子 15g,薏苡仁 20g,红景天 12g,太子参 20g,延胡索 20g,白芍 15g,砂仁 10g(后下),柴胡 15g,白术 15g,淫羊藿 20g,补骨脂 20g,桑椹 20g,枸杞子 15g,肉苁蓉 20g。水煎内服,共 30 剂。患者每月至刘伟胜教授门诊就诊,中药辨证加减。在刘伟胜教授门诊治疗至今,一般情况良好,无明显不适,可正常工作生活。

按语:卵巢癌为妇科常见肿瘤之一,患者多因忧思太过,致脏腑功能失调,脏腑虚损,正气先伤,七情郁结,木旺克土,水湿内聚,蕴而成痰,邪毒瘀阻,湿痰瘀结于胞脉之中,遂发为本病。患者为卵巢癌晚期,在外院进行化疗,但化疗疗效欠佳,化疗后患者腹痛无缓解,并出现疲倦乏力、食欲减退等副反应,患者遂求治于中医。患者首次就诊时,外院化疗刚结束,毒副反应大,脾胃受损,治疗上以调理脾胃功能为主,中药以香砂六君子汤为主加减;患者腹痛为腹部肿瘤所致,以莪术、三棱、土鳖虫、白芍、川芎、蜈蚣、全蝎祛瘀通络,散结抑瘤,以达缓解临床症状,控制肿瘤进展目的。经治疗,患者脾胃功能好转,进食改善。刘伟胜教授认为,肾主生殖,卵巢癌患者多合并肾气亏虚、肾精不足,故逐渐增加女贞子、淫羊藿、补骨脂、桑椹、枸杞子等补肾扶正之品,以补先天之本,提高免疫功能,增强抗癌抑瘤能力。配合中成药安康欣胶囊,活血化瘀、软坚散结、清热解毒、扶正固本。经治疗,患者全身情况改善,症状控制,取得良好的生活质量。

(张力文　李柳宁)

医案3:卵巢癌术后化疗后

姓名:黄某　　　　　性别:女
年龄:49岁　　　　　婚姻状况:已婚
职业:无　　　　　　现住址:广东省佛山市
就诊时间:2014年6月9日首诊。

主诉:卵巢癌术后2月。

现病史:患者2014年4月10日在广州某医院行全子宫＋双侧附件切除术,术后病理示左侧卵巢符合黏液性囊腺癌,术后复查PET-CT提示术后改变与肿瘤残留,右侧盆腔内见转移灶,双侧髂血管旁多发淋巴结增大,考虑卵巢癌。2014年5月16日行TC(紫杉醇＋卡铂)方案化疗1程,拒绝进一步化疗。于2014年6月9日至刘伟胜教授门诊就诊。

临床症见:现疲倦乏力,情绪稍焦虑,肋腹部隐痛,咳嗽咯痰,纳可,眠差,二便调。舌淡苔白,脉弦。

西医诊断:卵巢癌(术后化疗后)

中医诊断:卵巢癌(肝郁脾虚,痰瘀内阻型)

治法:益气化痰,祛瘀抑瘤

处方:太子参20g,柴胡15g,全蝎10g,白花蛇舌草20g,白芍15g,女贞子20g,补骨脂20g,郁金15g,半枝莲15g,甘草10g,酸枣仁20g,莪术15g,炒白术20g,首乌藤30g,仙灵脾15g,续断15g,红景天6g。水煎服,每日1剂,共21剂。

治疗经过:2014年7月4日患者复诊,睡眠有所改善,情绪稍缓解,无明显肋腹部疼痛。舌淡,苔白,脉弦。中药处方加红豆杉3g,余药物维持同前。再服21剂,患者各症状减轻,纳眠可,二便调。患者每3周复诊一次,中药在上方基础上辨证加减。患者在刘伟胜教授门诊治疗至今,一般情况良好,生活自理,获得较好的生活质量。

按语:患者因卵巢癌姑息术后,化疗1程,无法耐受化疗,求诊刘伟胜教授中医治疗。患者疲倦乏力为气虚机体失养之象;眠差为心肾不交之象;情绪焦虑为肝郁失疏,情志抑郁之征;肋腹部隐痛为肝郁气机不畅,痰瘀内阻,不通则痛之象;咳嗽咯痰为脾虚痰浊内阻,肺失宣降的表现。刘伟胜教授予以患者太子参、炒白术益气化痰,予以柴胡、郁金、白芍以疏肝行气、缓急止痛,予以女贞子、仙灵脾、续断、酸枣仁、首乌藤、红景天、补骨脂补肾安神,予半枝莲、白花蛇舌草、全蝎、莪术、红豆杉解毒消积抑瘤。该患者肝郁脾虚为本,痰瘀互结为标,加之手术、化学治疗后进一步损伤脾胃,刘伟胜教授采取辨证与辨病相结合的方式,在辨证治疗的基础上,同时配合具有抗肿瘤作用的全蝎、白花蛇舌草、半枝莲、莪术、红豆杉等药物,攻补兼施,既改善症状,又能控制肿瘤,使患者取得良好的生活质量,达到"带瘤生存"的目的。

(何春霞 李柳宁)

医案 4：卵巢癌术后

姓名：杜某　　　　　性别：女
年龄：61 岁　　　　　婚姻状况：已婚
职业：无　　　　　　现住址：广东省广州市
就诊时间：2000 年 12 月 12 日首诊。
主诉：卵巢癌术后左下腹不适 2 月。
现病史：患者 2000 年 10 月因"左下腹隐痛不适 3 月"于广州某医院就诊,诊断为卵巢癌；于 2000 年 10 月 17 日于该院行卵巢癌切除术,术后行 TP(紫杉醇 + 顺铂)方案化疗 1 程,因患者无法耐受化疗副反应,而拒绝继续化疗。遂于 2000 年 12 月 12 日至刘伟胜教授门诊就诊,寻求中医药治疗。
临床症见：精神稍疲倦,时有咳嗽,咯痰少色白,偶觉左下腹不适感,无腹胀,腰膝酸软,胃纳欠佳,眠可,夜尿频多,大便尚可。舌淡暗,苔白微腻,脉细。
西医诊断：卵巢癌(术后化疗后)
中医诊断：卵巢癌(脾肾不足,痰湿内蕴)
治法：健脾补肾,祛湿化痰,祛瘀抑瘤
处方：猫爪草 20g,半枝莲 20g,白花蛇舌草 20g,风栗壳 15g,茯苓 20g,白术 15g,红景天 12g,薏苡仁 20g,冬瓜仁 20g,川断 15g,补骨脂 15g,淫羊藿 10g,炙甘草 10g。水煎服,每日 1 剂,共 14 剂。
中成药：复方斑蝥胶囊 3 粒 / 次,口服,3 次 / 日,共 14 日。
治疗经过：2000 年 12 月 26 日患者复诊,精神好转,仍时有咳嗽,但咯痰减少,左下腹不适感减轻,胃纳改善,腰膝酸软及夜尿频多症状减轻,舌淡暗,苔薄白,脉细。中药处方上方加桔梗 15g,瓜蒌皮 15g,余药物维持同前。再服 14 剂,患者咳嗽咯痰症状减轻,未再诉腹部不适,腰膝酸软好转,纳眠可,夜尿 1 次 / 晚。后嘱咐患者每 4 周复诊一次,中药在上方基础上辨证加减。患者在刘伟胜教授门诊治疗至今,一般情况良好,生活自理,定期复查肿瘤标志物 CEA、CA125 未见异常,定期复查腹部 CT 未见肿瘤复发转移征象。

按语：患者因卵巢癌术后，化疗后毒副反应明显，拒绝继续化疗，求诊刘伟胜教授中医治疗。患者腰膝酸软，夜尿频多为肾气亏虚之象；精神稍倦，胃纳欠佳为脾气亏虚，运化失职之征；咳嗽咯痰，左下腹不适感为痰湿内蕴，阻碍气机，气机不畅所致。刘伟胜教授予以患者川断、补骨脂、淫羊藿健腰补肾固本，予以茯苓、白术、薏苡仁健脾祛湿，予猫爪草、半枝莲、白花蛇舌草解毒散结抑瘤，风栗壳、冬瓜仁止咳化痰，红景天补气扶正、润肺止咳。配合复方斑蝥胶囊口服，该药物的主要成分为斑蝥、人参、黄芪等，有扶正抗癌、攻毒破瘀作用，对腹水妇科肿瘤患者有较好疗效。该患者正气亏虚为本，痰湿内蕴为标，加之术后化疗后进一步损伤脾胃，刘伟胜教授采取辨证与辨病相结合的方式，在辨证治疗的基础上，同时配合具有散结抑瘤作用的猫爪草、半枝莲、白花蛇舌草等药物，攻补兼施，祛邪不伤正，结合辨证加减，既改善症状，又能预防肿瘤复发转移，使患者取得良好的生活质量，长期存活。

（洪宏喜　李柳宁）

医案5：卵巢恶性畸胎瘤

姓名：林某　　　　　性别：女

年龄：69岁　　　　　婚姻状况：已婚

职业：无　　　　　　现住址：广东省广州市

就诊时间：2015年1月30日首诊。

主诉：卵巢癌术后左下腹不适2月。

现病史：患者2014年12月10日因阴道出血至广州某医院妇科B超；子宫多发病灶，考虑子宫与附件正常肌瘤。进一步行全腹部CT：左侧附件区肿块，考虑卵巢来源恶性肿瘤，恶性畸胎瘤可能性大；肝门区肿块，考虑淋巴结转移瘤。患者拒绝手术，遂于2015年1月30日至刘伟胜教授门诊就诊，寻求中医药治疗。

临床症见：精神疲倦，肢体乏力，下腹坠胀冷感、时有疼痛，腰酸，不能久坐，阴道少量溢液，色褐色，未见鲜血，胃纳差，眠一般，小便尚可，大便偏硬。舌淡暗，苔黄微腻，脉弦细。

西医诊断：卵巢恶性畸胎瘤

中医诊断：卵巢癌（脾肾亏虚，湿瘀内阻）

治法：健脾补肾，化湿祛瘀抑瘤

处方：茯苓15g，莪术15g，黄芪20g，女贞子15g，炒薏苡仁20g，三棱15g，党参30g，白芍15g，川芎10g，蜈蚣2条，砂仁10g（后下），柴胡15g，枳实15g，白术15g，槐花20g，地榆20g，炮姜炭15g，熟附子15g（先煎），肉桂10g（焗服），乌梅15g，红景天12g。水煎服，每日1剂，共7剂。

中成药：复方红豆杉胶囊2粒/次，口服，3次/日，共7日。

治疗经过：2015年2月6日患者复诊，精神好转，乏力减轻，下腹坠胀冷感及疼痛好转，阴道渗液减少，舌淡暗，苔白，脉弦细。中药处方上方去川芎、枳实、柴胡、乌梅，加白茅根15g，薄盖灵芝15g，再予14剂。后续在上方基础上辨证加减继续给药。患者末次在刘伟胜教授门诊治疗为2016年4月29日。

按语：卵巢恶性畸胎瘤以手术治疗为主，该患者拒绝手术，采取中医药治疗，求诊刘伟胜教授后，予以辨证施治。患者疲倦乏力、纳差脾气亏虚，运化失职，机体失养之征；下腹坠胀冷感、时有疼痛、腰酸为肾气不足，阳虚寒湿内停，脉络不通之象，阴道溢液为寒湿下注之象。刘伟胜教授予以患者熟附子、肉桂温阳补肾固本，黄芪、红景天补气扶正，予以茯苓、白术、炒薏苡仁健脾祛湿，予三棱、莪术、蜈蚣破瘀散结抑瘤，柴胡、白芍、枳实、川芎、砂仁等以疏肝理气、柔筋止痛。配合复方红豆杉胶囊口服以扶正抗癌，整体治法攻补兼施，辨证结合辨病，随证加减，既改善症状，又有良好的抗肿瘤作用，故能使患者在拥有较好的生活质量同时长期带瘤生存，效果满意。

（洪宏喜　李柳宁）

十二、宫颈癌医案

医案1：宫颈癌术后骨转移

姓名：黎某　　　　　性别：女

年龄：61岁　　　　　婚姻状况：已婚

职业：无　　　　　　现住址：广东省广州市

就诊时间：2016年4月12日首诊。

主诉：宫颈癌术后1年，腰酸痛2月。

现病史：患者2015年3月因"阴道不规则出血"于外院就诊，诊断为宫颈癌；于2015年4月初于该院行宫颈癌＋子宫＋双附件切除术，术后病理为中分化鳞状细胞癌，术后行TP（紫杉醇＋顺铂）方案辅助化疗6程，因患者无法耐受化疗副反应，而拒绝继续化疗。2016年2月患者腰酸痛，复查发现全身多发骨转移，遂于2016年4月12日至刘伟胜教授门诊就诊，寻求中医药治疗。

临床症见：精神可，肢体稍乏力，无腹胀腹痛，时有腰酸痛，纳一般，眠可，夜尿2次/晚，大便烂。舌淡暗，苔薄白，脉弦。

西医诊断：宫颈癌（术后化疗后骨转移）

中医诊断：宫颈癌（脾肾两虚血瘀）

治法：健脾补肾，祛瘀抑瘤

处方：柴胡15g，全蝎10g，白花蛇舌草15g，白芍15g，女贞子20g，补骨脂20g，郁金15g，半枝莲15g，炙甘草10g，莪术15g，太子参20g，续断20g，淫羊藿20g。水煎服，每日1剂，共14剂。

中成药：复方红豆杉胶囊2粒/次，口服，3次/日，共14天。

治疗经过：2016年4月29日患者复诊，精神可，肢体乏力好转，胃纳改善，腰酸痛症状减轻，夜尿1次/晚，大便仍烂，舌淡暗，苔白微腻，脉弦。中药处方上方加炒薏苡仁20g，茯苓20g，余药物维持同前。再服30剂，患者诸症改善，无特殊不适，后嘱咐患者每4周复诊一次，中药在上方基础上辨证加减。患者在刘伟胜教授门诊治疗至今，一般情况良好，生活自理，骨转移未见明显疼痛。

按语：患者因宫颈癌术后，化疗后毒副反应明显，未继续化疗，后出现骨转移，求诊刘伟胜教授中医治疗。中医学认为"肾主骨生髓"，骨转移癌的病因主要是肾虚不能养髓生骨，加之气血两虚，使其易被癌瘤所侵袭而发本病。刘伟胜教授治疗上以温补肾阳、滋补肾阴、平衡阴阳、调理气血为主，以补肾养髓、生骨强骨，使骨得以新生，癌瘤得以控制。方中以续断、补骨脂、淫羊藿温补肾阳、健腰固本，以女贞子养肾阴，予以柴胡、郁金疏肝解郁，太子参、白芍、炙甘草补气养血柔筋，予全蝎、莪术、半枝莲、白花蛇舌草解毒散结、祛瘀抑瘤。配合复方红豆杉胶囊口服，该药物的主要成分为红豆杉、红参、甘草，有扶正抗癌、解毒散结作用，对多种恶性肿瘤患者有较好疗效。刘伟胜教授采取辨证与辨病相结合的方式，攻补兼施，祛邪不伤正，结合辨证加减，既改善症状，又能稳定瘤体，使患者取得良好的生活质量。

（洪宏喜　李柳宁）

医案2：宫颈癌术后

姓名：黎某　　　　　　　性别：女

年龄：44岁　　　　　　　婚姻状况：已婚

职业：无　　　　　　　　现住址：广东省广州市

就诊时间：2013年10月8日首诊。

主诉：宫颈癌术后5月，四肢麻木4月。

现病史：患者2013年因"少腹胀痛"于外院就诊，诊断为"宫颈癌"，5月行宫颈癌根治术，术后病理：宫颈内膜腺癌，Ⅱ级，Ⅰb期。术后行5周期TP（紫杉醇+顺铂）方案化疗，化疗后出现四肢麻木。2013年10月8日至刘伟胜教授门诊就诊。

临床症见：四肢麻木，口干，嗳气泛酸，易汗，乏力，纳眠可，二便调。舌淡暗，苔白，脉沉细。

西医诊断：宫颈癌（术后化疗）

中医诊断：宫颈癌（脾肾亏虚，瘀血阻滞）

治法：补益脾肾，行气化瘀

处方：黄芪 30g，党参 20g，炒白术 15g，茯苓 15g，天山雪莲 3g，黄精 30g，陈皮 10g，法半夏 15g，砂仁（后下）10g，木香（后下）10g，炒麦芽 30g，炒稻芽 30g，白花蛇舌草 15g，半枝莲 15g，补骨脂 15g，红豆杉 3g。水煎服，每日 1 剂，共 7 剂。

中成药：安康欣胶囊 4 粒/次，口服，3 次/日，共 7 日。

治疗经过：2013 年 10 月 15 日复诊易汗、乏力较前改善，四肢胀麻感明显，舌淡暗，苔白腻，脉沉细。中药处方加入薏苡仁 30g，鸡血藤 30g，菟丝子 15g，余药物维持同前，服用 28 剂。2014 年 1 月 21 日复诊，患者易汗、乏力的症状进一步改善，纳可，眠一般，二便调，四肢麻木感较前改善，中药改茯苓为茯神 20g，去陈皮、木香、法半夏、炒稻芽、黄精，加入远志 10g，川芎 15g，当归 10g，莪术 10g，再服 14 剂。患者每 3 周复诊一次，中药在上方的基础上辨证加减，在刘伟胜教授门诊治疗至今，一般情况良好。

按语：患者因宫颈癌术后化疗，化疗毒副反应明显，因此寻求刘伟胜教授的中医治疗。患者行宫颈癌根治术后，易汗、乏力、脉象沉细，损及脾肾；四肢麻木，舌淡暗，为瘀血阻滞经络所致。刘伟胜教授以补益脾肾，行气化瘀为治法，以香砂六君子汤、黄芪、麦芽、稻芽益气健脾止汗，黄精、补骨脂培补肾精，天山雪莲、白花蛇舌草、半枝莲、红豆杉解毒抗癌，体现刘伟胜教授辨证与辨病相结合的思想。2013 年 10 月复诊时，患者易汗、乏力的症状改善，但四肢麻木，舌淡暗，苔白腻，在脾肾亏虚的基础上，夹湿夹瘀，刘伟胜教授在前方的基础上加薏苡仁祛湿、鸡血藤活血化瘀、菟丝子增强补肾益精之力。2014 年 1 月，服药后患者各方面的症状有所改善，仍有四肢麻木感，眠一般，此时辨证为肾虚瘀血阻络，治法当以补益肾精，活血化瘀通络为主，刘伟胜教授在前方中去陈皮、木香、法半夏、稻芽、黄精，加入川芎、当归、莪术活血化瘀，远志安神定志助眠。配以中成药安康欣胶囊活血化瘀、软坚散结、扶正固本。整个治疗过程中，体现刘伟胜教授扶正固本、祛邪外出的治病思想，重视先后天之本，扶正祛邪。

（任晓琳　李柳宁）

十三、肾癌医案

医案 1：肾癌术后

姓名：潘某　　　　　　　性别：男

年龄：35 岁　　　　　　婚姻状况：已婚

职业：未提供　　　　　　现住址：广东省佛山市

就诊时间：2009 年 7 月 21 日首诊。

主诉：肾癌术后 1 月余。

现病史：2009 年 5 月底体检时发现腹膜后肿大淋巴结，后于佛山某医院行 CT 检查提示右肾中下极肾癌，肠系膜区及腹膜后数个小淋巴结肿大。2009 年 6 月 4 日于该院行手术切除，病理提示透明细胞性肾细胞癌，Ⅱ级，Ⅱ期。2009 年 7 月 21 日至刘伟胜教授门诊就诊。

既往脂肪肝、高血压、糖尿病、乙肝等病史。

临床症见：稍乏力，余无特殊不适，无血尿，纳眠可，二便调，舌淡胖，苔白，脉沉。

西医诊断：肾透明细胞癌术后

中医诊断：肾癌（肾虚血瘀）

治法：补肾活血，扶正抑瘤

处方：熟地黄 20g，山药 15g，牡丹皮 15g，泽泻 15g，山萸肉 20g，茯苓 15g，知母 15g，黄柏 10g，白花蛇舌草 20g，半枝莲 20g，全蝎 10g，蜈蚣 2 条，炙甘草 10g，淫羊藿 15g，薏苡仁 30g。水煎服，每日 1 剂，共 14 剂。

中成药：紫龙金片 4 片 / 次，口服，3 次 / 日，共 14 天。

治疗经过：2009 年 8 月 4 日患者复诊，无特殊不适，舌淡胖，苔白，脉沉。中药处方加红景天 6g，续断 15g，余药物维持同前。再服 21 剂。患者每 3~4 周复诊一次，中药在上方基础上辨证加减。定期复查腹部 CT，未见肿瘤复发转移。患者在刘伟胜教授门诊治疗至今，一般情况良好，无特殊不适，可正常生活和工作。

按语：刘伟胜教授认为患者先天禀赋不足，肾气亏虚，加之手术损伤，耗气伤血，导致肾阴不足，瘀血内停，治法上采用辨证论治，以滋补肾气为主，方以六味地黄丸为主加减，同时配合予以抗癌作用中药，予以半枝莲、白花蛇舌草解毒散结抑瘤，予虫类药物全蝎、蜈蚣活血化瘀、攻积破坚、以毒攻毒，予红景天、续断等药物益气活血、扶正固本。配合中药紫龙金片益气养血，清热解毒，理气化痰，起到扶正抑瘤之功。经中医辨证加辨病治疗后，取得了良好的临床效果，未见肿瘤复发转移，让患者保持了良好的生存质量。

（张力文　李柳宁）

医案 2：肾癌肺转移

姓名：孙某　　　　　性别：男

年龄：67 岁　　　　　婚姻状况：已婚

职业：无　　　　　　现住址：广东省广州市

就诊时间：2008 年 4 月 17 日首诊。

主诉：发现肾癌 5 月。

现病史：患者 2007 年 11 月外院 CT 示：左肾癌，肾脏周围脂肪间隙受侵犯。诊断为左肾癌，左肺转移，左肺门淋巴结转移。未行手术及放化疗。2008 年 4 月胸部 CT：左肺下叶外基底段、右肺尖结节，结合病史，考虑转移瘤。遂来刘伟胜教授门诊求治。

临床症见：腰痛，咯白痰，左眼视物模糊，无特殊不适，二便调，纳眠可，舌淡红，苔偏黄，脉弦。

西医诊断：肾癌（Ⅳ 期肺转移）

中医诊断：肾癌（阴虚热毒）

治法：滋阴清热，解毒散结

处方：熟地 20g，山药 15g，丹皮 15g，泽泻 15g，山萸肉 20g，茯苓 15g，知母 10g，黄柏 10g，白花蛇舌草 20g，半枝莲 20g，全蝎 10g，蜈蚣 2 条，炙甘草 10g，淫羊藿 15g，肉苁蓉 20g，巴戟天 15g。水煎服，每日 1 剂，共 14 剂。

中成药：平消胶囊 4 粒 / 次，口服，3 次 / 日，共 14 天。

治疗经过：2007 年 7 月 31 日患者复诊，患者腰痛及咳嗽好转，继续服药治疗。2008 年 9 月 8 日复诊患者左髋部外侧可触及以长条状肿物。中药原方去知母、黄柏，加猫爪草 20g，风栗壳 10g，薏苡仁 20g 以加强散结抑瘤，后左髋部肿物有所缩小。患者每 3~4 周复诊一次，中药在上方基础上辨证加减。2008 年 10 月 9 日胸部 CT：肺部转移灶大致同前，未见明确新发转移灶。上腹部 CT 示：左肾上极软组织肿块，符合肾癌，并侵润肾周筋膜及脂肪结构。2009 年 6 月 22 日 CT：左肾上级软组织肿块，符合肾癌，并浸润肾周筋膜级脂肪结构，病灶较前略增大，肝右叶肝内胆管结石，双侧髂骨改变，未除外骨转移瘤。左肺下叶外基底段、右肺尖考虑转移瘤与前片相仿，未见明确新发病灶。全身骨 ECT 示：左侧第 7 前肋，右侧第 6 前肋，右侧第 9 后肋肋骨代谢异常活跃，考虑骨转移可能。患者感右上肢麻痹感，予加金龙胶囊 4 粒，口服，1 日 3 次。中药原方加白术 20g，延胡索 15g 以健脾燥湿止痛。患者在刘伟胜教授门诊治疗至 2013 年 7 月，一般情况良好。

按语：本医案主要亮点在于使用知柏地黄汤加味治疗肾癌。知柏地黄丸出自于《医方考》，为六味地黄丸加知母、黄柏而成。六味地黄丸方中重用熟地黄，滋阴补肾，填精益髓，为君药。山萸肉补养肝肾，并能涩精；山药补益脾阴，亦能固精，共为臣药。三药相配，滋养肝脾肾，称为"三补"。但熟地黄的用量是山萸肉与山药两味之和，故以补肾阴为主，补其不足以治本。配伍泽泻利湿泄浊，并防熟地黄之滋腻恋邪；牡丹皮清泄相火，并制山萸肉之温涩；茯苓淡渗脾湿，并助山药之健运。三药为"三泻"，渗湿浊，清虚热，平其偏胜以治标，均为佐药。六味合用，三补三泻，其中补药用量重于"泻药"，是以补为主；肝脾肾三阴并补，以补肾阴为主，这是本方的配伍特点。遇骨蒸潮热、虚烦盗汗，腰脊酸痛，遗精等阴虚火旺证，加知母、黄柏成知柏地黄汤。临床上，刘伟胜教授常用知柏地黄汤治疗男性肾癌、前列腺癌、生殖系统肿瘤等多种疾病，本医案中，以知柏地黄汤为主方滋肾阴，清热毒，引药入肾，配以经验抑癌方药白花蛇舌草、半枝莲、全蝎、蜈蚣以散结抑瘤，加淫羊藿、肉苁蓉、巴戟天以阴阳共调，全方攻补兼施，以滋阴清热，解毒散结。

（陈志坚　李柳宁）

医案3：肾癌术后肺转移

姓名：吴某　　　　　性别：男

年龄：85岁　　　　　婚姻状况：已婚

职业：无　　　　　现住址：广东省广州市

就诊时间：2010年4月23日首诊。

主诉：肾癌术后12年，发现双肺转移3年，声嘶1月余。

现病史：患者1998年肾癌手术病史，2007年常规检查发现肺内多发转移，未行进一步治疗。近1月来出现声音嘶哑，胸片：双肺广泛棉絮状病灶，考虑转移瘤。前来刘伟胜教授门诊求治。

临床症见：精神疲劳，纳呆，声音嘶哑，无明显咳嗽咯痰，气促，活动后明显，二便调，眠可，舌红，苔薄白，脉弦滑。

西医诊断：肾癌（Ⅳ期肺转移）

中医诊断：肾癌（气阴两虚）

治法：益气养阴，健脾益肾，散结抑瘤

处方：全蝎10g，猫爪草15g，五味子10g，半枝莲20g，淫羊藿10g，山萸肉15g，泽泻15g，八月札20g，白花蛇舌草20g，山药20g，麦冬15g，茯苓15g，杜仲15g，黄芪20g，党参20g。水煎服，每日1剂，共14剂。

中成药：安康欣胶囊4粒/次，口服，3次/日，共14日。

治疗经过：2010年5月7日患者复诊，患者诉精神状态好转，声嘶同前，继续服药治疗。此后患者每 4~6 周复诊一次，中药在上方基础上辨证加减。患者在刘伟胜教授门诊治疗 5 年多，至 2015 年 8 月因合并肺部感染、呼吸衰竭，在广州某医院病逝。

按语：本医案为肾癌双肺多发转移采用中药治疗维持生存期超过五年。处方主要特点是扶正为主，以黄芪、党参、麦冬、茯苓、五味子补益肺气，淫羊藿、山萸肉、山药、杜仲扶助肾气，配以全蝎、猫爪草、半枝莲、白花蛇舌草、八月札等抑瘤抗癌药物，组成全方，以扶正为主，补肾健脾，兼以祛邪，散结抑瘤，充分体现了刘伟胜教授中药治疗肿瘤的整体思路，总以扶正为本，祛邪为辅。患者得以带瘤生存多年，屡获奇效。

（陈志坚　李柳宁）

十四、膀胱癌医案

医案 1：膀胱癌术后

姓名：朱某　　　　　　性别：女
年龄：71 岁　　　　　　婚姻状况：已婚
职业：无　　　　　　　现住址：广东省广州市
就诊时间：2016 年 2 月 26 日首诊。

主诉：膀胱癌术后 7 天。

现病史：2016 年 2 月 19 日患者于外院行膀胱癌根治术，术后病理：高级别浸润性尿路上皮癌，浸润膀胱壁全层，侵犯神经。2016 年 2 月 26 日至刘伟胜教授门诊就诊。

临床症见：稍乏力，畏寒，头晕，耳鸣，纳一般，眠差，大便难出。舌淡，苔白，脉弦。

西医诊断：膀胱癌（术后）

中医诊断：膀胱癌（脾肾两虚血瘀）

治法：补肾健脾，活血祛瘀，解毒抗癌

处方：熟附子 10g（先煎），肉桂 10g（焗服），牡丹皮 15g，泽泻 15g，茯苓 20g，山药 20g，黄芪 20g，炙甘草 5g，淫羊藿 20g，薏苡仁 20g，太子参 20g，半枝莲 20g，白花蛇舌草 20g，全蝎 10g，蜈蚣 2 条，王不留行 15g，红豆杉 3g。水煎服，每日 1 剂，共 14 剂。

中成药：茯苓多糖口服液 1 支 / 次，口服，3 次 / 日，共 14 日。

治疗经过：2016 年 3 月 11 日患者复诊，症状基本同前，舌淡，苔白，脉弦。继续上方口服，再服 14 剂，经治疗，患者病情平稳。坚持在刘伟胜教授门诊中医药治疗。

2016 年 4 月 29 日患者复诊,精神尚可,稍恶寒,头晕耳鸣有所改善,纳眠可,二便调,舌淡,苔白,脉弦。中药在上方基础上加红景天 12g,再服 14 剂。继续在门诊就诊,中药辨证加减。

按语:患者为高级别浸润性尿路上皮癌术后,因患者年老,术后拒绝进行辅助化疗预防肿瘤复发。此类患者容易在术后 1~2 年内复发。本患者采用中医药抗肿瘤复发,刘伟胜教授处方以金匮肾气丸合四君子汤为主加减,健脾补肾贯彻整个治疗过程中,通过扶正以提高机体自身抗肿瘤能力,以期达到防治目的;配合半枝莲、白花蛇舌草、全蝎、蜈蚣、红豆杉等具有清热解毒、以毒攻毒、抗癌抑瘤作用的中药,以达到更好的抗肿瘤功效。茯苓多糖口服液具有健脾益气之功效,可提高机体免疫功能,配合中药汤剂口服,可达到更好的疗效。

(张力文　李柳宁)

医案 2:老年膀胱癌

姓名:黄某　　　　　性别:女

年龄:76 岁　　　　　婚姻状况:已婚

职业:无　　　　　　现住址:广东省广州市

就诊时间:2010 年 6 月 22 日首诊。

主诉:血尿 1 月。

现病史:2010 年 5 月底患者开始出现血尿,无伴有腰腹痛,6 月 5 日至广州某医院就诊,查 B 超示:膀胱后壁异常实质性回声,性质待查。行膀胱镜病理:乳头状腺癌。为寻求中医药治疗,2010 年 6 月 22 日至刘伟胜教授门诊就诊。

临床症见:一般情况可,精神稍倦,血尿,无排尿疼痛或腰腹痛等,纳眠可,大便调。舌淡红,苔薄白,脉细。

西医诊断:膀胱癌

中医诊断:膀胱癌(脾肾阳虚,湿瘀互结)

治法:温补脾肾,化湿活血,祛瘀抑瘤

处方:牡丹皮 15g,泽泻 15g,茯苓 15g,知母 15g,关黄柏 10g,白花蛇舌草 20g,半枝莲 20g,全蝎 10g,蜈蚣 2 条,炙甘草 10g,淫羊藿 15g,王不留行 15g,白茅根 20g,瞿麦 15g,薏苡仁 20g。水煎服,每日 1 剂,共 14 剂。

中成药:西黄胶囊 4 粒 / 次,口服,2 次 / 日,共 14 日。

治疗经过:2010 年 7 月 13 日患者复诊,患者诉血尿症状完全缓解,感口干口苦。中药处方加金银花,余药物维持同前,再服 14 剂,患者口干口苦感觉减轻。上方白花蛇舌草、半枝莲、白茅根减量至 10g，去蜈蚣及王不留行，余药物同前，再服 14 剂。患者口苦症状缓解，偶有口干，上方去金银花，加补骨脂、川断各 15g，再服 14 剂。患者每 2 周或 3 周复诊一次，间中发作尿血，中药在上方基础上辨证加减。2010 年 11 月中成药改为安康欣胶囊 4 粒，口服，1 日 3 次，2011 年 3 月中成药改为复方红豆杉胶囊 2 粒，口服，1 日 3 次。2011 年 5 月 3 日查盆腔 MR 平扫＋增强示：多发性膀胱癌，未突破膀胱壁，未见淋巴结肿大。2011 年 9 月再次开始服用西黄胶囊 4 粒，口服，一日 2 次，此后中成药复方红豆杉胶囊及西黄胶囊交替使用。2012 年 6 月 12 日查盆腔 CT 提示膀胱癌病灶稳定。患者在刘伟胜教授门诊治疗至今，一般情况稳定。

按语：患者确诊为膀胱癌后拒绝西医手术或放化疗治疗，求诊刘伟胜教授中医治疗。膀胱癌是指来源于膀胱壁上皮组织和间质组织的恶性肿瘤。中医学对本病的认识可溯到中国 2000 多年前的《黄帝内经》，如《素问·宣明五气论》说："膀胱不利为癃……"《素问·气厥论》指出："胞移热于膀胱，则癃溺血。"《四时刺逆从论》又说："少阳……涩则病积溲血。"膀胱癌各主要症状和体征在传统医学中称谓不一，中医属尿血、癃闭、血淋等范畴。刘伟胜教授认为本病为长期受毒邪侵袭而致脾肾两亏或年老体衰，肾阴不足，阴虚阳亢，虚火下注于膀胱，热灼络脉，迫血妄行，发为血淋、溺血。知柏地黄汤源自《医宗金鉴》，为"壮水之主，以制阳光"。刘伟胜教授治疗膀胱癌常以知柏地黄汤为基础方进行辨证加减，结合辨病用药加白花蛇舌草、半枝莲、全蝎、蜈蚣等，血尿者，常配以白茅根、仙鹤草、田七末等。本患者使用纯中药治疗膀胱癌，效果显著，真正做到"带瘤生存"，获得极佳的生活质量。

（陈志坚　李柳宁）

十五、恶性淋巴瘤医案

医案 1：大细胞淋巴瘤化疗后

姓名：莫某　　　　性别：男

年龄：45 岁　　　　婚姻状况：已婚

职业：自由职业者　　现住址：广东省广州市

就诊时间：2010 年 5 月 13 日首诊。

主诉：淋巴瘤化疗后 2 月余。

现病史：2009 年 6 月患者因腹痛在北京某医院胸腹部 CT 示：胰腺前下缘腹腔内一团块影，包绕肠系膜下动静脉及其部分分支，腹腔少量积液。后行腹膜后淋巴结穿刺活检示大细胞淋巴瘤。后在当院行 6 程化疗（具体方案不详）后，淋巴结明显缩小。2010年4月1日外院复查颈部、胸部、上腹部CT：颈部、胸部、腹部未见明确肿物。

临床症见：现患者病情稳定，一般情况可，无明显不适，少许脚底疼痛，纳眠可，二便调。舌暗红，苔黄，脉沉细。

西医诊断：恶性淋巴瘤-大细胞淋巴瘤（化疗后）

中医诊断：恶性淋巴瘤（脾肾气虚，瘀毒互结）

治法：健脾补肾，祛瘀抑瘤

处方：甘草5g，柴胡10g，全蝎10g，重楼15g，黄药子10g，续断15g，太子参20g，白芍15g，半枝莲20g，蜈蚣2条，补骨脂15g，女贞子20g，白花蛇舌草20g，预知子20g，风栗壳15g，黄芪20g，淫羊藿10g，猫爪草15g。水煎服，每日1剂，共21剂。

中成药：紫龙金片4片/次，口服，3次/日，共21日。

治疗经过：2011年3月9日胸腹部CT：恶性淋巴瘤复查，对比2010年4月旧片，大致同前，S5肝囊肿，S4血管瘤？患者感疲倦，舌暗红，苔薄黄，脉沉细。原处方加用肉苁蓉15g，巴戟天15g，菟丝子15g。2012年5月9日某医院PET-CT：淋巴瘤化疗后，全身未见复发及转移，右肺上叶少许炎症。患者精神良好，无特殊不适，二便调。舌暗红，苔薄白，脉沉细。处方：重楼15g，续断15g，党参15g，白术20g，半枝莲15g，补骨脂15g，女贞子20g，白花蛇舌草15g，预知子20g，淫羊藿20g，肉苁蓉15g，猫爪草15g，巴戟天15g，菟丝子15g，全蝎10g，风栗壳15g，红景天12g，甘草5g。水煎服，每日1剂，共21剂。2014年4月11日患者复诊，见消瘦，患者神清，精神好，纳一般，夜间易醒，小便调，大便偏稀。舌暗红，苔薄黄，脉沉细。处方：续断15g，重楼15g，党参15g，白术20g，补骨脂15g，女贞子20g，预知子20g，淫羊藿20g，肉苁蓉15g，巴戟天15g，甘草5g，黄芪20g，熟地黄20g，太子参20g，红景天12g，制何首乌20g，酸枣仁20g，钩藤20g。水煎服，每日1剂，共30剂。此后患者每1月复诊一次，中药在上方基础上辨证加减。至今其一般情况良好，获得较好的生活质量，间断复查胸腹部CT未见肿瘤复发。

按语：恶性淋巴瘤目前已属于可治愈的恶性肿瘤之一，在早期治疗当中以全身化疗为主，中医药在恶性淋巴瘤的综合治疗中多处于辅助作用。刘伟胜教授认为在恶性淋巴瘤的综合治疗过程中，由于手术、放化疗等属于中医的"攻法"范畴，在杀灭与消除肿瘤细胞的同时，常常引起一些毒副反应和正气受损。在放化疗的间歇期，中医药治疗则应以帮助机体恢复气血亏损为主要目的；对于一些经放化疗等取得完全缓解的患者，长期服用一些中成药或经辨证论治可能有助于延长缓解期或预防恶性淋巴瘤的复发。

此病案患者为全身化疗后患者，经化疗后正气已亏虚，辨证重点在从"虚"

入手，恶性淋巴瘤的"虚"在发病过程中多缘于脾肾不足，致体内的水湿运化失调聚而生痰结瘤；而放化疗等均可耗气伤血，故在处方用药上，刘伟胜教授以续断、太子参、黄芪、补骨脂、女贞子、淫羊藿、巴戟天、女贞子、菟丝子等药物为主。除扶正药物外，恶性淋巴瘤之形成，多为痰瘀互结体内所致，故用药上加用全蝎、重楼、黄药子、半枝莲、蜈蚣、白花蛇舌草、预知子、风栗壳、猫爪草等活血化瘀，散结抑瘤的药物，攻补兼施，使患者迅速从化疗反应期恢复过来，而且亦达到预防肿瘤复发的作用。

（刘　柏　李柳宁）

医案2：恶性淋巴瘤术后化疗后

姓名：邓某　　　　　性别：女
年龄：64岁　　　　　婚姻状况：已婚
职业：无　　　　　　现住址：广东省广州市
就诊时间：2014年9月30日首诊。

主诉：舌根肿物切除术后1月余。

现病史：患者2014年8月15日全身PET-CT：口咽条块代谢灶，考虑口腔癌；左侧咽旁间隙及双侧颈部多发淋巴结。于2014年8月19日于我院行"舌根肿物切除术+左颈部淋巴结切除活检术"，术后病理提示：弥漫大B细胞淋巴瘤。术后行CHOP（环磷酰胺+阿霉素+长春新碱+强的松）方案化疗。2014年9月30日至刘伟胜教授门诊就诊。

临床症见：精神疲倦，乏力，头晕，胸闷不适，咳嗽咯痰，痰白，纳眠可，二便调。舌红，苔白，脉细。

西医诊断：恶性淋巴瘤-弥漫大B细胞淋巴瘤

中医诊断：恶性淋巴瘤（痰湿毒瘀胶结）

治法：软坚散结，化痰祛瘀，利湿解毒

处方：山慈菇15g，莪术15g，浙贝母20g，夏枯草15g，海藻15g，铁包金20g，穿破石15g，海蛤壳20g，猫爪草15g，茯苓15g，牡蛎20g（先煎），肿节风15g，黄芪20g，党参20g，沉香10g（后下），天山雪莲3g。水煎服，每日1剂，共14剂。

治疗经过：2014年12月2日患者复诊，2014年11月13日颈部CT提示：左舌根淋巴瘤较前缩小，原左颈部淋巴结消失。症见胸闷缓解，少许疲倦、头晕不适，咳嗽无痰，纳眠可，二便调。舌淡红，苔薄白，脉细。处方：陈皮10g，法半夏15g，茯苓20g，天山雪莲1包，太子参30g，黄芪40g，麦芽30g，鸡内金20g，砂仁10g（后下），猫爪草20g，石上柏20g，山慈菇20g，淫羊藿10g，补骨脂15g，浙贝母15g，莪术15g。水煎服，每日1剂，共14剂。

患者每 2 周复诊 1 次，中药在此方的基础上辨证加减，在刘伟胜教授门诊治疗至今，生活状态良好。

按语：淋巴瘤是起源于淋巴造血系统的恶性肿瘤。恶性淋巴瘤相当于中医学"瘰疬""恶核""痰核"范畴。患者行舌根肿物及左颈部淋巴结切除术后，并行 CHOP 方案化疗，致精神疲倦、头晕乏力，遂来刘伟胜教授门诊就诊。患者头晕、胸闷不适、咳嗽咯痰，为痰湿阻肺，痰浊蒙蔽清窍。舌根淋巴瘤、颈部多发淋巴结，为痰、毒、瘀胶结所致。刘伟胜教授以软坚散结、化痰祛瘀、利湿解毒为治法，用山慈菇、夏枯草、浙贝母、海藻、海蛤壳、猫爪草、牡蛎解毒化痰，软坚散结。莪术、铁包金、肿节风活血散瘀解毒，茯苓健脾祛湿，天山雪莲散寒除湿，黄芪、党参补脾益气，沉香行气止痛。刘伟胜教授认为，此患者首诊时，正气尚足，痰湿毒瘀等邪气较盛，当先以祛邪为主，兼以扶正。复诊时，患者舌根的淋巴瘤较前缩小，颈部淋巴结消失，痰、湿、毒、瘀的症状不明显，刘伟胜教授以陈夏六君子为底方，加淫羊藿、补骨脂益气健脾补肾，兼以猫爪草、石上柏、山慈菇、莪术、贝母解毒化痰祛瘀。刘伟胜教授在治病时，善于抓住主要矛盾，辨证施药，教导我们用药从简，配伍宜精，发挥好中药改善患者症状、又能抗肿瘤的作用。

（任晓琳　刘晓臻　李柳宁）

医案 3：弥漫大 B 细胞淋巴瘤化疗后

姓名：梁某　　　　　　性别：男
年龄：61 岁　　　　　　婚姻状况：已婚
职业：无　　　　　　　现住址：广东省广州市
就诊时间：2014 年 9 月 16 日首诊。

主诉：确诊为弥漫大 B 细胞淋巴瘤 5 月，反复胸闷、腹胀 2 月余。

现病史：患者 2014 年 4 月确诊为弥漫大 B 细胞淋巴瘤，后行 CHOP（环磷酰胺 + 阿霉素 + 长春新碱 + 强的松）方案 4 次化疗，2014 年 6 月复查 PET/CT 疗效评价为 CR，7 月始反复肺部感染，持续治疗至今仍无明显疗效，2014 年 8 月 26 日复查胸片示：右下肺炎可能。2014 年 9 月开始行美罗华 + 沙利度胺治疗。患者胸闷、腹胀症状反复，治疗后无明显改善，2014 年 9 月 16 日至刘伟胜教授门诊求诊。

临床症见：疲倦乏力，胸闷不适，活动后加重，偶有咳嗽，无力，无明显胸痛，腹胀无明显腹痛，纳稍差，眠一般，大便稍难，小便调。舌淡红，苔薄白，脉沉弦。

西医诊断：恶性淋巴瘤 - 弥漫大 B 细胞淋巴瘤
中医诊断：恶性淋巴瘤（气虚痰湿瘀阻）

治法：益气化痰，祛瘀抑瘤

处方：黄芪20g，党参20g，白术15g，苍术15g，茯苓20g，薏仁15g，麦芽30g，炒山楂20g，砂仁10g（后下），法夏15g，陈皮5g，浙贝20g，冬瓜子30g，瓜蒌皮15g，厚朴15g，熟枳实15g，金荞麦30g，桃仁15g，天山雪莲3g。水煎服，每日1剂，共7剂。

治疗经过：2014年9月23日患者复诊，乏力减轻，胸闷、腹胀明显缓解，偶有头晕，舌红，苔微黄，脉沉弦。中药处方去苍术、厚朴、瓜蒌皮，加天麻，余味同前。再进14剂，各症状减轻，纳眠可，二便调。后规律2周门诊复诊，治疗至今，一般情况良好，生活质量较好。

按语：患者淋巴瘤化疗后一般情况较差，感染反复，西医治疗控制症状不佳，求诊刘伟胜教授中医治疗。患者疲倦乏力，为精气不足的表现，气虚无以运化水湿，聚湿生痰，痰久则瘀，《黄帝内经》谓"浊气在上，则生䐜胀"，肺气不利则为胸闷，腑气不通则为腹胀，看似胀闷的实证，实则为气虚气滞的表现。故而予黄芪补一身之气，参、术补脾气，雪莲益肾气，在益气固本的基础上，加苓、薏苡仁、陈皮、半夏、浙贝、瓜蒌等利湿化痰之属，佐以厚朴、枳实利肺气、通腑气，缓解患者当前所急，金荞麦、桃仁散结祛瘀抑瘤，症状缓解后逐渐减少行气散气之品。病证兼顾，标本同治，缓急并虑，加减随证，既改善症状，又能控制肿瘤，使患者取得良好的生活质量，减轻化疗毒副反应。

（田万鹏　刘晓臻　李柳宁）

十六、肉瘤医案

医案1：脂肪肉瘤术后

姓名：颜某　　　　　性别：男

年龄：65岁　　　　　婚姻状况：已婚

职业：无　　　　　　现住址：广东省广州市

就诊时间：2015年1月5日首诊。

主诉：腹腔脂肪肉瘤术后6月。

现病史：患者2014年7月因腹胀行CT检查发现腹腔巨大肿块（25cm×21cm×14cm），于2014年7月7日于广州某医院行肿瘤切除术治疗。病理结果提示去分化脂肪肉瘤，肿瘤侵犯肾皮质、结肠壁、阑尾浆膜、输尿管外膜。2015年1月5日至刘伟胜教授门诊就诊。

临床症见：乏力，稍腹胀，肠鸣音增多，腰膝酸软，纳眠一般，小便调。舌暗，苔白，脉滑。

西医诊断：脂肪肉瘤（术后）

中医诊断：肉瘤（脾肾不足，瘀血内阻）

治法：健脾补肾，活血抑瘤

处方：党参 20g，黄芪 20g，茯苓 20g，白术 15g，炙甘草 5g，砂仁 5g（后下），女贞子 15g，肉桂 5g（焗服），熟附子 10g（先煎），补骨脂 15g，续断 15g，淫羊藿 10g，牛膝 20g，白花蛇舌草 20g，半枝莲 20g，蜈蚣 2 条，莪术 15g，全蝎 10g，红景天 6g。水煎服，每日 1 剂，共 30 剂。

中成药：复方红豆杉胶囊 2 粒／次，口服，3 次／日，共 30 天。

治疗经过：2015 年 2 月 4 日患者复诊，乏力、腹胀减轻，腰膝酸软改善。舌脉同前。中药处方去牛膝，余药物维持同前。再服 30 剂，配合复方红豆杉胶囊口服，患者症状减轻，一般情况良好。患者每月复诊一次，中药在上方基础上辨证加减。每 3 月复查腹部 CT，未见肿瘤复发转移。患者坚持在刘伟胜教授门诊中医药治疗，现无特殊不适。

按语：手术是治疗局部软组织肉瘤最主要的治疗方法。本例患者术后持续服用中药一年余，生活质量良好，未见肿瘤复发转移，提示中医药治疗有望延缓肉瘤的复发转移，延长寿命，提高生活质量。刘伟胜教授认为肉瘤的患者多以肾气不足、脾胃亏虚为本，瘀血内阻、癌毒内停为标。所以治疗本病常以标本兼治为原则，在补肾健脾的同时，配合活血解毒抗癌的方法。本病例中药汤剂以党参、黄芪、白术、女贞子、熟附子、补骨脂等药物健脾补肾，扶正固本，正气复更有利于邪退；同时不忘活血解毒抗癌抑瘤，给予半枝莲、白花蛇舌草、蜈蚣、莪术等攻邪抑瘤之品。并予以复方红豆杉胶囊口服祛邪散结，积极抗肿瘤治疗。经中医药治疗，达到长期控制肿瘤的目的。

（张力文　李柳宁）

医案 2：肉瘤术后

姓名：邹某　　　　　性别：男

年龄：55 岁　　　　　婚姻状况：已婚

职业：大学教授　　　　现住址：广东省广州市

就诊时间：2012 年 5 月 25 日首诊。

主诉：肉瘤术后 8 月。

现病史：患者于 2011 年 3 月发现左前臂包块，2011 年 8 月 24 日在外院穿刺，病理：未分化高级别多形肉瘤，明确诊断后行 2 程表柔比星＋脂质体紫杉醇化疗，2011 年 11 月 8 日在广州某医院行局部手术切除，术后病理：（左前臂）高级别未分化肉瘤，巨细胞型恶性纤维组织细胞瘤，后行 9 程表柔比星＋多西他赛化疗（末次化疗时间：2012 年 4 月 30 日）。为防治复发转移，患者来我院求诊。于 2012 年 5 月 25 日至刘伟胜教授门诊就诊。

临床症见：神清，精神稍倦，出汗较多，无头晕头痛，无呕吐，纳眠欠佳，小便调，大便溏。舌质暗红，舌苔白腻，脉弦细。

西医诊断：高级别未分化肉瘤

中医诊断：肉瘤（气虚痰瘀阻络）

治法：益气扶正，化痰通络

处方：半枝莲 20g，白花蛇舌草 20g，全蝎 10g，蜈蚣 2 条，补骨脂 15g，续断 15g，淫羊藿 20g，女贞子 20g，黄芪 25g，红景天 12g，甘草 5g，红豆杉 1 袋，肿节风 20g，桃仁 15g，巴戟天 20g，白术 25g，菟丝子 15g，酸枣仁 20g。水煎服，每日 1 剂，共 21 剂。

中成药：鸦胆子油乳胶囊 3 粒／次，口服，3 次／日，共 21 日。

治疗经过：口服中药后，患者出汗等症状改善，此后患者坚持在刘伟胜教授门诊随诊，各项症状相对稳定，2012 年 12 月复查 B 超级 MR 未提示复发。中药在上方基础上辨证加减。患者坚持门诊中医药治疗，随访至 2015 年至今未发现复发和转移，健康情况良好，仍在教学一线工作，带教研究生，并经常要到山区考察。

按语：软组织肿瘤是起源于纤维、脂肪、黏液、平滑肌、横纹肌、滑膜、血管、淋巴管间皮等间叶组织，并且位于软组织部位（内脏器官除外）的肿瘤，其良性者称瘤，恶性者称肉瘤，其又以发病部位的组织类型而命名。两者的界限基本上是以有无转移能力为标准，介于两者之间者称为交界瘤。刘伟胜教授认为肉瘤发生多为先天禀赋不足，肾气虚衰，又感六淫邪毒留驻体内，导致气血凝滞所致；病机上属本虚标实，治疗当辨病与辨证相结合，扶正与祛邪相结合，扶正当应注重补肾，祛邪当应注重祛痰散结、活血通络。此病案中，患者为术后，体质虚弱，当以扶正及抗复发转移为主，故刘伟胜教授首以黄芪、女贞子、淫羊藿、补骨脂、续断、巴戟天等大量补肾药物益气扶正、补肾填精，补其先天禀赋不足；再续以肿节风、红豆杉、红景天、半枝莲、白花蛇舌草等活血通络、解毒抗瘤之品，防其复发转移；整方当中，以扶正为主，活血解毒抗瘤为辅，既体现辨证施治，又有辨病用药，辨病与辨证紧密结合。

（刘　柏　李柳宁）

医案 3：背部纤维肉瘤术后

姓名：黄某　　　　性别：男

年龄：39 岁　　　　婚姻状况：已婚

职业：干部　　　　现住址：广东省广州市

就诊时间：2001 年 9 月 18 日首诊。

主诉：背部软组织纤维肉瘤术后1月。

现病史：患者2001年8月因"背部肿物"于广州某医院就诊，并于2001年8月于该院行背部肿物切除术，术后病理：软组织纤维肉瘤。患者因个人原因拒绝行术后放化疗。2001年9月18日至刘伟胜教授门诊就诊。

临床症见：背部术口愈合良好，时有牵掣感，余无特殊不适。纳眠可，二便调。舌红，苔白，脉缓。

西医诊断：恶性纤维肉瘤（术后）

中医诊断：肉瘤（脾肾阳虚，湿瘀互结）

治法：温补脾肾，化湿活血，祛瘀抑瘤

处方：半枝莲20g，白花蛇舌草20g，猫爪草20g，黄药子18g，续断15g，补骨脂15g，云苓20g，全蝎6g，蜈蚣2条，甘草6g。水煎服，每日1剂，共7剂。

中成药：迪赛片2片/次，口服，3次/日，共7日。

治疗经过：2001年9月25日患者复诊，背部伤口牵掣感减轻。舌红，苔白，脉缓。中药处方加桃仁，余药物维持同前。在此用药基础上长期服用，期间根据辨证不同随证加减。患者在刘伟胜教授门诊治疗至今16年余，一般情况良好，生活自理，定期复查未见肿瘤复发及转移，生活质量好。

按语：患者因纤维肉瘤术后，不愿行术后辅助放化疗，寻求刘伟胜教授的中医治疗。患者先天不足，平素畏寒肢冷，小便清长，为肾阳不足之象；疲倦乏力，食欲欠佳，为脾气亏虚之征；背部肿物为痰湿瘀血相互搏结所致。目前已行手术治疗，正气尚存，邪气内踞，刘伟胜教授予以加强祛邪之力，予续断、补骨脂温阳补肾，云苓健脾祛湿，予以半枝莲、白花蛇舌草、猫爪草、黄药子、清热解毒散结抑瘤，全蝎、蜈蚣破血行气、消积抑瘤。配合迪赛片口服，该药物的主要成分为胸腺肽，有促使有丝分裂原激活后的外周血中的T淋巴细胞成熟作用，增加T细胞在各种抗原或致有丝分裂原激活后产生各种淋巴因子。该患者脾肾亏虚为本，湿瘀互结为标，辨证为本虚标实，标实为主。因此刘伟胜教授采取辨证与辨病相结合的方式，在辨证治疗的基础上，同时配合具有小毒且抗肿瘤作用的黄药子等药物，以攻为主，长期控制了肿瘤的发展，使患者取得良好的生活质量，并达到了"无瘤生存"的目的。

（柴小姝　李柳宁）

医案4：纤维肉瘤术后复发

姓名：陈某　　　　　性别：男

年龄：50岁　　　　　婚姻状况：已婚

职业：工人　　　　　现住址：广东省广州市

就诊时间：2015年4月22日首诊。

主诉：纤维肉瘤术后 5 年余。

现病史：患者 2010 年行左侧下肢股骨段肉瘤切除术，2014 年 7 月行 MR 提示左大腿纤维肉瘤术后，左侧半腱肌上部残端复发，行残端切除术，术后病理为纤维肉瘤。2014 年 12 月 18 日复查 MR 未见复发转移。2015 年 4 月 22 日至刘伟胜教授门诊就诊。

临床症见：精神尚可，易疲劳，术后初麻木感，不影响步行，泛酸呕吐，无嗳气，无腹胀腹痛，纳稍差，眠可，二便调。舌质暗淡，舌苔薄白，脉弦。

西医诊断：纤维肉瘤（术后复发）

中医诊断：肉瘤（脾肾两虚血瘀）

治法：健脾补肾，祛瘀抑瘤

处方：卷柏 20g，茯苓 20g，浙贝母 20g，皂角刺 15g，肿节风 20g，王不留行 20g，金荞麦 20g，五指毛桃 20g，猪笼草 20g，黄芪 30g，猫爪草 20g，党参 20g，鸡血藤 30g，淫羊藿 15g，白花蛇舌草 15g，乌梢蛇 10g，陈皮 5g，法半夏 10g，海螵蛸 30g。水煎服，每日 1 剂，共 14 剂。

治疗经过：2015 年 7 月 29 日复查 MR 提示术区未见肿瘤转移及复发，2015 年 9 月 7 日患者复诊，疲倦、泛酸呕吐较前好转，舌质暗红，舌苔薄白，脉滑。中药维持同前。患者每 3~4 周复诊一次，中药在上方基础上辨证加减，一般情况相对稳定，坚持在门诊中医药治疗。

按语：中医学古籍文献中无骨纤维肉瘤的病名记载，按其临床表现归属于"骨瘤""石痈"范畴。刘伟胜教授认为该病病因多因先天禀赋不足，肾气虚衰，后天失养，脾虚气血瘀滞，病位在骨、在肾，与脾相关，病机为本虚标实，治疗上重视补益肾精，祛痰散结，活血化瘀。患者术后损伤脾胃，往往同时伴有呕吐、纳差等脾胃损伤的表现。刘伟胜教授认为：虽然辨证论治恶性肿瘤具有其优越性，但这与个人的临床经验以及肿瘤临床表现不同有关，且单纯采用中医辨证的处方抗癌抑瘤的功效欠缺，对远期疗效仍不够理想，因此认为故恶性肿瘤除按辨证论治外，还需与辨病相结合，辨证与辨病相结合，则对指导治疗用药更有实际意义。因此吸纳西医"辨病"治疗模式，在辨证治疗的基础上，选用一些具有一定抗癌作用的中草药进行"辨病"治疗，直接作用于肿瘤。所以，治疗上除健脾补肾祛瘀外，加全蝎、肿节风、乌梢蛇等以毒攻毒以抗癌，合用海螵蛸以制酸护胃，从而减轻患者的泛酸呕吐等症状，改善肿瘤患者的生活质量，延长生存期。

（韦海林　李柳宁）

十七、恶性纤维性肿瘤医案

医案：恶性孤立性纤维性肿瘤术后双肺多发转移

姓名：张某　　　　　　性别：男

年龄：70岁　　　　　　婚姻状况：已婚

职业：退休　　　　　　现住址：广东省云浮市

就诊时间：2013年9月24日首诊。

主诉：胸腔恶性孤立性纤维性肿瘤术后5年，咳嗽1月余。

现病史：患者2008年因发现右胸腔肿瘤行手术切除，术后病理：恶性孤立性纤维性肿瘤，未放化疗。2013年8月出现咳嗽咯痰，复查CT提示双肺多发转移瘤。2013年9月24日至刘伟胜教授门诊就诊。

临床症见：咳嗽，痰少，色黄，纳眠可，二便调。舌质暗，舌苔薄白，脉细。

西医诊断：肺转移瘤（恶性孤立性纤维性肿瘤术后，双肺多发转移）

中医诊断：恶性纤维性肿瘤（痰热瘀肺）

治法：化痰清热，祛瘀抑瘤

处方：苇茎20g，桃仁15g，薏苡仁20g，冬瓜子20g，黄芩10g，鱼腥草20g，半枝莲20g，白花蛇舌草20g，全蝎10g，蜈蚣2条，女贞子20g，桑椹20g，猫爪草20g，甘草5g，黄药子10g，山豆根10g，风栗壳20g，莪术20g，红豆杉1袋。水煎服，每日1剂，共21剂。

中成药：西黄胶囊4粒/次，口服，3次/日，共21日。

治疗经过：2013年10月22日患者复诊，咳嗽减少，余无特殊不适，舌质暗，舌苔薄白，脉细。中药维持同前，再服21剂。2013年11月14日复诊，患者偶有咳嗽，痰少，余无不适，中医汤剂去黄药子，余维持同前。患者每3~4周复诊一次，中药在上方基础上辨证加减。每3月复查胸部CT，提示肺部转移瘤较前稍有增大，患者偶有咳嗽，一般情况良好，生活基本正常，坚持在刘伟胜教授门诊中医药治疗。

按语：恶性孤立性纤维性肿瘤以手术切除为主要治疗手段，术后进行放疗可降低复发风险。该患者术后5年出现肿瘤双肺转移，失去再次手术治疗机会，因化疗疗效不确切，患者未进行化疗，进行中医药治疗。刘伟胜教授认为，该患者虽然肿瘤双肺多发转移，但患者整体情况尚可，正气尚充实，遂以攻邪为主要治疗方法，抑制肿瘤细胞生长。方中以苇茎汤加鱼腥草、半枝莲、白花蛇舌草、全蝎、蜈蚣、黄药子、山豆根、莪术等清热解毒、以毒攻毒、破血逐瘀抗肿瘤中药，起到积极的抗癌抑瘤之功效。配合少许补肾扶正之品，如女贞子、桑椹，达到攻邪不伤正之功效。黄药子长期应用可能会导致肝脏损害,遂不可长期应用,中病即止。西黄胶囊由麝香、牛黄、没药、乳香等中药组成,具有解毒散结,消肿止痛之功效,现代研究认为,该药物有直接抑杀肿瘤细胞、明显升高外周血白细胞、显著提高免疫能力之效。经过刘伟胜教授门诊积极治疗,患者取得良好的生活质量。

（张力文　李柳宁）